El libro práctico del Ayurveda

Redbook

El libro práctico del Ayurveda

Jaume Rosselló

ROBIN BOOK

Diseño de cubierta: Regina Richling
Diseño de interior: Primo Tempo

ISBN: 978-84-9917-550-8

Depósito legal: B-6.032-2019

Impreso por Sagrafic, Passatge Carsi 6, 08025 Barcelona

Impreso en España - *Printed in Spain*

Sumario

Ayurveda y alimentos

Sabiduría milenaria, hoy

Ayurveda, un sistema holístico de salud

¿Qué es la Medicina ayurvédica y qué puede hacer por nosotros? ¿Cómo actúa sobre la salud? ¿Sirve para adelgazar?

El Ayurveda es, junto a otras medicinas de Asia, el sistema holístico y preventivo de salud más antiguo del mundo. Los investigadores no se ponen de acuerdo en una fecha, pero sí se sabe que se desarrolló en la India hace varios miles de años, como se puede ver en los escritos de la tradición védica.

La palabra Ayurveda procede del sánscrito *ayur*: vida, duración de la vida y veda: conocimiento) es el nombre de la «medicina tradicional» de la India y tiene como objetivo la unificación de cuerpo-mente y espíritu, proclamando que la enfermedad y la salud son el resultado de la confluencia de tres aspectos principales de la existencia o «doshas.»

Según el principal libro sagrado ayurvédico, el *Charaka Samhita*, este «conocimiento de la vida» fue un regalo de los dioses a la humanidad que se revelaría a los rishis, grandes sabios practicantes del silencio y la meditación. A ellos les fue revelada «la sabiduría de la vida y las leyes de la naturaleza», y pronto se dio este conocimiento a los seres humanos, para que pudieran aplicarlo en sus vidas.

De acuerdo con este conocimiento, el Ayurveda aviva «la inteligencia interna del cuerpo» y fortalece su capacidad natural de curarse. Así, la mayoría de veces, la enfermedad no es más que el resultado de los desequilibrios e impurezas que acumulamos con el paso de los días. La originalidad del Ayurveda está en que ayuda a diagnosticar y eliminar estos desequilibrios *antes* de que aparezca la enfermedad.

El Ayurveda ayuda a disfrutar de una vida sana y equilibrada, como certifican infinidad de investigaciones llevadas a cabo en más de 30 países. Hoy la medicina ayurvédica forma parte del servicio de salud pública y privada en muchos países, y es responsable, aproximadamente, de la salud del 20% de la población mundial. Desde 1991 está formalmente reconocido y recomendado por la Organización Mundial de la Salud (OMS).

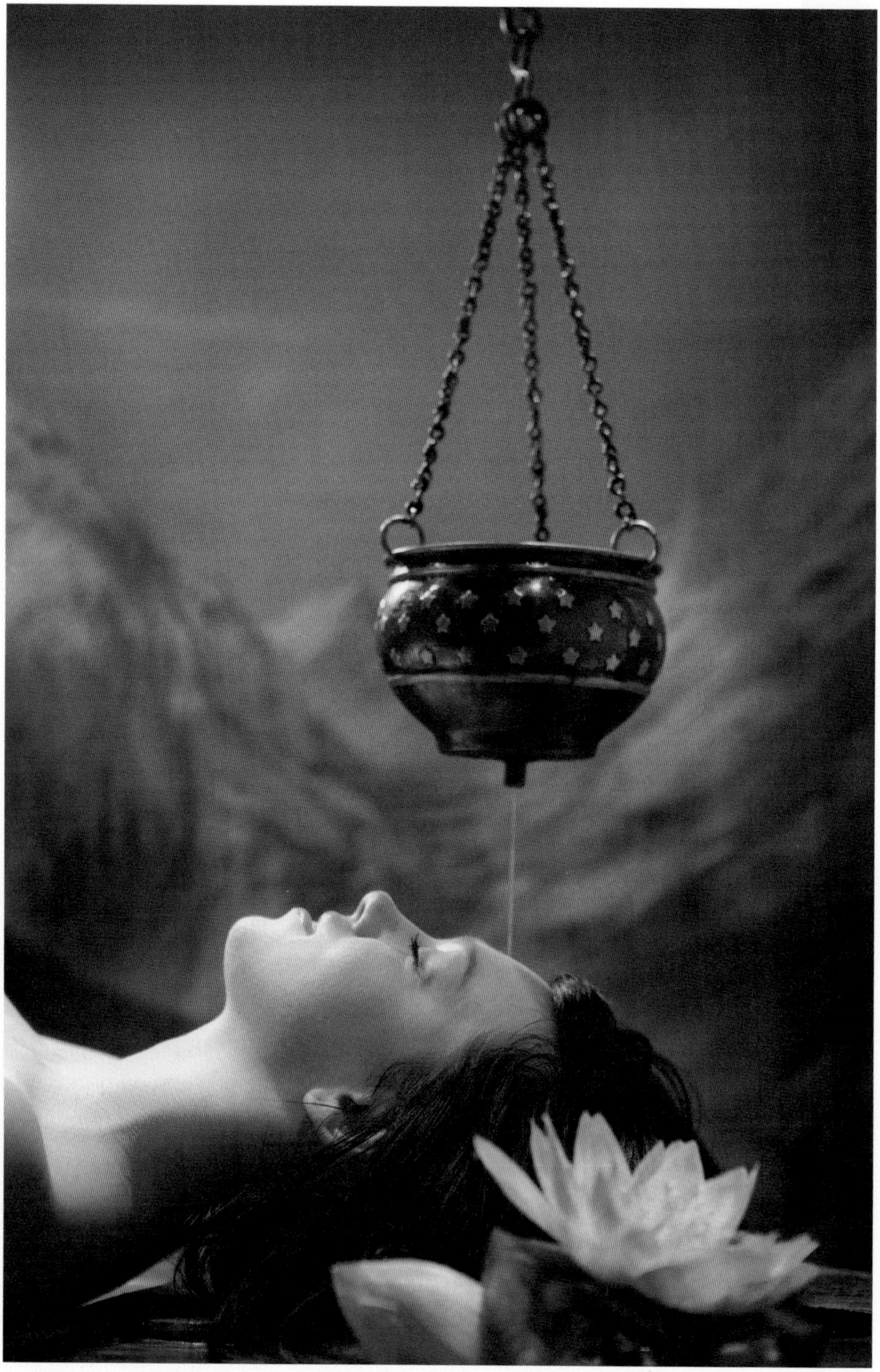

Una medicina milenaria, una forma de vivir

Como decimos, Ayurveda significa en sánscrito «la ciencia o el conocimiento de la vida». Según una mayoría de especialistas, el conocimiento del Ayurveda influyó en el sistema chino de medicina, la medicina unani y la medicina humoral practicada por Hipócrates en Grecia. Por esta razón, a veces se refieren a él como la «Madre de toda la sanación».

El conocimiento actual sobre Ayurveda procede sobre todo de escritos relativamente tardíos: sobre todo el *Charaka Samhita* (aproximadamente del 1500 a.C.), el *Hrdyam Ashtang* (aprox. del 500 d.C.) y el *Sushrut Samhita* (300 – 400 d.C.). En estos tres clásicos se describen los principios básicos y las teorías de las que el Ayurveda ha evolucionado. También contienen gran información clínica sobre la gestión de una multitud de enfermedades.

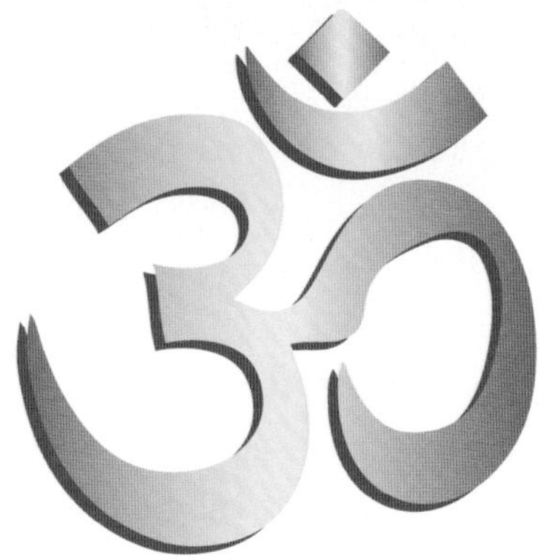

Muchos de los actuales médicos de tradición ayurvédica emplean el *Astanga Hrdayam*, una compilación más concisa redactada un milenio después de aquellos primeros textos. En los más tardíos se incluyen modificaciones derivadas de los sistemas médicos de las culturas que sucesivamente invadieron la India.

El Ayurveda tiene tres textos principales: *Charak Samhita*, *Sushrut Samhita* y *Ashtanga Hridaya Samhita*. Se estima que estos libros tienen más de 1.200 años de antigüedad y contienen el conocimiento original y completo del Ayurveda como ciencia. Por eso se puede decir que éste es el único sistema médico completo que permanece.

Las enseñanzas del Ayurveda fueron fijadas en forma de sutras, es decir, breves versículos poéticos en sánscrito que contienen lo esencial de un tema y sirven de recordatorio a los estudiantes. Estos los memorizaban íntegramente y la tarea de su gurú, o maestro, consistía en transformarlos en enseñanza viva exponiéndoles la riqueza de conocimientos encerrada en ellos. Parte de esos textos han sido traducidos del sánscrito, pero no son fácilmente asequibles para la mentalidad occidental sin un maestro que los interprete.

El sánscrito, el antiguo lenguaje de la India, es un vehículo eficaz para reflejar la filosofía que subyace en el Ayurveda y la profundidad de su pensamiento. Es sumamente rico en términos para designar aspectos íntimos de la conciencia o que la trascienden. Al traducir esos términos a las lenguas occidentales, perdemos parte de su riqueza de significado porque estas lenguas no pueden manejar eficazmente todos los conceptos del Ayurveda. Lo cual es muy comprensible, si se piensa que sólo cuando los conceptos, las ideas y las invenciones surgen en una cultura , se crean las palabras y el lenguaje con que expresarlas.

El origen histórico

Entre los años 3000 y 1500 antes de Cristo se desarrolló en el valle del Indo una cultura, la cultura Harappa, que prestó gran atención a todos los aspectos que tenían que ver con la salud. Los conocimientos de esa cultura quedaron recogidos en los Vedas, libros antiguos que recogían tanto esos conocimientos

El sánscrito

La lengua sánscrita es bella y muy poderosa, en el sentido de que está llena de resonancias, con una riqueza y una estructura de la que carecen la mayoría de las lenguas modernas. Lógica y belleza internas que reflejan los dos niveles necesarios para una plena comprensión del Ayurveda: el externo del conocimiento comunicado por maestros y libros, y el interno, o intuición, adquirido a través de la experiencia, aplicando ese saber a nuestras propias vidas.

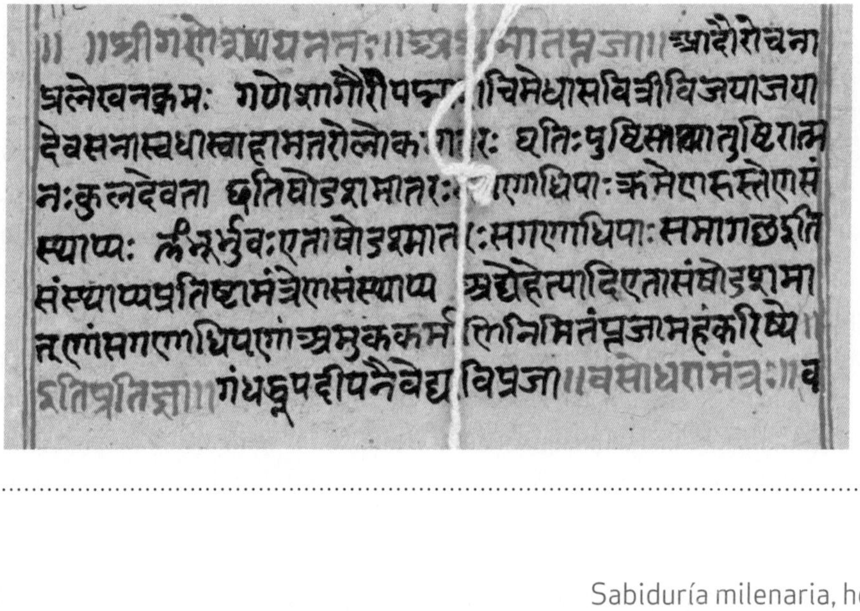

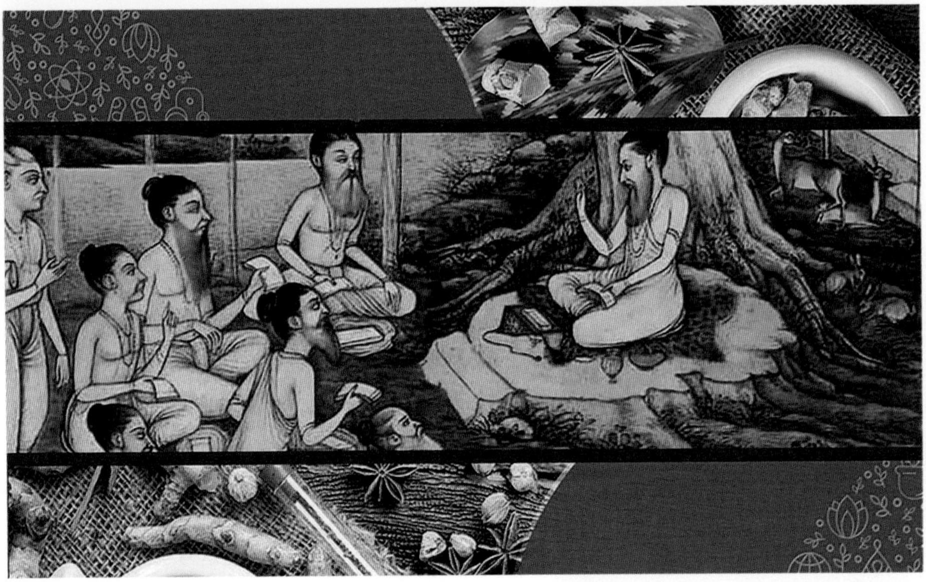

como diferentes rituales que acabaron impregnando la civilización residente en todo el subcontinente indio.

De entre los cuatro Vedas clásicos (*Atharvaveda*, *Rigveda*, *Yayurveda* y *Samaveda*), el primero de ellos, el *Atharvaveda*, puede considerarse el tronco original del que brotó el Ayurveda. No en vano el *Atharvaveda* es un poco diferente a los otros tres Vedas: más allá de himnos, esta obra incluye un manual que reserva un importante espacio a la curación, la paz y la prosperidad. Es en ese manual en el que, en el fondo, se basa la gran tradición ayurvédica.

En el Atharvaveda pueden encontrarse fragmentos dedicados a aspectos tan diversos como las afecciones de la piel, las fiebres, las cardiopatías, las afecciones hepáticas, los estados nerviosos, las enfermedades óseas... Hay también un espacio dedicado también a los tratamientos con encantamientos y, sobre todo, al uso terapéutico de las plantas. Al dedicar un espacio a esos temas, el Atharvaveda se convierte en la base original de la medicina natural y, con ello, del Ayurveda.

¿Quién transmitió dichos conocimientos? Los rishis del Himalaya. Allí, los rishis (grandes sabios) recibieron, según la tradición y al cabo de años de meditación profunda, los viejos conocimientos de los antiguos textos sánscritos. Así, el Ayurveda, les fue revelado por los Vedas y ellos se encargaron de transmitirlo a las generaciones futuras.

Uno de los nombres que se han salvado del olvido y que ha llegado hasta nuestros días como el de uno de los grandes profetas del Ayurveda y de sus virtudes es el de *Dhanvantari* de Benarés.

El *Atharvaveda* diferencia entre las ocho ramas del Ayurveda: medicina interna, pediatría, psiquiatría, otorrinolaringología-oftalmología, odontología, cirugía y obstetricia, toxicología o estudio de los venenos, gerontología y geriatría y la ciencia de la fertilidad.

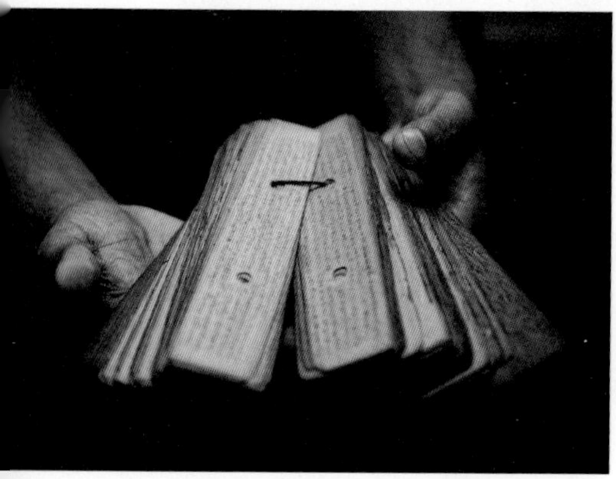

Hacia el 1500 antes de Cristo, el Ayurveda se dividió en dos ramas. Una de ellas era Atreya, la escuela de médicos. La otra, Dhanvantari, el colegio de cirujanos. Cada una de estas escuelas dio a luz su propio tratado de medicina. Cada uno de esos tratados sería fundamental a la hora de formar el corpus central de Ayurveda.

A la primera de las escuelas, Atreya, hay que atribuir el que es el más antiguo libro de medicina del mundo: el *Atreya Samhita*. En base a él, Charaka, un médico escolar, realizó el *Charaka Samhita*. Esta obra analiza la filosofía del Ayurveda, los métodos de diagnóstico y aquellos tratamientos que, a partir de la medicina interna, pueden servir para tratar cuerpo, mente y alma.

Atharva Veda

El *Atharva Veda* alberga las enseñanzas de una rama del Ayurveda, al igual que lo esencial de la astrología védica. Contiene 5.977 himnos de alabanza y de curación con descripciones de anatomía, fisiología y cirugía. Entre los 10.572 himnos del Rig Veda, se pueden encontrar informaciones que mencionan los tres doshas o tipos de constitución del cuerpo humano: vata, pitta y kapha.

El Ayurveda es rico en el conocimiento de las hierbas medicinales, los alimentos, los colores, los aromas y las fragancias, y sobre las propiedades curativas de las piedras preciosas, el yoga, los mantras y la meditación, así como del *rudraksha* (sus semillas se utilizan para el rezo en el hinduismo). Ya entonces el Ayurveda enseñaba que prevenir es mejor que curar. En resumen, al proteger nuestro entorno y lograr un conocimiento más amplio de los diversos métodos curativos, se logrará una amplia longevidad.

Los síntomas, señales del cuerpo

El Ayurveda se basa en la premisa de que la enfermedad es el resultado natural y final de la vida en armonía con nuestro entorno. Natural es una palabra importante, porque en Ayurveda se consideran los síntomas de la enfermedad como la forma normal del cuerpo para comunicarnos la falta de armonía. Con esta comprensión de la enfermedad, el enfoque de Ayurveda para la curación se hace evidente: restablecer la armonía entre el yo y el medio ambiente.

La ciencia vuelve hoy a tener en cuenta este enfoque integrador y personalista.

Una vez restablecido un saludable equilibrio, la necesidad del cuerpo para comunicar la falta de armonía disminuye, los síntomas se disipan y se dice que se ha producido la curación.

En Ayurveda se considera que cada persona y su enfermedad se expresan como una única entidad. Se podría decir que no hay dos personas iguales, como no hay dos enfermedades similares. Por eso el Ayurveda no se aproxima a la cura de una enfermedad en general, sino que se acerca a la curación de una persona.

Este enfoque difiere enormemente de la medicina convencional alopática, que considera la enfermedad «un enemigo a combatir»: la medicina alopática

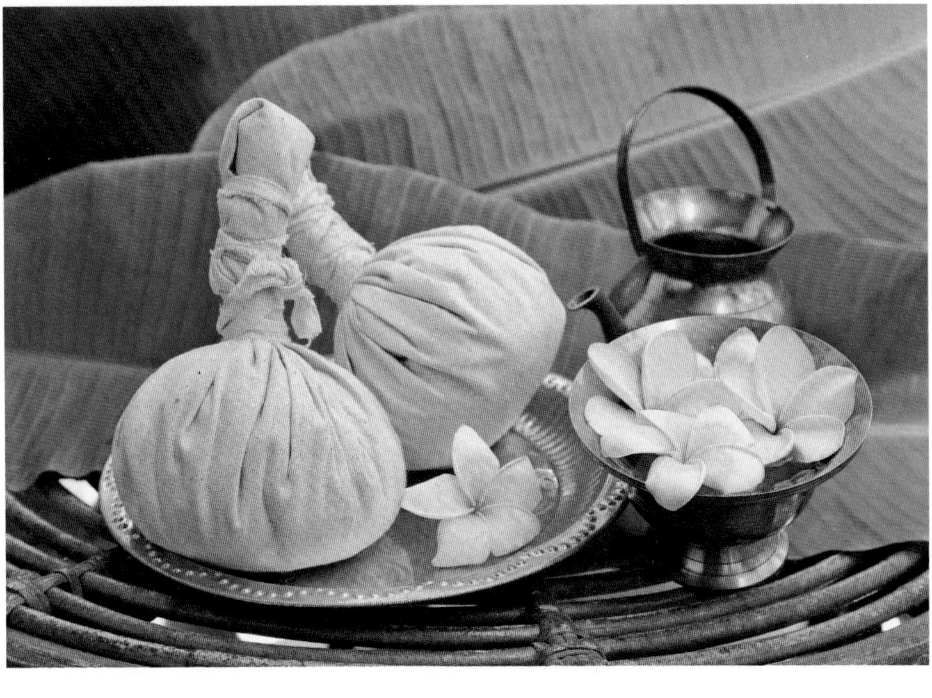

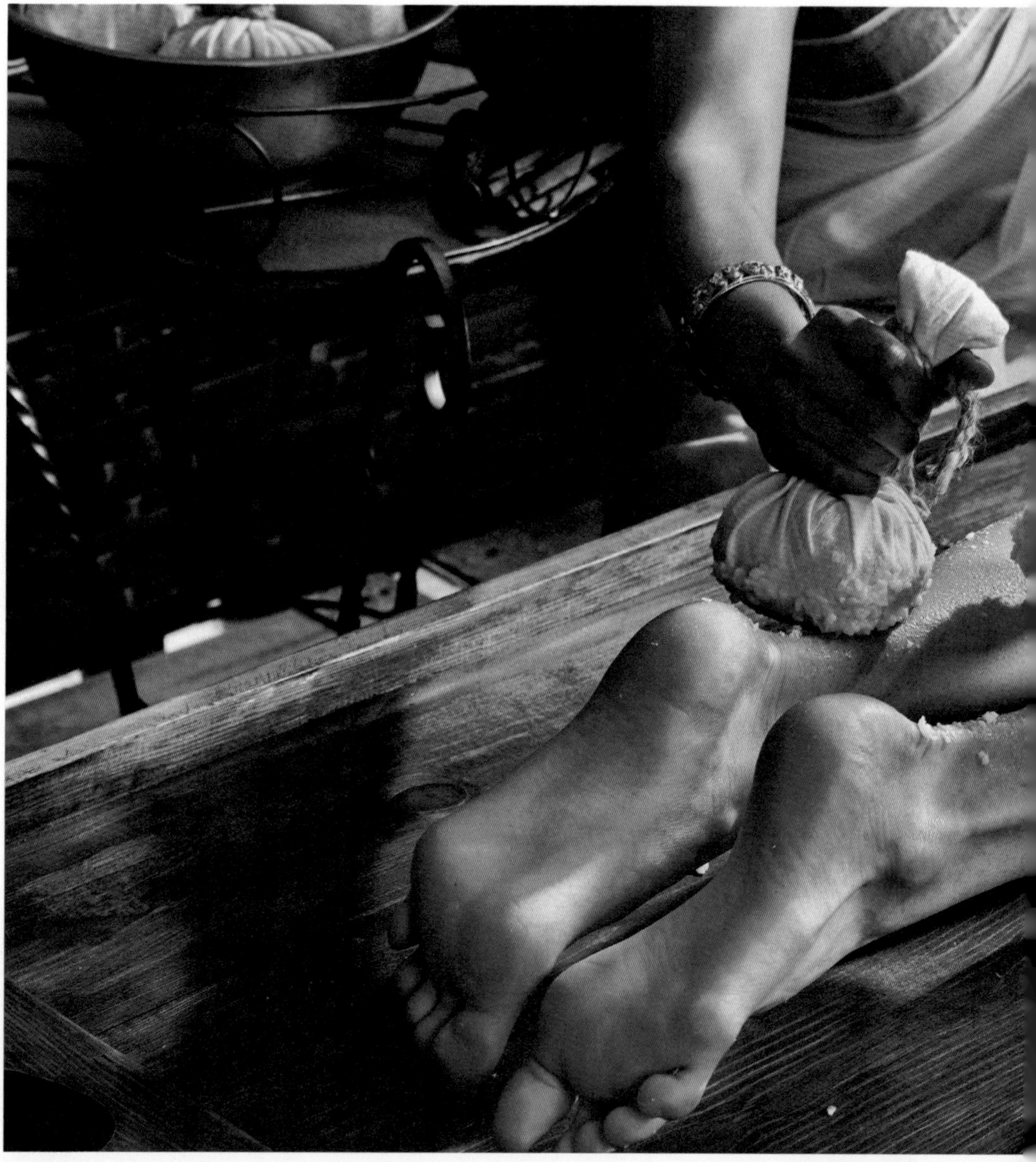

busca un medicamento que cure a un número estadísticamente significativo de personas para una condición específica, como por ejemplo, la artritis reumatoide. En cambio, la medicina ayurvédica busca un tratamiento que cure una persona individual de su presentación única de la enfermedad.

Dado que ninguna enfermedad afecta a dos personas en la misma forma, no hay dos curas exactamente iguales.

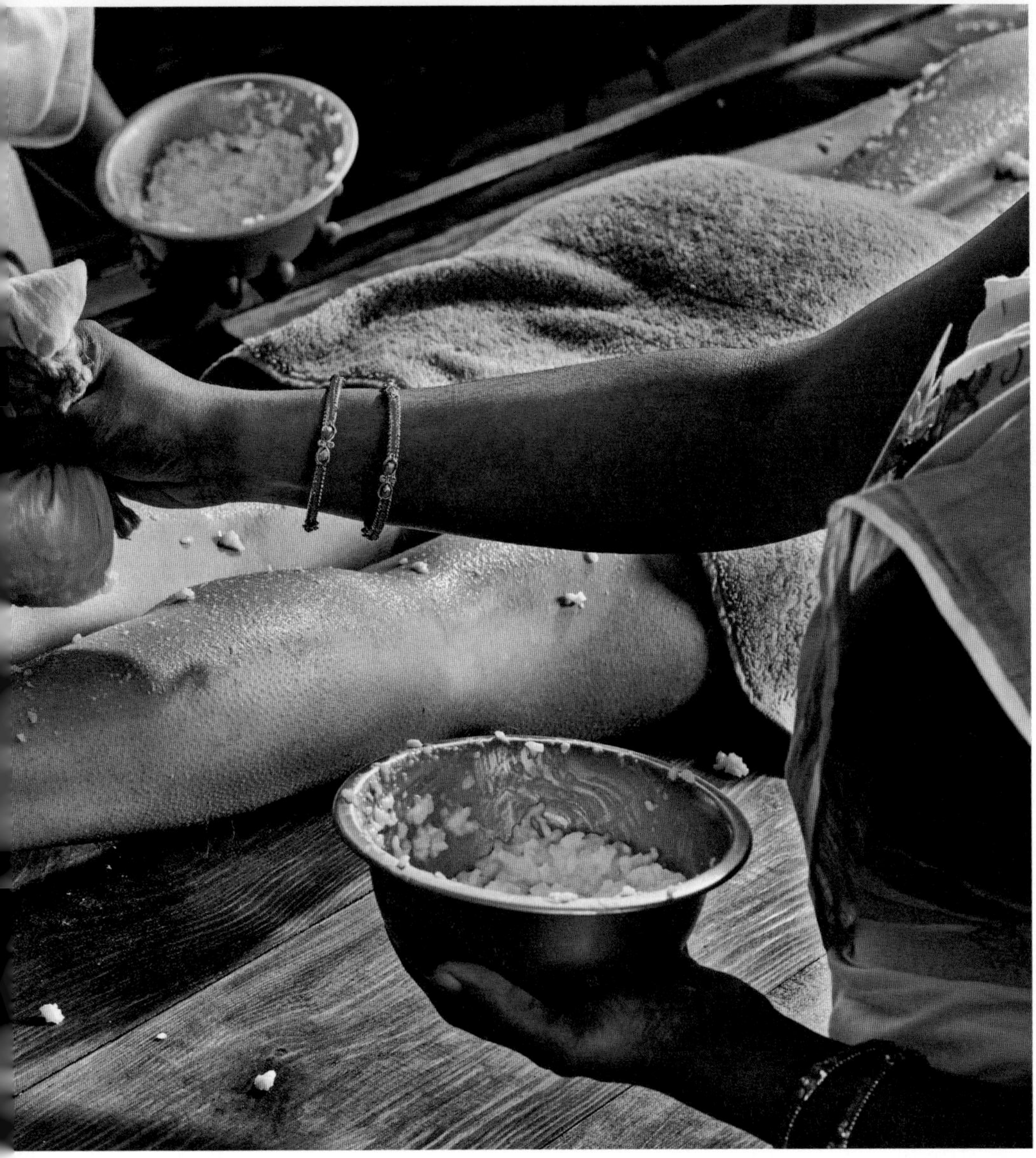

Premisas

Para el especialista en Ayurveda es necesario comprender la naturaleza del paciente, la naturaleza de la enfermedad y la naturaleza del recurso. Solo de esa manera un médico puede ser capaz de proporcionar el mayor cuidado. Por eso hay que saber las cualidades de la naturaleza, como: pesado o ligero, frío o caliente, fijo o móvil, agudo o sordo, húmedo o seco, sutil o grave, denso o fluido,

Las ocho ramas del Ayurveda

1. Terapias de medicina interna (*Kayachikitsa*). Se relaciona con el cuerpo, la mente y el alma. La mente puede generar enfermedad en el cuerpo y viceversa. Los siete componentes de nuestro cuerpo y mente son vata-aire, pitta-fuego, kapha-agua, vata y pitta, vata y kapha, pitta y kapha y una combinación de los tres doshas (tridosha). La salud se alcanza manteniendo el equilibrio de los humores biológicos, mientras que la enfermedad es un desequilibrio de los humores o doshas.

Hay 2.000 plantas medicinales que han sido clasificadas por la medicina india. La terapia, conocida como pancha-karma, elimina completamente las toxinas del organismo.

Este método revierte el camino de la enfermedad desde el escenario en que se manifiesta, la devuelve al torrente sanguíneo y finalmente al tracto intestinal, que es el sitio donde se ha originado la dolencia.

Esto puede hacerse a través de una dieta especial, masajes con aceite y terapia de vapor.

El Ayurveda rejuvenece reconstruyendo las células del cuerpo y los tejidos, después de que las toxinas hayan sido eliminadas.

2. Oído, nariz y garganta (*Shalakyatantra*). Sushruti menciona 72 formas de diagnosticar enfermedades oculares, al igual que menciona los

blando o duro y turbio o claro. Se entiende que una persona, una enfermedad o un recurso tienen una combinación única de estas cualidades. Por eso el objetivo del especialista en Ayurveda es comprender muchas de las cualidades, lo más que pueda, acerca de su paciente y su condición.

Una persona puede ser pesada o ligera, moverse rápida o lentamente, sentirse más caliente o fría, tener una mente aguda o sorda, tener la piel húmeda o seca. Estos son ejemplos de cómo comprender la naturaleza de una persona. De manera similar, una enfermedad como la artritis puede ser definida como la producción de dolor agudo o sordo, la migración (móvil) o localización en una o más articulaciones (estable), produciendo vasodilatación alrededor de la articulación (caliente) o constricción vascular (aire frío). Al entender la presentación de una enfermedad a través de sus cualidades, se entiende la singularidad de la enfermedad.

procesos quirúrgicos para tratar muchos problemas de la vista, incluidas las cataratas y las enfermedades de los oídos, la nariz y la garganta.

3. Toxicología (*Virodha Tantra*). Incluye la contaminación del aire y del agua, toxinas en animales, minerales, vegetales y en la epidermis. La eliminación de las toxinas se basa en sus anomalías y sus antídotos.

4. Pediatría (*Kamumara Bhritya*). Trata de los cuidados pre y posnatales del bebé y la madre. Incluye métodos para concebir, el desarrollo de la inteligencia infantil y las enfermedades de la infancia.

5. Cirugía (*Shalyatantra*). En el Ayurveda ya se conocían sofisticados métodos quirúrgicos desde hace 2.000 años. Dichos métodos se extendieron a Egipto, Grecia, Roma y el resto del mundo.

6. Terapia espiritual y psiquiatría (*Bhootavidya*). Es una rama completa del Ayurveda que trata las enfermedades mentales. Además de las hierbas y la dieta, los tratamientos de *Bhootavidya* utilizan otras terapias yóguicas, como técnicas especiales de respiración, mantras y kriyas (limpieza yóguica del cuerpo).

7. Afrodisíacos (*Vajikarana*). Se compone de dos ramas que se ocupan de la infertilidad y del desarrollo espiritual.

8. Terapia de rejuvenecimiento (*Rasayana*). El *Rasayana* es la rama del Ayurveda que trata de la prevención de la enfermedad y la longevidad.

Cualidades del paciente, cualidades del remedio

Los remedios herbales también se entienden en términos de «cualidades», de sus cualidades. Las sustancias que son nutritivas se describen como pesadas, por ejemplo el regaliz. Las sustancias que agotan con mayor facilidad son ligeras, como el trébol rojo. Algunas hierbas crean calor en el cuerpo, tales como el jengibre, y otras enfrían el cuerpo, como el sello de oro.

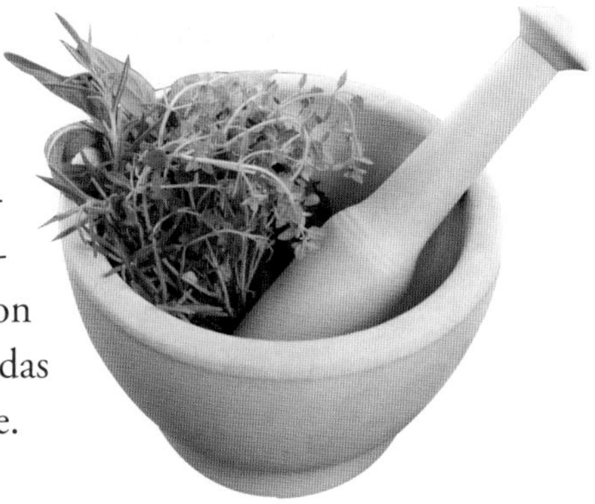

El principio fundamental del tratamiento en Ayurveda es tratar la enfermedad con las cualidades opuestas a su naturaleza. Así, las enfermedades bucales son tratadas con remedios cálidos, las enfermedades pesadas son tratadas con remedios de luz, y así sucesivamente.

Una visión del ser humano

En el Ayurveda se describe al ser humano como un ser compuesto de cinco elementos, tres doshas (energías biológicas), siete dhatus (tejidos) y numerosos srotas (canales).

■ **Los cinco elementos son:** éter o espacio (akasha), aire (vaiú), fuego (agni), agua (yala) y tierra (bhumi). Estos cinco elementos, que también forman parte de toda la Naturaleza, no son interpretaciones literales, ni se pretende que lo sean. Son ideas descritas como elementos. Son las ideas de espacio, movimiento, calor, flujo y solidez, respectivamente.

■ **Las tres doshas** son las fuerzas biológicas que rigen las funciones del cuerpo. Son una de las bases de la medicina ayurvédica. «Dosha» significa 'humores' o 'aires vitales', que en las obras modernas se traduce como 'temperamentos' o 'biotipos'. La medicina ayurvédica clasifica tres humores, combinaciones de dos elementos:

- Vata: 'aire', representa la unión del aire y el éter
- Pitta: 'bilis', representa la unión del fuego y el agua
- Kapha:'flema', representa la unión del agua y la tierra.

Vata

Vata (aire) es una fuerza biológica que regula todo el movimiento en el cuerpo. Está compuesto por éter y aire; siendo ligero, seco y móvil, y deja enfriar. Las personas con un predominio de esta energía en su cuerpo tienden a mostrar estas características. La tendencia es ser delgados, tener la piel seca, sentir frío con facilidad, y se mueven y hablan rápido. También muestran una mayor cantidad de emociones frías, como el miedo y la ansiedad.

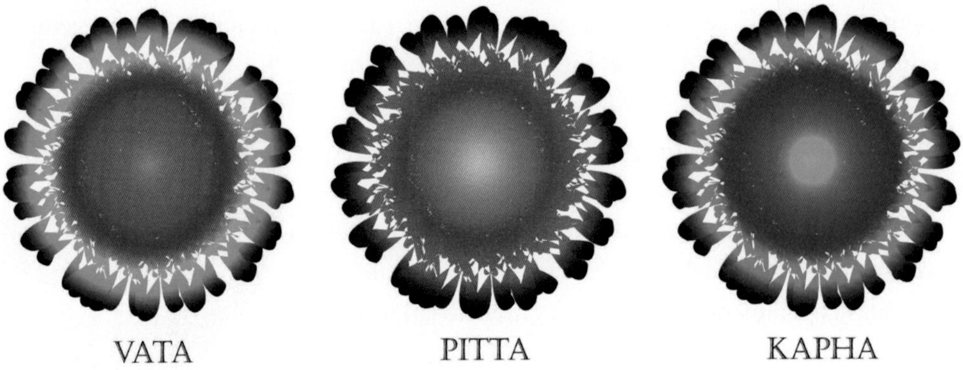

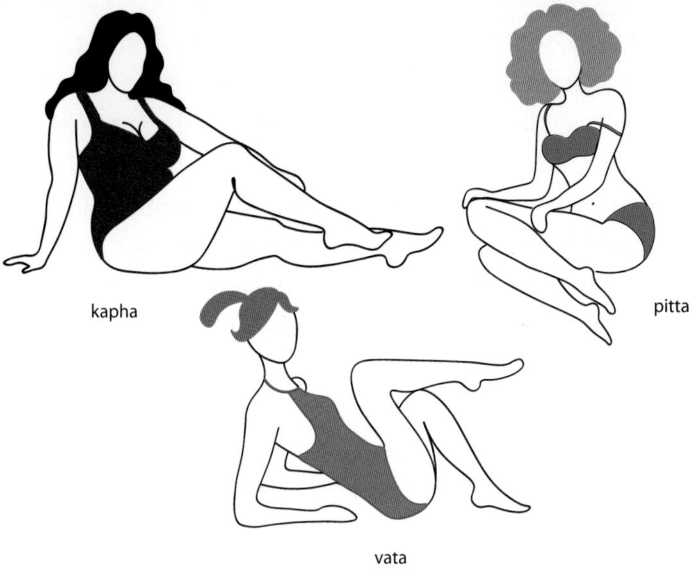

El desequilibrio en vata dosha puede afectar a cualquier sistema del cuerpo y causar un aumento de esas cualidades. Por ejemplo, el sistema respiratorio puede volverse seco, como puede verse en el asma y la tos seca.

El sistema digestivo también puede volverse seco y presenta estreñimiento (una anormalidad del movimiento).

La sequedad puede precipitar la formación de cálculos en los riñones o la vesícula biliar, junto con un aumento en la motilidad y calidad de vata en el sistema nervioso lo que causa hiperexcitabilidad.

El carácter frío de vata puede verse gravemente perturbado y causar el síndrome de Raynaud (un trastorno de los vasos sanguíneos).

El perder condiciones se ve como un incremento en la calidad de la luz de vata. Por lo tanto, en cualquier lugar del cuerpo donde se produzca un aumento en las cualidades de vata, habrá una perturbación o alteración fisiológica.

Pitta

Pitta (bilis) es una fuerza que regula la digestión en el cuerpo. Se compone principalmente de fuego y se caracteriza por generar calor, ser luminoso, mostrar un flujo y ser agudo. Contiene un poco de agua, por lo que no es ni muy húmedo o ni muy seco.

Las personas con un predominio de pitta en sus cuerpos presentan las cualidades mencionadas. Se sienten calientes y se ven menos afectadas por el frío.

Tienen una piel rosada, su peso es moderado y, razonablemente, tienen un cuerpo mesomórfico y pueden tener una personalidad fuerte e intensa.

Esta personalidad tiende a las emociones calientes, tales como la ira, el resentimiento y los celos. Como pitta regula la digestión, el sistema digestivo tiende a ser fuerte. Hay pocos problemas para digerir los alimentos. Las evacuaciones se producen con frecuencia de 2 a 3 veces por día.

El desequilibrio en pitta dosha puede afectar a cualquier sistema del cuerpo, pero está predispuesto a afectar los sistemas que se dice que contienen una gran cantidad de fuego. Así, cuando pitta afecta a un sistema, el calor en ese lugar suele aumentar mucho más de lo usual.

Los sistemas en los que esta dosha ejerce una gran influencia son el hígado, el intestino delgado, la sangre, la piel y los ojos. Algunos ejemplos de condiciones de pitta caliente en estas regiones del cuerpo son la hepatitis, hiperacidez, el acné y la conjuntivitis. Una perturbación de pitta puede afectar cualquier sistema. Las infecciones que producen calor en cualquier parte del cuerpo y la fiebre se entienden como trastornos de pitta.

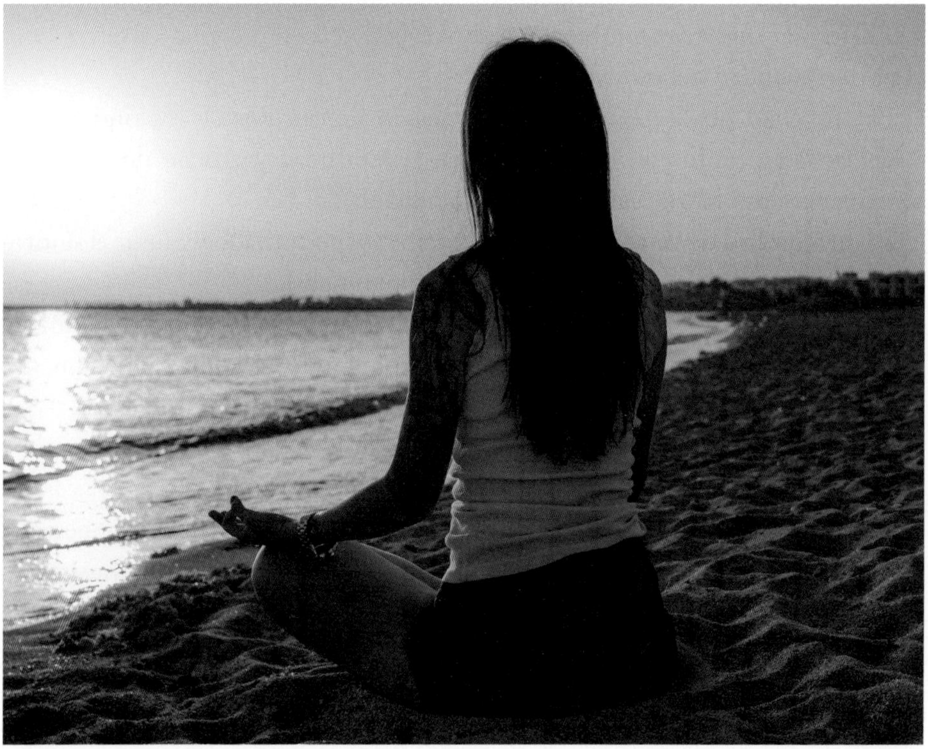

Kapha

Kapha (flema) es una fuerza biológica que regula el crecimiento del cuerpo. Se compone de agua y tierra; siendo es pesado y húmedo, estable, suave y mate. Las personas con un predominio de kapha en sus cuerpos tienden a tener más peso, la piel más gruesa, los huesos más densos y un cuerpo más endomórfico. También tienden a tener una piel suave y húmeda y el cabello grueso. La personalidad tiende a ser relajada y no se perturban con facilidad. Hablan y se mueven lentamente. Pueden impugnarse por los sentimientos fuertes, tales como letargo y rigidez. Cuando kapha aumenta en el cuerpo, hay una mayor producción de moco que, al igual que kapha, es pesado, espeso y húmedo.

También puede haber hinchazón y aumento de peso. Mientras kapha puede afectar a cualquier sistema del cuerpo, el estómago y los pulmones son los más susceptibles. Es aquí donde vemos algunas señales comunes de interrupción del kapha como náuseas, apetito limitado y la formación de mucosa. Las condiciones tales como la obesidad, algunos tipos de cáncer, bronquitis crónica, congestión pulmonar y los síndromes de retención de líquidos presentan una alteración en esta dosha como un componente de la fisiopatología.

Los tejidos

Aunque estas tres doshas sean vistas como agentes causantes de enfermedades, también se entiende que los dhatus, upadhatus y srotas son los lugares de la enfermedad. Los dhatus son los tejidos, los upadhatus son los tejidos adicionales y los srotas son los sistemas de canales.

Hay siete tejidos: plasma, sangre, músculo, grasa, hueso, médula ósea y el tejido reproductivo. A diferencia de la medicina occidental, que comprende cada tejido de manera separada, Ayurveda entiende cada uno de ellos como dependientes entre sí, además de lo que precedió para su alimentación y la salud. Por lo tanto, un problema que se desarrolla en un tejido, si no se corrige, puede tener consecuencias sistémicas eventualmente.

La patología en Ayurveda puede entenderse, parcialmente, en términos de qué dosha está afectando a qué dhatu. Cuando vata entra en un dhatu, ese dhatu se vuelve más ligero, más seco e hipermóvil. Cuando entra pitta, se calienta, y cuando entra kapha, se hace más pesado, húmedo y más estable.

En un músculo, las alteraciones de vata causan debilitamiento y atrofia, las alteraciones de pitta causan infección e inflamación, y las alteraciones de kapha causan el crecimiento excesivo.

Órganos

Los srotas son sistemas de canales similares a los órganos y sistemas del cuerpo humano. Los srotas principales son algo equivalente al sistema respiratorio, sistema digestivo, sistema reproductivo, sistema cardiovascular, sistema urinario, sistema de agua y el metabolismo. Se trata de sitios adicionales donde la enfermedad también se desarrolla cuando las doshas se han perturbado.

Durante los procesos metabólicos del cuerpo, el Ayurveda reconoce que se producen residuos metabólicos que deben ser eliminados de manera adecuada para mantener una salud óptima. Estos materiales de desecho se llaman malas. La obstrucción a su supresión es otro factor causal de la enfermedad.

Según el Ayurveda, cada persona tiene una constitución que se determinó desde la concepción. Esta constitución es el equilibrio inherente a estas tres doshas. La constitución determina el tipo corporal de una persona y la personalidad de base. Aunque hay otros factores que influyen en la formación, tanto de la entidad y personalidad, la constitución prevé la predisposición de la misma manera como la genética de una persona.

Muy personal

Es un error común creer que el Ayurveda agrupa la gente en función de tres tipos. En la actualidad, existen infinitas combinaciones y permutaciones de estas tres energías básicas en cada persona. Así que cada persona debe entenderse como única. El primer objetivo del médico, terapeuta o especialista en Ayurveda es entender la naturaleza o la constitución del paciente. A continuación, el médico trata de comprender la enfermedad o la naturaleza del desequilibrio. La patología ayurvédica se entiende según el desequilibrio dóshico y el desequilibrio de las cualidades dentro del cuerpo. El médico evalúa el estado de las doshas, dhatus, upadhatus, srotas y malas del cuerpo.

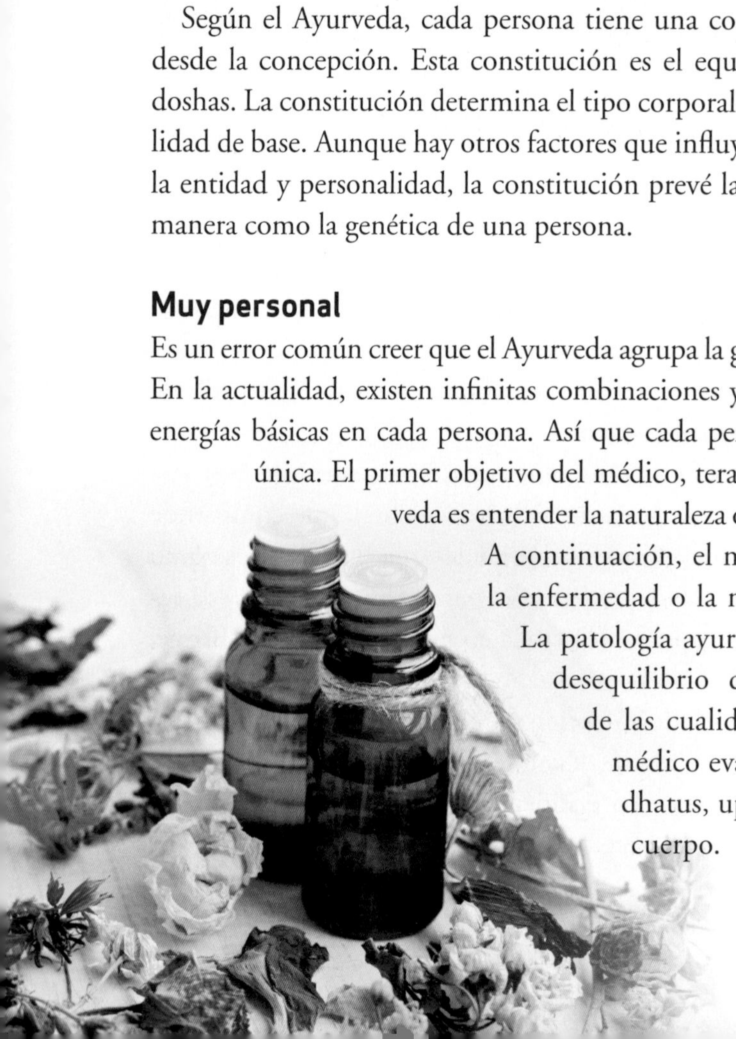

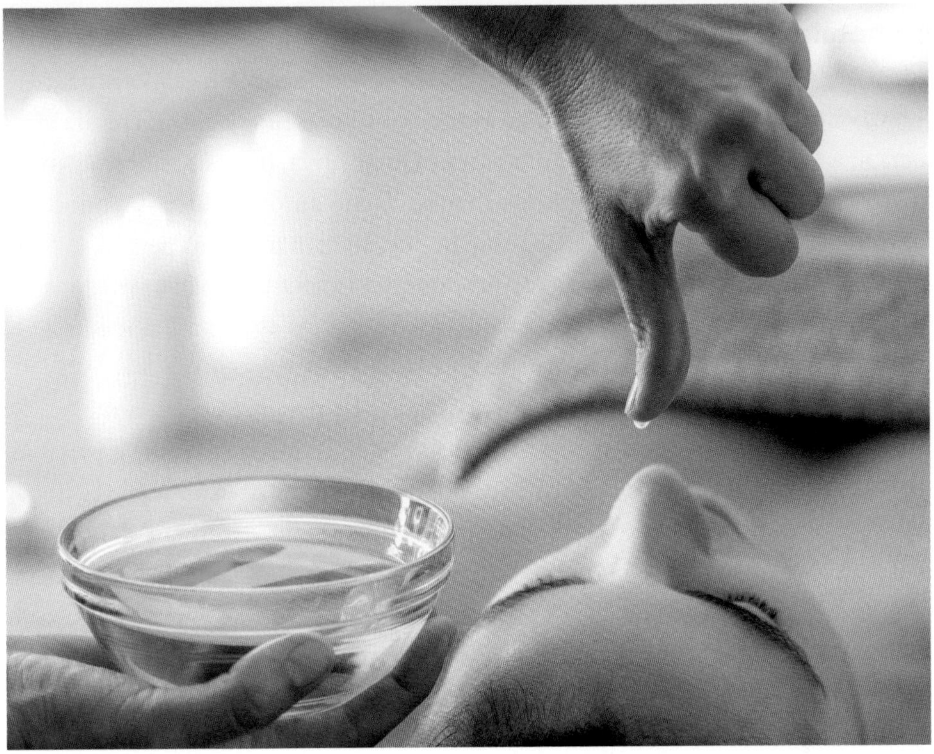

■ **Ojas.** La fuerza total de la masa es un factor importante en el tratamiento futuro y también se evalúa. Ojas es un término que se aplica a la fuerza del cuerpo, aunque con mayor precisión es la que le da al cuerpo la capacidad de soportar el estrés.

Mientras que la patología es importante para comprender la naturaleza de la enfermedad, en medicina ayurvédica la etiología es igualmente importante, entendida sobre cómo el estilo de vida del paciente, sus hábitos y el medio ambiente han causado que las doshas se alteren o perturben.

■ Un estilo de vida que hace hincapié en un ritmo acelerado, cambios de trabajo o relación sentimental, los viajes, las comidas rápidas y secas, los alimentos ligeros, como una dieta vegetariana, es probable que provoquen una perturbación en la dosha vata.

■ Un estilo de vida que es intenso, competitivo, muy centrado y que hace hincapié en los alimentos picantes calientes perturbará pitta.

■ Y un estilo de vida sedentario junto a una dieta de alimentos pesados y húmedos, como la leche, el yogur y la carne perturbará a kapha.

El metabolismo de la mente

Igual que el cuerpo, la mente tiene su propia constitución o metabolismo.

- **Sattva.** Es el estado de la mente en el momento presente y el carácter de estas personas es transparente. La persona sáttvica es positiva, honesta, sincera y pura, tanto consigo misma como con los demás. Tiene autoconfianza y conoce su propósito en la vida. Nunca será egoísta ni buscará dañar a otras personas. A los pacientes sáttvicos, el Ayurveda les propone una dieta apropiada, meditación y posturas de yoga, así como el conocimiento que les ayude a llevar una vida saludable con dicha mente, sana y positiva.

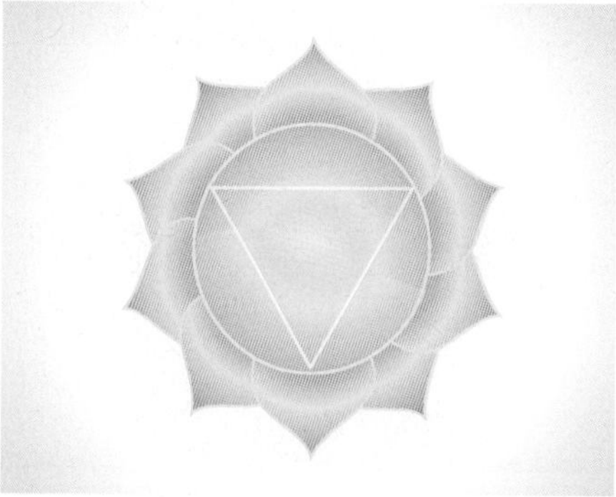

- **Rajas.** La persona con una mente rajásica es apasionada, sensible e irritable. Puede ser violenta y prejuiciosa, tener un temperamento realmente irracional y oscilaciones de carácter. Disfruta de la comida especiada y rica, comiendo fuera y yendo al teatro, al cine, leyendo novelas, bebiendo y chismorreando.

  Son extrovertidas. También incansables, muy ambiciosas; necesitan los desafíos, vivir nuevas experiencias y nunca están satisfechas. Pueden ser intelectuales, curiosas, inteligentes y creativas, pero están llenas de ansiedad y nerviosismo. Nunca están en paz consigo mismas o con el mundo.

- **Tamas.** Esta es la mente de menor nivel y más ignorante. La gente tamásica ama la comida rápida y toda la variedad de comida frita o procesada. Se cansa fácilmente y es letárgico, carece de vigor y vitalidad. Son insensibles, poco inteligentes, ignorantes, irracionales, celosos, glotones y llenos de pensamientos e ideas de evasión. La mayoría de la gente es rajásica o tamásica y ésa es la razón por la que el mundo pierde armonía.

Formas de terapia

Al comprender la naturaleza de la persona y de la enfermedad, el médico puede diseñar un programa de tratamiento para guiar al paciente nuevamente dentro de su equilibrio. Este programa utiliza lo que comúnmente se llama cinco terapias, junto con tratamientos especializados para la mente, la purificación corporal y el rejuvenecimiento (el actual «anti aging»).

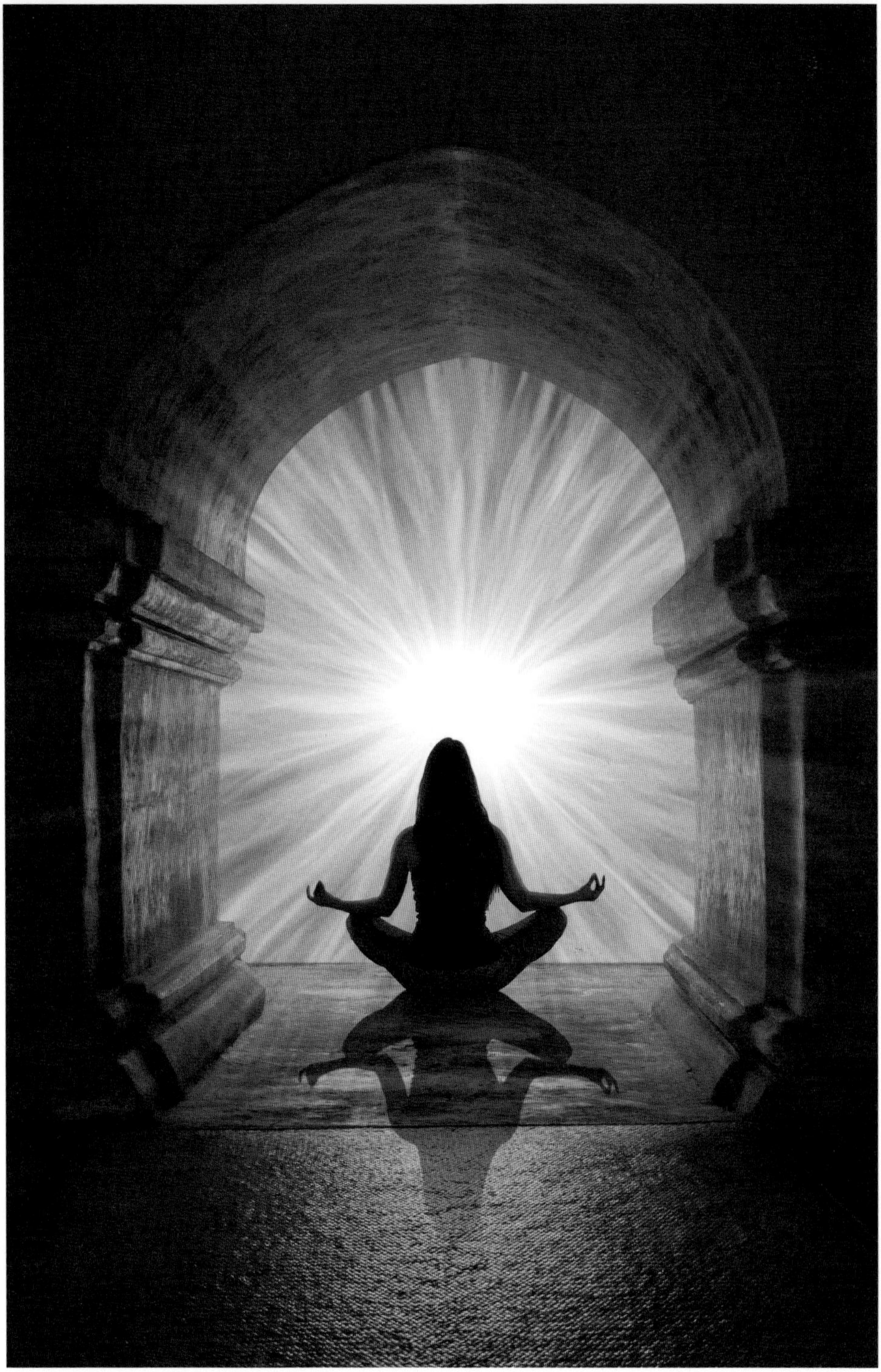

■ Usando el **sentido del gusto**, el terapeuta es capaz de prescribir una dieta que consta de las cualidades opuestas de la enfermedad o desequilibrio. Esta dieta es muy específica y describe los alimentos exactos que un paciente puede consumir en cada categoría. Esto incluye carnes específicas, productos lácteos, frutos secos, verduras, etc. Y se tienen en cuenta también las tendencias veganas o vegetarianas de la persona, si se dan.

También el terapeuta recomienda plantas medicinales que trabajan con principios similares. Además de los efectos de las hierbas en la energética y las cualidades del cuerpo, el Ayurveda reconoce que algunas hierbas también poseen la capacidad de tener efectos fuertes sobre los órganos y síntomas específicos. Este hecho se tiene en cuenta en el diseño de las formulaciones.

■ Sobre el **sentido de la visión**, se emplean las terapias del color. Se entenderá que los colores poseen las mismas cualidades de todos los de la Naturaleza y, de nuevo, los colores se prescriben teniendo en cuenta las cualidades opuestas de la enfermedad. Los colores pueden tener efectos fuertes y especiales en enfermedades específicas, y esto es reconocido y considerado en el diseño de un tratamiento.

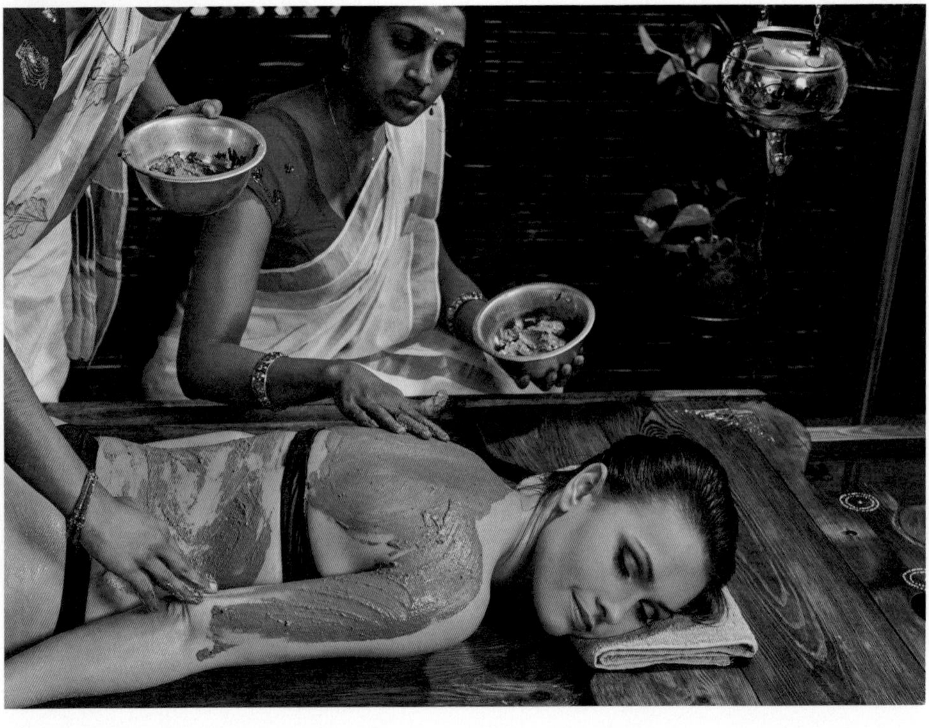

- **El oído** –las orejas– son un vehículo para el tratamiento con terapias de sonido. Así, en el Ayurveda se han utilizado tradicionalmente las energías de sonido llamadas mantras de curación. Los diferentes sonidos afectan las doshas de diferentes maneras. Se entiende que las energías de sonido estimulan órganos específicos y las glándulas endocrinas, los cuales pueden afectar a la producción hormonal.
- A través del **sentido del olfato** es la aromaterapia la que brinda tratamiento. Las cualidades de un olor tienen diferentes efectos sobre las doshas. Por ejemplo, las fragancias con olor dulce aumentan kapha, pero equilibran a vata y pitta.
- Para **la piel** se utilizan aceites de masaje específicos. Hay estilos diferentes y las presiones afectan las doshas de maneras diferentes. El paciente puede indicar si le aplica el masaje un profesional u otro.
- Para el tratamiento de **la mente**, el Ayurveda se fusiona con su disciplina hermana de la India, el Yoga. A través del uso de Yoga y la meditación, se anima al paciente a adoptar un estilo de vida que haga hincapié en la paz de la mente y la conexión con lo divino. El resultado de la reducción del estrés es un componente para entender el proceso de curación.

Détox: depuración y estilo de vida

En el Ayurveda también se pone énfasis en la importancia de mantener el cuerpo limpio y puro. Las toxinas, tanto externas como internas al cuerpo, interfieren con el flujo de materiales de desecho de las células resultantes en el deterioro de la función. Para eliminar estas toxinas, la medicina ayurveda utiliza una técnica conocida como panchakarma, que significa «las cinco acciones». Se trata de un programa que se puede llevar a cabo durante 7 a 28 días en un centro especializado que utiliza una dieta restringida, terapia de masajes, terapias adicionales con plantas medicinales y aceites, técnicas medicinales de vapor y las terapias de eliminación, como los enemas, purgación, y limpieza nasal y sinusal con aceites especiales resoplándolos en las fosas nasales.

Nasya. Este último tratamiento se llama «nasya»; históricamente, y todavía en algunas partes del mundo, existen dos terapias complementarias que se suelen utilizar: los vómitos terapéuticos y las sangrías con sanguijuelas. Además de estas medidas físicas, el paciente se retira del mundo y disfruta de su tiempo para la meditación y reflexión.

Si bien cada tratamiento se entiende como importante, Ayurveda enfatiza el análisis y el cambio de estilo de vida como el aspecto más significativo del proceso de curación. El profesional ayuda a un paciente a entender cómo el estilo de vida ha contribuido al origen de la condición actual y ofrece soporte cuando el paciente intenta crear un nuevo estilo de vida en mayor armonía con su constitución.

Después de evaluar al paciente, terapeuta especialista en Ayurveda diseña un programa para utilizar todos estos recursos y remedios. Son terapias que, por lo general, no se prescriben todas a la vez, ya que la práctica continuada completa puede llegar a ser abrumadora para el paciente.

En la práctica

Hoy el Ayurveda como ciencia médica completa se toma en consideración cada vez más, sobre todo cuando la medicina alopática se muestra incapaz de producir los resultados deseados. El Ayurveda incluye protocolos para el cuidado

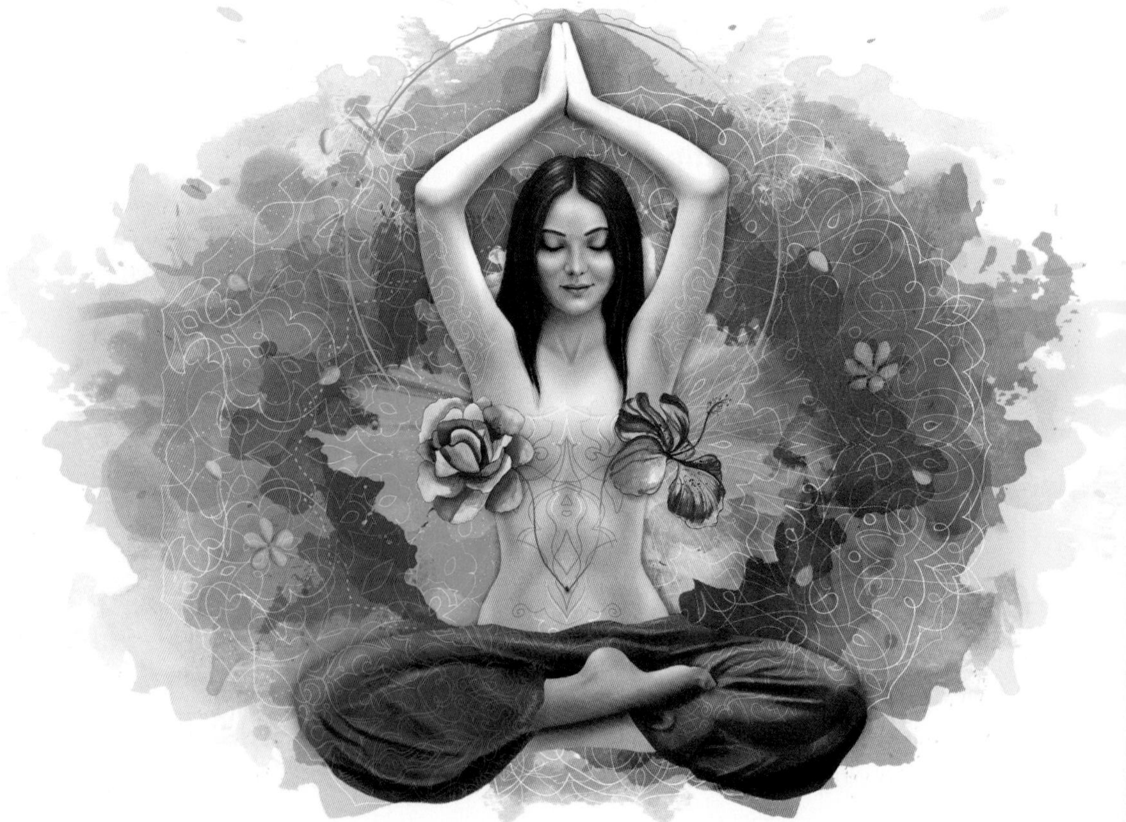

de todos los sistemas del cuerpo, por lo que puede desempeñar un papel en la gestión de cualquier caso. En EEUU y en Occidente se está utilizando con mayor eficacia en los pacientes con enfermedad crónica y subaguda. En general, no se recomienda en caso de enfermedades agudas. Las terapias ayurvédicas de estilo de vida también pueden ser utilizadas con eficacia para mejorar el bienestar y prevenir enfermedades.

- **Fitoterapia.** La investigación en Ayurveda se ha centrado en el uso de farmacológico de las plantas medicinales hindúes. En las revistas de medicina ayurvédica y botánica, la literatura detalla de manera abundante los componentes de hierbas, acciones, indicaciones y contraindicaciones. Los tratamientos exitosos de una multitud de enfermedades por medio de las hierbas de la India están bien documentados. La evidencia clínica sugiere que hay pocos efectos secundarios perjudiciales del tratamiento ayurvédico, y esto es apoyado por 5000 años de pruebas.

Las acciones de la mayoría de plantas medicinales y las reacciones cruzadas de plantas y medicamentos no han sido estudiadas con gran detalle. La historia sugiere pocas interacciones dañinas, y la mayoría de las plantas son seguras en manos de un médico calificado. Por ejemplo, los profesionales conocen las plantas y procedimientos que deben ser evitados por las embarazadas y lactantes.

En las revistas de investigación botánica aparece la información más reciente sobre las acciones, efectos primarios y secundarios de muchas plantas medicinales. El libro *Indian Materia Medica* de K. M. Nadkarni, es la referencia principal que resume la investigación sobre las plantas medicinales usadas en la medicina ayurvédica.

La visita a un profesional

Un paciente que visita a un especialista en Ayurveda debe esperar antes de recibir una evaluación consistente en un mínimo de antecedentes de la queja principal, los antecedentes médicos, un examen de los sistemas,

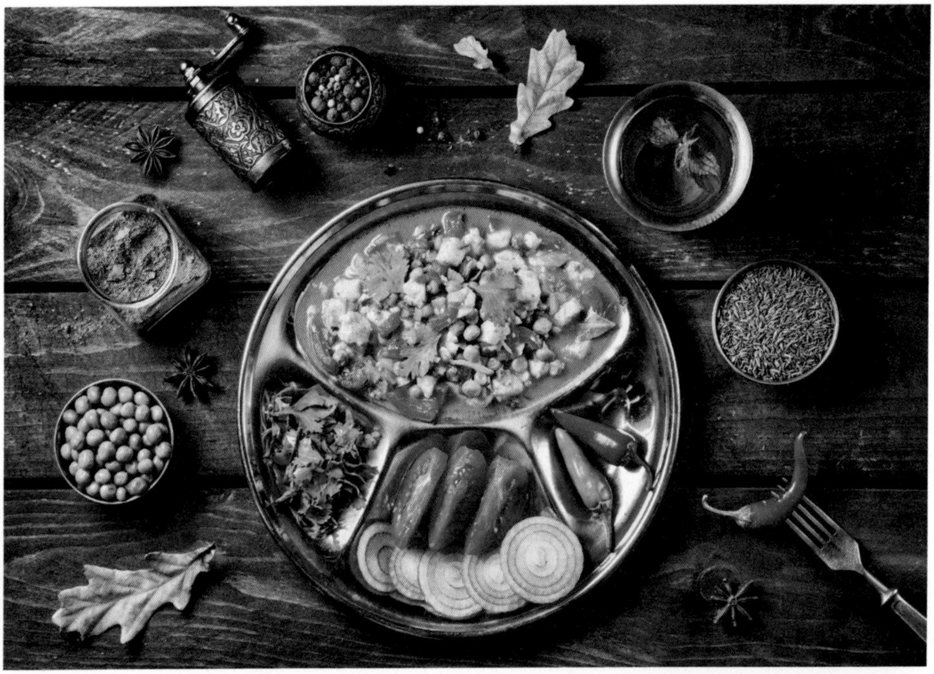

una revisión de todos los medicamentos, hierbas y vitaminas que el paciente deba o pueda estar tomando.

Las observaciones se realizan a partir de la forma de la cara, el tamaño del cuello, el tamaño y la profundidad de los ojos, el color, la cantidad y calidad del pelo, el grosor de la piel y el ancho de los huesos. Los procedimientos de aplicación del examen incluyen medir el pulso y revisar la lengua.

Por último, la exploración del abdomen y la toma de signos vitales completa la evaluación. Tras el examen, que generalmente dura alrededor de una hora o más, el profesional pasa tiempo educando al paciente acerca de sus hallazgos. Durante este informe de resultados, el profesional educa al paciente sobre Ayurveda y sus desequilibrios. En el Ayurveda se dice que es más importante lo que el paciente sabe que lo que el médico sabe…

El paciente debe irse con una comprensión clara de su camino de regreso a la salud. Las visitas de seguimiento están programadas para apoyar a los pacientes mientras ellos avanzan y enfrentan sus desafíos. Las visitas incluyen asesoramiento continuo y educación. Las terapias complementarias se integran en el programa poco a poco, con el tiempo, ya que el paciente se esfuerza por crear un estilo de vida en armonía con los cinco sentidos.

La propia constitución personal

Una constitución fuerte proporciona, como es obvio, buena salud: todos conocemos a personas que parecen tener una salud de hierro, no porque se cuiden, se alimenten bien y eviten el exceso de sustancias nocivas, sino porque han nacido con una fortaleza que les permite enfrentarse al estrés de la vida moderna y restaurar el equilibrio que es la clave de su salud.

¿A qué nos referimos cuando hablamos de constitución? El Ayurveda afirma que todos nacemos con una constitución individual única: una parte esencial de nuestro ser, un centro fijo que constituye la base propia y personal de nuestra salud, un equilibrio que podemos restaurar en todo momento si lo deseamos pero cuya pérdida provoca la enfermedad.

El Ayurveda se basa en principios fundamentales de la vida, tal como los descubrieron, en profundas meditaciones, los sabios antiguos. Y cada día está ganando más popularidad en Occidente, porque nos ayuda a vivir y comer de una forma que prevenga la enfermedad.

El Ayurveda es un saber sobre la vida, centrado en las energías sutiles que hay en todas las cosas: es decir, no solo en las vivas y en las inorgánicas sino también en nuestros pensamientos, emociones y actos. La constitución de cada persona se funda en una relación particular de las tres doshas, o energías fundamentales y vitales.

Designadas con sus nombres sánscritos (vata, pitta y kapha), las doshas constituyen el núcleo esencial del Ayurveda. No solo porque determinan la capacidad de la persona para la salud, sino porque gobiernan también su forma de responder al mundo que la rodea.

Así pues, si queremos comprender y poner en práctica el Ayurveda y manejar sus conceptos, hay que empezar por familiarizarse con la forma como se manifiestan en la vida diaria las energías de vata pitta y kapha; podremos describirlas a través de los efectos que nos hacen sentir. En el libro nos vamos a introducirnos en los principios básicos del Ayurveda, ayudándote a identificar las características y cualidades de las doshas mediante una variada gama de sensaciones bien conocidas: caliente o frío, ligero o pesado, húmedo o seco, por ejemplo.

Nos enseñará, además, a determinar el equilibrio de las tres doshas en tu constitución concreta y a decidir cuál de ellas es la predominante. En otras palabras, podrás descubrir si eres un tipo vata, un tipo pitta o un tipo kapha, aunque hay que recordar que también en el Ayurveda todo es relativo y que estos tipos son simples puntos de partida para la comprensión de tu salud.

¿Cómo está determinada tu constitución?

Tu constitución depende, en primer lugar, del estado de las doshas de tus padres en el momento en que te concibieron. Esto es así porque las cualidades que los padres experimentan en su vida influyen continuamente sobre las doshas en todas las células del cuerpo, incluyendo los espermatozoides y óvulos.

Fijémonos en un ejemplo sencillo, considerando un futuro padre dotado de una constitución pitta y que se dedica intensamente a un trabajo intelectual en el que tiene grandes ambiciones. En esas condiciones, su nivel de pitta será incluso más alto que el propio de su constitución.

La futura madre, en cambio, es del tipo kapha y trabaja a tiempo parcial en una tarea poco exigente. A menudo se siente aburrida por las tardes, mientras aguarda que su pareja vuelva a casa, por lo que mata el tiempo picando entre horas y dormitando frente al televisor o el smartphone. Tendrá un exceso de energía kapha.

Las tres doshas se hallarán presentes en la constitución de su hijo, pero predominará una, o tal vez dos de ellas. Si, en el momento de la concepción, la pitta del esperma del padre es más fuerte que la kapha del óvulo materno, el pequeño tendrá una constitución pitta, con la kapha como secundaria. Si la kapha del óvulo predomina, el bebé será kapha, con la pitta como secundaria. Y si las dos tienen un nivel semejante, el bebé tendrá una constitución pitta-kapha.

De la misma manera, el estado de las doshas de ti misma y de tu pareja determinará la constitución de su descendencia. Si los dos queréis concebir un hijo, tendríais que procurar dotarlo de una constitución bien equilibrada. Ciertos factores durante el embarazo, como la dieta de la madre y su salud física y emocional, así como las circunstancias que rodeen la experiencia del nacimiento, podrán tener una influencia secundaria en la constitución del hijo.

Las tres edades de la vida

Durante el ciclo que transcurre desde el nacimiento a la muerte, pasamos por tres edades diferentes, cada una de las cuales está relacionada con las funciones de la energía dóshica que predomina en ella. La infancia es la edad kapha. En ella el cuerpo crece y tiene una demanda constante de alimentos para desarrollar tejidos fuertes. Las dolencias derivadas de trastornos de kapha son más comunes en esta edad.

La edad pitta se inicia en la pubertad y se prolonga durante la parte media de la vida. Muchos problemas de los adolescentes, como el acné, tienen que ver con la pitta y con el aumento de esta dosha en el cuerpo. Durante esta edad, el cuerpo necesita ser mantenido en un estado estable. Es más probable que se den trastornos debidos a un exceso de pitta como, por ejemplo, la acidez de estómago.

La edad vata comienza alrededor de los 55 años o, en las mujeres, con la menopausia. El metabolismo se vuelve progresivamente más lento y los tejidos no recuperan su turgencia con la misma rapidez que antes. A menudo aparece cierta sequedad en el cuerpo, precediendo a una degeneración tisular mucho más patente. Una dieta correcta y el masaje con aceites aplicado regularmente pueden ayudar a mantener la elasticidad corporal.

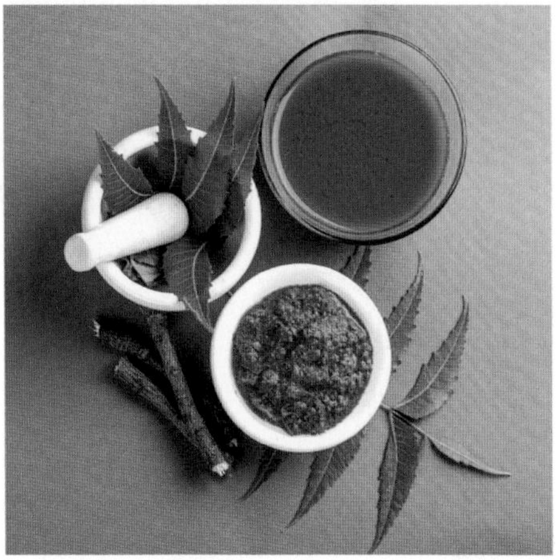

Introduciendo cambios

Cada día, la relación en nosotros de las tres doshas se modifica con todo cuanto hacemos: una comida pesada, un viaje en avión, pasar horas sentado ante las pantallitas, tomar mucho café por las mañanas o pasar una noche en vela. En la medida en que las alteraciones de nuestro equilibrio diario sean pequeñas y esporádicas, y a condición de que demos los pasos adecuados para restaurar dicho equilibrio en nuestra constitución, seguiremos sanos. Una vez que conozcas qué naturaleza dóshica corresponde a tu constitución, podrás dar un paso más y averiguar si la vida que llevas contribuye o no a mantenerte en buena salud.

Si se perturba relación entre tu vata, pitta y kapha, necesitarás tomar las medidas oportunas para recomponer el equilibrio y restaurar la integridad de tu constitución. A lo largo de estas páginas veremos bastantes tablas, listas y algunos casos prácticos, o perfiles ayurvédicos, que te ayudarán a establecer algunos detalles de tu estilo de vida y te orientarán sobre los cambios a seguir.

En el Ayurveda, la mala salud aparece en el cuerpo en relación con trastornos de vata, pitta y kapha. Para un terapeuta experimentado, las cualidades de los signos y síntomas corporales nos indican cuál de las doshas está afectada. La excesiva sequedad corporal, por ejemplo, se asocia con frecuencia a un trastorno de vata, la calentura a un trastorno de pitta, y la obesidad a un problema de kapha. Cualesquiera sean aquellos signos y síntomas, siempre será preciso ajustar la manera en que vivimos y modificar algunos hábitos y costumbres para recobrar el bienestar y la salud.

Buena medicina

El Ayurveda afirma que no existe ningún tratamiento o remedio que sea adecuado para todos o en todas circunstancias. Es decir, cualquier cosa puede ser medicina o veneno, según como se use. El arte de la buena medicina se apoya en dos pilares: comprender al paciente y su situación y saber cómo y cuándo actuar para colaborar con la naturaleza en el proceso de curación del paciente.

Pero... ¿cómo se ajusta un estilo de vida? Para empezar tienes que averiguar cuál es la dosha afectada y determinar qué circunstancias o qué elementos de tu dieta provocan el problema. Luego, partiendo siempre de su conocimiento de las cualidades, seleccionaremos los pasos que hay de dar para que tus doshas vuelvan al equilibrio.

Cuando los planees, tendrás que tener presentes dos principios cruciales: «lo semejante aumenta lo semejante» y «las cualidades opuestas se contrarrestan». Es decir, que si tu dosha vata se encuentra descompensada por exceso y debe reducirse, no has de hacer cosas ni tomar alimentos que la aumenten, sino elegir aquellas cosas y alimentos que resultan antagónicos a vata.

El equilibrio y la moderación tienen mucho que ver con la vida y con la salud. Tomar habitualmente alimentos con muchas especias, por ejemplo, eleva el calor del cuerpo y de la mente. Si este calor, por su constitución y otras circunstancias de su vida, alcanza un nivel excesivo, puede contribuir al proceso de la enfermedad, cuyos primeros signos podrían tener cualidades «calientes», tales como sarpullidos y comezón o una actitud mental negativamente crítica. Pero si tu constitución es de naturaleza «fría», aquellos alimentos podrán ayudarte a mantener su equilibrio.

A medida que te acostumbres a pensar en términos del Ayurveda, comprenderás su especificidad única, sus requisitos individuales cotidianos para mantener tu salud y cómo van variando estas necesidades con la edad, las estaciones y las circunstancias de su vida. La comprensión de los principios básicos del Ayurveda te mostrará cómo y cuándo actuar, y cómo debes alimentarte para mantener tu salud, tu vitalidad y disfrutar de la vida al máximo.

Sankhya, la filosofía de la manifestación

La escuela filosófica que mayor influencia ha tenido sobre el Ayurveda es la llamada *Sankhya*, con sus ideas de la creación o manifestación. Para aplicar el Ayurveda a tu vida ni siquiera hemos de aceptar ni comprender esa filosofía, pero conocerla ayuda a comprender mejor las vías por las que el Ayurveda puede influir beneficiosamente sobre tu salud.

Según la *Sankhya*, tras la creación hay un estado de pura existencia o conciencia, más allá del tiempo y del espacio, sin principio ni fin ni cualidades. En ese puro existir surge un deseo de experimentarse a sí mismo, que se traduce en un desequilibrio y provoca la manifestación de la energía primordial física. Esa energía es la fuerza creativa de la acción, una fuente de forma y cualidades.

Materia y energía están relacionadas estrechamente: cuando la energía adopta una forma, tendemos a concebirla en términos de materia más que de energía.

Pero la energía física primordial es imponderable y no puede ser descrita a través de las palabras. Siendo la más sutil de todas las energías, se va modificando hasta manifestarse en último término el mundo mental y físico que nos es familiar.

La pura existencia y la energía primordial se unen para que tenga efecto la danza de la creación. El mero «observar» esta danza es conciencia o pura existencia, pero sólo en ese marco pueden existir la energía primordial y cuanto surge de ella. Estas ideas sobre la conciencia son básicas en la filosofía del Ayurveda y, en definitiva, en su enfoque para mantener la salud en el ser humano.

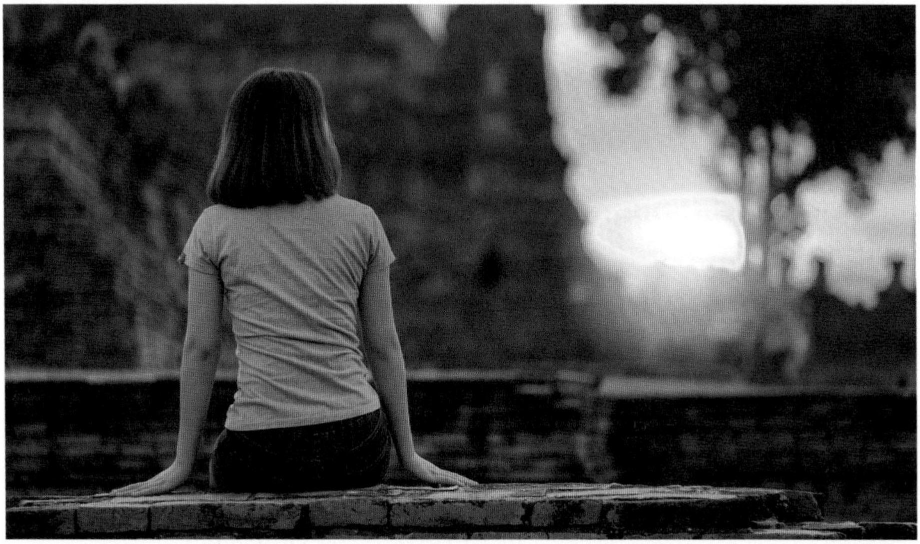

Energía creativa, sabiduría interior

La energía de la danza de la creación brota de la pura conciencia o existencia, que es la ilimitada energía del universo; esta energía es amor.

La energía primordial da origen a la conciencia cósmica o inteligencia, que es el orden universal que penetra toda la vida. Su inteligencia individual, que no hay que confundir con la inteligencia o mente práctica que empleamos cotidianamente, deriva y forma parte de esa conciencia cósmica. Es tu sabiduría interior: la parte de tu individualidad que no puede ser perturbada por las exigencias de la vida o por el *ahamkara* o tu sensación de «mismidad».

Ahamkara es un término sánscrito de difícil traducción y un concepto no bien elaborado en Occidente. Se asimila a veces a la palabra «ego» pero es un error, porque ahamkara es una idea mucho más amplia. En esencia se trata de aquella parte del «yo» que sabe qué elementos de la creación son precisamente «yo». Es mi vibración singular, con la que resuenan todas las partes físicas del «yo». No es que mi «yo» esté separado de cualquier otra parte de la creación, sino que tengo una identidad que diferencia y define mis límites.

Todo lo creado tiene un ahamkara, no sólo los humanos.

Elementos y órganos

En el cuerpo físico encontramos cinco órganos sensoriales y cinco órganos motores, que a su vez tienen un correlato propio en el cuerpo sutil. Cada uno de estos diez órganos y los cinco modos de estímulos que corresponden a los elementos sutiles tienen afinidad con uno de los cinco elementos densos.

CONEXIÓN ENTRE LOS ELEMENTOS Y LOS ÓRGANOS

Elemento Denso	Elemento Sutil	Órgano Sensorial	Órgano Motor	Función
Espacio (Éter)	Sonido	Oídos	Cuerdas vocales	Hablar
Aire	Tacto	Piel	Manos	Asir
Fuego	Vista	Ojos	Pies	Mover
Agua	Gusto	Lengua	Genitales	Procrear
Tierra	Olfato	Nariz	Ano	Excretar

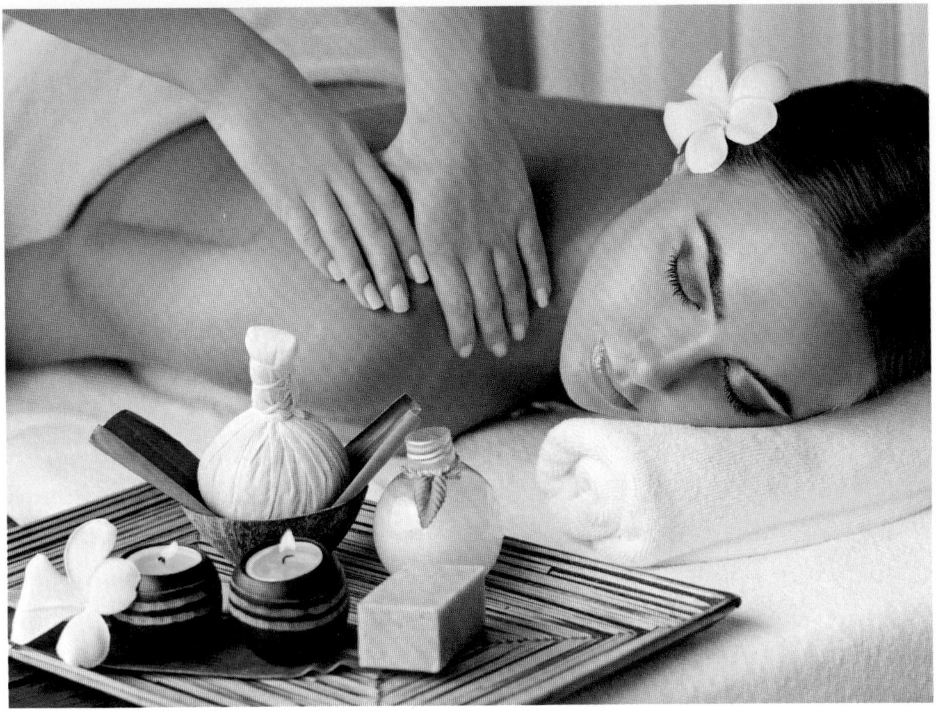

Mundo subjetivo, mundo objetivo

La siguiente parte de la filosofía de la creación resulta a menudo difícil de aceptar por la mentalidad occidental, porque los conceptos no nos resultan familiares a la mayoría y nos cuesta seguir su lógica.

Del ahamkara surge una creación doble: *sattva*, que comprende el mundo subjetivo, capaz de percibir y manipular la materia, y *tamas*, el mundo objetivo de los cinco elementos. *Rajas*, que es la fuerza o energía del movimiento, junta las partes de ambos mundos, el sujetivo y el objetivo.

El mundo subjetivo abarca el cuerpo sutil, que es la mente y las capacidades de los cinco órganos sensoriales para oír, sentir, ver, gustar y oler, además de las de los cinco órganos de acción para hablar, asir, mover, procrear y excretar. Tu mente y los órganos sutiles constituyen el puente entre tu cuerpo y tu ahamkara y sabiduría interior.

Este cuerpo sutil, juntamente con el ahamkara y la sabiduría interior, se considera la naturaleza esencial del ser humano. La filosofía *Sankhya* dice que hay ocho disposiciones o afanes en los hombres, que también forman parte de su naturaleza íntima: virtud, vicio, conocimiento, ignorancia, desprendimiento, apego, poder e impotencia. Hasta alcanzar el supremo conocimiento, estos afanes son la razón de la existencia ordinaria y del sufrimiento. La mencionada naturaleza íntima o esencial «ocupa» el cuerpo físico.

- **Tamas.** En el nivel sutil, el mundo objetivo de tamas es sonido, tacto, visión, gusto y olfato: los cinco elementos sutiles. Ellos originan los elementos densos –éter, aire, fuego, agua y tierra–, de los que deriva toda la materia del mundo físico. Incluso en este estadio de los elementos densos, la filosofía de la creación sigue abordando aspectos de existencia que están más allá de nuestros reinos físicos. El punto esencial de esta filosofía es que somos, primero y ante todo, un espíritu que experimenta la existencia.

La filosofía *Sankhya* de la creación se describe por etapas para ayudar a entenderla. Pero, en realidad, la creación o manifestación se da ahora y en el presente, y careciendo de pasado y futuro. Esta idea es de difícil comprensión para nuestra manera de pensar.

Los grandes elementos vitales

Según el Ayurveda, todo está compuesto de los cinco elementos densos: éter, aire, fuego, agua y tierra. Son los «grandes elementos» y representan cinco cualidades, o estados, de la energía o materia. La ciencia occidental no puede verlos ni medirlos, pero los conocemos a través de las cualidades de la energía y de la materia que experimentamos a diario en nuestras vidas físicas, mentales y emocionales.

Los elementos están en todas partes y siempre juntos en todas las cosas, aunque en una variedad infinita de proporciones. Cada uno tiene su propia gama de atributos, pero sólo algunos son evidentes en cualquier situación particular. Tal variedad de proporciones y de atributos hace que la vida sea tan enormemente diversa. Los cinco elementos forman parte de la danza dinámica de la creación: están cambiando e interactuando sin cesar. Y un cambio en alguno de los elementos afecta a los otros.

Todos los elementos se hallan presentes en la membrana celular, pero en ella predomina el elemento tierra, que le da su estructura. El elemento agua es predominante en el citoplasma o parte líquida de la célula. Los procesos metabólicos que regulan la célula están gobernados sobre todo por el elemento fuego. El elemento aire se encuentra sobre todo en los gases de la célula. Y el espacio que ésta ocupa representa el elemento éter en ella.

Los cinco elementos

El Ayurveda se basa en cinco elementos, en su forma más sutil, como el movimiento de la consciencia. Somos capaces de generar *prana* o *shakti* cósmicos, el aspecto dinámico inseparable de la consciencia, que es el inicio de la creación. Cuando el óvulo es fertilizado en el vientre y comienza a respirar, tiene lugar un proceso dinámico, tú eres un creador. Sin prana, sin ese aire fresco, nada es posible.

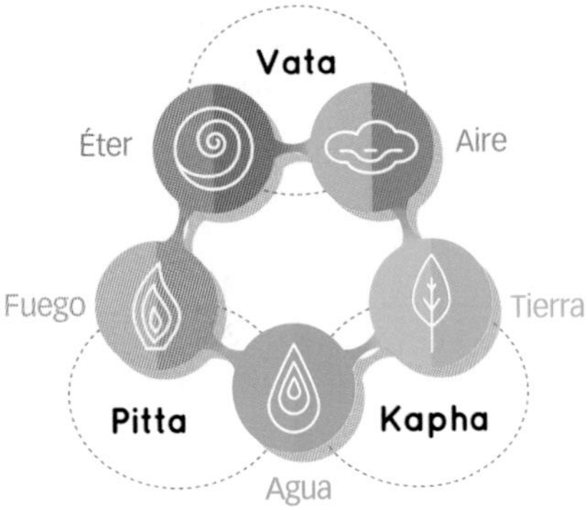

El concepto de los cinco elementos es uno de los aspectos fundamentales de la ciencia ayurvédica. Esos cinco elementos, es decir, fuego, agua, tierra, espacio y aire, existen en toda materia, tanto orgánica como inorgánica. El ser humano es un microcosmos de la naturaleza; los cinco elementos existen en todos y cada uno de los individuos. Nuestros cinco sentidos y los diversos aspectos de las funciones de nuestros organismos están todos vinculados a los cinco elementos.

Fuego

El fuego es la energía radiante fundamental, es caliente, seca, penetrante y brillante. El sol es la fuente del fuego y de la luz. En el cuerpo, el fuego está situado en el plexo solar y regula la temperatura corporal y el metabolismo. Es el lugar de la digestión, la absorción y la asimilación. El fuego es inteligencia y plenitud. El mismo fuego puede hallarse en emociones negativas como la ira, el odio, la crítica, los celos y la ambición. El fuego es la fuerza del cambio y la transformación. Tiene por cualidades el calor, la sequedad y el movimiento ascensional.

Agua

El agua es fluida, pesada, suave, fría, densa y cohesionada. El agua es la energía química que reúne a las moléculas y está asociada al gusto. El agua es un nutriente esencial y sin su humedad la lengua pierde el sentido del gusto. El agua existe en el cuerpo en forma de plasma, suero, saliva, orina y sudor. Nuestras células sobreviven únicamente si hay agua. El agua es alegría y amor, y es pasiva. En el cuerpo genera sed, hinchazón o retención y obesidad. Sin forma propia: el agua es líquida, fría y fluye hacia abajo. La distancia de la Tierra al Sol puede definirse como la que permite mantener el estado líquido del agua.

Tierra

La tierra es pesada, dura, densa, áspera y voluminosa. Es el más sólido de los cinco elementos. No es caliente ni fría. La tierra es energía física. Le da vigor y resistencia al cuerpo. Las estructuras sólidas del organismo son los huesos, los cartílagos, las uñas, los dientes, el pelo y la piel. Todos ellos están relacionados con el elemento tierra y con el sentido del olfato. La tierra nos permite perdonar, ser humildes y nos ayuda a aprender, a crecer y a evolucionar. El apego, la avaricia y la depresión son sus influencias negativas.

Espacio (Éter)

El espacio (o Éter) es tan sutil que rara vez pensamos en él. Es vacío, ligero, lo impregna todo, es omnipresente y sutil. Es universal, inmóvil y sin forma. El espacio es energía nuclear. Es consciencia pura, no adulterada. Cuando comienza a vibrar se asocia con el sonido y el sentido del oído. Los seres humanos necesitan el espacio para vivir, para moverse y crecer, y para comunicarse. Los espacios en el cuerpo son la boca, la nariz, el tracto respiratorio, el abdomen y el tórax.
Como factor psicológico, el espacio da libertad, paz y la expresión de la consciencia. La separación, la soledad, el vacío, la inseguridad, la ansiedad y el miedo son sus influencias negativas.

Aire

El aire es seco, ligero, transparente y móvil. El aire es energía eléctrica: el electrón se mueve por el elemento aire. No tiene forma, pero lo percibimos al tacto. El aire se expresa en los movimientos de los músculos, los latidos del corazón y en la inspiración y la espiración. Es el responsable de la respiración, del movimiento intestinal y de la eliminación. Transporta el flujo de los pensamientos, los deseos, la felicidad, la frescura y la alegría. Cualidades aéreas: es ligero, claro, seco y dispersante. El miedo, la ansiedad, la inseguridad, el nerviosismo y la depresión son sus influencias negativas.

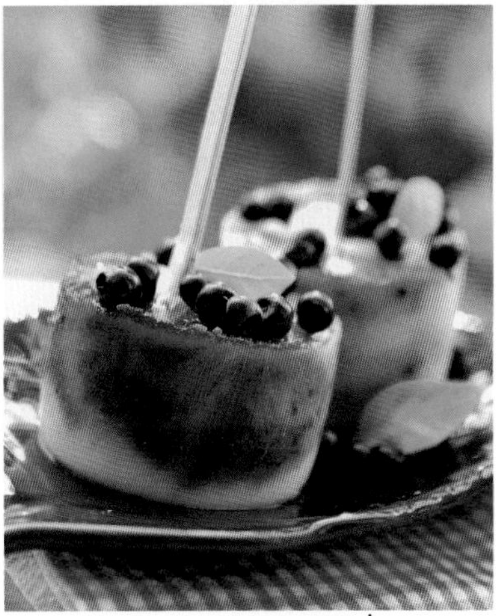

Tanto en nuestro entorno exterior como en nuestro interior, la proporción y el equilibrio de estos elementos cambian constantemente con las estaciones y el clima, el momento del día o la fase de la vida personal. Para tener buena salud, tenemos que adaptarnos a esos cambios ambientales. Debemos saber qué comer y cómo vivir de acuerdo con esos cambios. Nos preparamos para los cambios de clima o para la contaminación del aire, construimos nuestras casas sobre la tierra, hacemos nuestra comida usando fuego, bebemos agua y necesitamos nuestro espacio para vivir.

Lograr una salud y curación ayurvédica personalizada

- Determina tu elemento básico o dosha.
- Aprende a ingerir los alimentos adecuados para tu dosha.
- Aprende a adaptarte a tu entorno, al igual que a los cambios de estación y a la gente que tienes a tu alrededor.
- Comprende las causas de la enfermedad.
- Sigue el consejo de un médico con el fin de hallar el remedio apropiado para la enfermedad y cómo equilibrar los doshas.

Como decimos, en el Ayurveda se tiene en cuenta que cada persona es única y necesita ser tratada de forma individual. Ese enfoque personalizado y único es lo que hace que las técnicas curativas del Ayurveda sean tan eficaces.

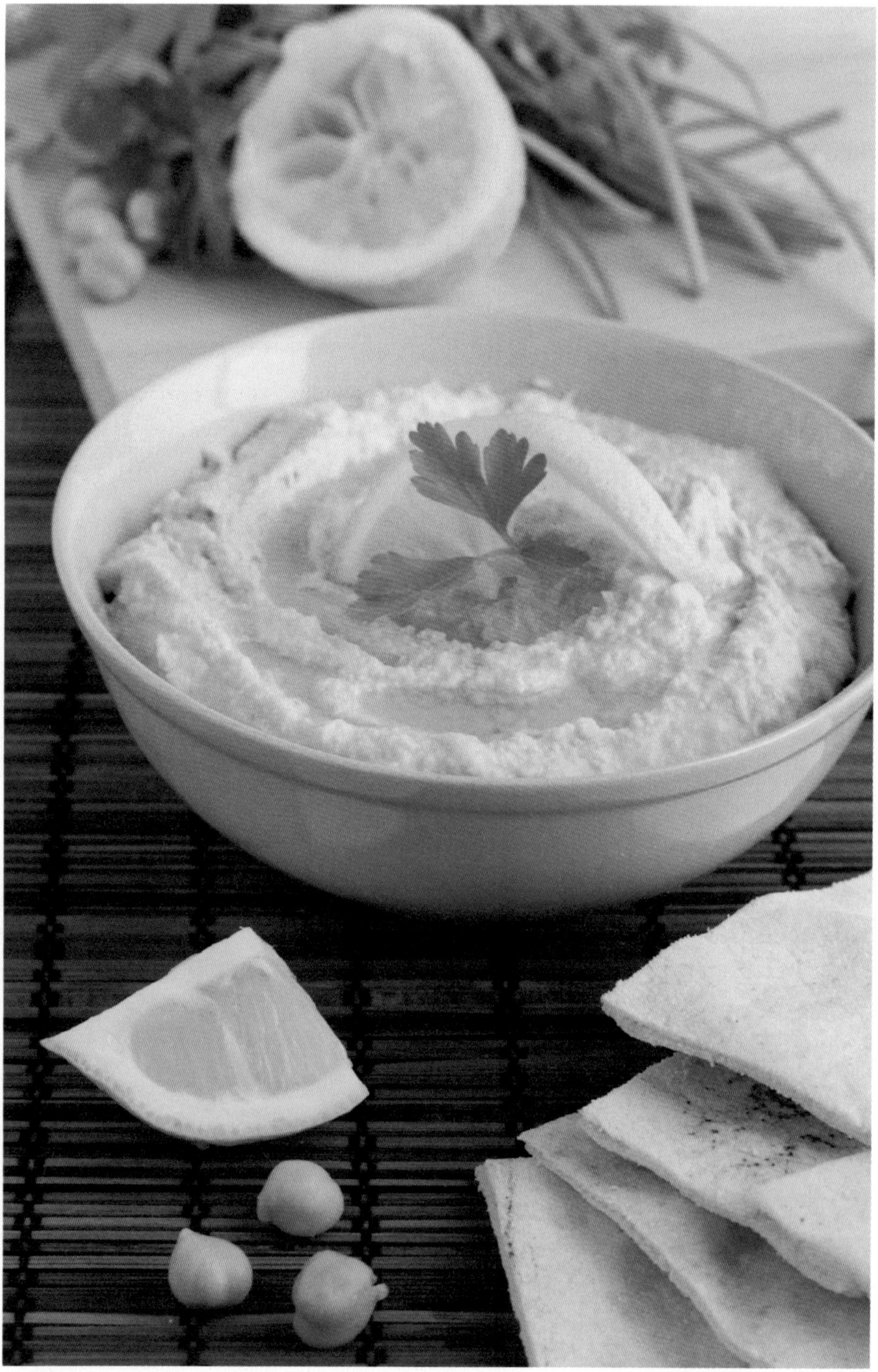

Tus cualidades y tu constitución

El diagnóstico ayurvédico

El Ayurveda es una ciencia que estudia las cualidades. Aunque las experimentamos a diario como la cosa más natural, pocos occidentales están preparados para pensar en términos cualitativos y abordar de manera analítica nuestras experiencias cualitativas. Pero si quieres utilizar el Ayurveda, tendrás que ser capaz de percibir las cualidades en ti y en el mundo que te rodea.

En el Ayurveda, las materias sutiles e insignificantes influyen sobre las situaciones. Su filosofía arranca del nivel más sutil con el conocimiento y, después, con la conciencia que se proyecta progresivamente hasta que podemos percibirla, con nuestros sentidos, en su forma manifestada. Estos niveles sutiles y densos están interrelacionados e influyen unos en otros a través de la mente.

Los métodos cualitativo y cuantitativo de descripción y análisis no son incompatibles: se trata sólo de modelos distintos aplicables a la realidad. El secreto está en saber cuándo y para qué es más útil uno u otro. Muchas enfermedades se describen mejor en términos de experiencias y sentimientos. No es fácil, por ejemplo, definir la fatiga, pero puede ser descrita con referencia a las cualidades que se experimentan. Y en el Ayurveda las descripciones cualitativas determinan qué medidas deben tomarse para restaurar la salud.

Los pares de cualidades

Según el *Charaka Samhita*, experimentamos todo a través de 10 pares de cualidades fundamentales. Cada par representa los extremos de un continuo (ver gráfico). La relación entre un par de cualidades es la base de dos reglas fundamentales del Ayurveda. La primera, que lo semejante aumenta lo semejante; la segunda, que una cualidad disminuye con la opuesta.

En el modelo cualitativo no hay absolutos: sólo relatividades. Lo caliente es caliente sólo con referencia a algo más frío. Expresar una valoración cualitativa de algo implica siempre un contexto y unas circunstancias previas. Y también importan las relaciones entre las diferentes cualidades. Porque una misma cualidad puede tener efectos diferentes sobre dos sustancias.

Por ejemplo podemos tomar el calor, que añade al pan la cualidad de seco, pero confiere la de líquido a la mantequilla. Cuando uno aprende a considerar a las personas en términos de sus cualidades, ve con claridad por qué cada individuo es único y reacciona de distinta manera a los estímulos y a los hechos.

■ **Elementos y cualidades.** Según el Ayurveda, todo cuanto existe en nuestro mundo está compuesto por una combinación de los cinco grandes elementos, que manifiestan diferentes aspectos e intensidades de sus cualidades.

Cada par de cualidades, como calor y frío, representa los dos extremos de un continuo.

Los diez pares de cualidades

El texto tradicional del *Charaka Samhita* menciona 20 cualidades organizadas en 10 pares. Cada par representa los dos extremos de un continuo y se afirma con relación a la otra. Las dos cualidades del par se influyen recíprocamente.

Pesadez <> Ligereza
Frialdad <> Calor
Maleabilidad <> Tosquedad
Embotamiento <> Agudeza
Estabilidad <> Movilidad

Blandura <> Dureza
Fluidez <> Viscosidad
Lisura <> Rugosidad
Desmenuzamiento <> Grosor
Solidez <> Liquidez

Cualidades de los grandes elementos

- Éter (o Espacio): Desmenuzamiento
- Aire: Ligereza. Movilidad. Tosquedad
- Fuego: Calor. Ligereza. Agudeza. Liquidez
- Agua: Frialdad. Liquidez. Blandura. Lisura
- Tierra: Pesadez. Solidez. Estabilidad

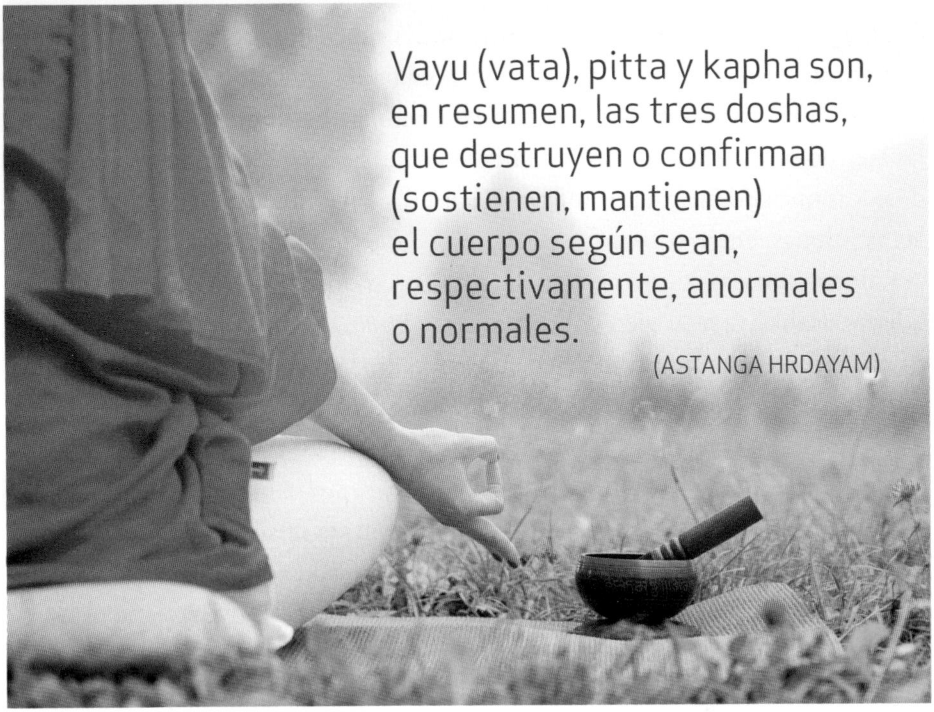

Las tres doshas. Tres energías vitales

Los sabios rishis entendieron el mundo a partir de los cinco grandes elementos. Y al crear el Ayurveda como sistema de curación, describieron estos elementos de una manera más simplificada, caracterizándolos como tres energías vitales o doshas. Cada dosha es una combinación de dos elementos.

Las tres doshas son responsables de todos los procesos fisiológicos y psicológicos en tu cuerpo y tu mente. Son fuerzas dinámicas que determinan el crecimiento y la desintegración. Cada uno de nuestros rasgos físicos, nuestras capacidades mentales y nuestras tendencias emocionales pueden ser descritos mediante las tres doshas.

Los nombres sánscritos de las tres doshas son vata, pitta y kapha. Traducirlos a nuestra lengua es prácticamente imposible, pero conviene aprender poco a poco a reconocer sus efectos en el cuerpo y en tu vida diaria. Las doshas, al igual que los elementos, no son detectables por los sentidos, pero sus cualidades sí. Y tienen las cualidades de sus dos elementos constituyentes, aislados y en combinación. Vata, por ejemplo, tiene las cualidades del aire y del éter, más las que corresponden a la combinación de ambos.

Vata, pitta y kapha desempeñan funciones específicas en el cuerpo, pero no actúan independientemente. La salud plena y el bienestar sólo son posibles cuando las doshas trabajan juntas y en armonía. Es importante observar que las tres doshas cambian constantemente en su ser, por efecto de las cualidades dóshicas que se dan en su forma de vida y ambiente, que varían con la hora, con las estaciones, etc.

Cuando sepas reconocer las cualidades de las doshas en tu cuerpo y las cualidades dóshicas en tu vida cotidiana, serás capaz de emplear el Ayurveda para mantenerlas en un equilibrio beneficioso para ti. Y si aprendes a discernir los desequilibrios podrás aplicarlo para compensar tus doshas y recuperar la salud.

Las tres doshas y sus cualidades

Como decimos, cada dosha es una combinación de dos elementos, uno de los cuales predomina sobre el otro. A menudo se alude al conjunto de las tres doshas, vata, pitta y kapha, como VPK; y, en términos descriptivos, como el aire, el fuego y los humores acuosos, respectivamente.

- **Vata.** Es una combinación de los elementos aire y éter, en la que predomina el aire.
- **Pitta.** Es primariamente el elemento fuego, con el agua como elemento secundario.
- **Kapha.** Es una combinación de los elementos agua y tierra, en la que el agua es el elemento primario.

Para manejar el Ayurveda importa ser consciente de las cualidades que uno experimenta y relacionarlas con las cualidades de las doshas. Como la multiplicidad de matices de esas cualidades al principio te resultará abrumadora, busca primero composiciones amplias asociadas a cada dosha. Por ejemplo, las cualidades de un día ventoso componen un conjunto muy representativo de vata: el viento es errático, se mueve a ráfagas, seca lo húmedo, lo refresca; y, aunque no lo veamos, vemos sus efectos.

El calor lo relacionamos con pitta. Un fuego calienta, irradia y asciende; su calor funde y penetra. Los dos elementos de kapha están más equilibrados; su dosha guarda relación con las cualidades de humedad, peso y solidez. El barro es un símil útil: es frío y blando, pesado y denso, y puede deslizarse lentamente hacia abajo.

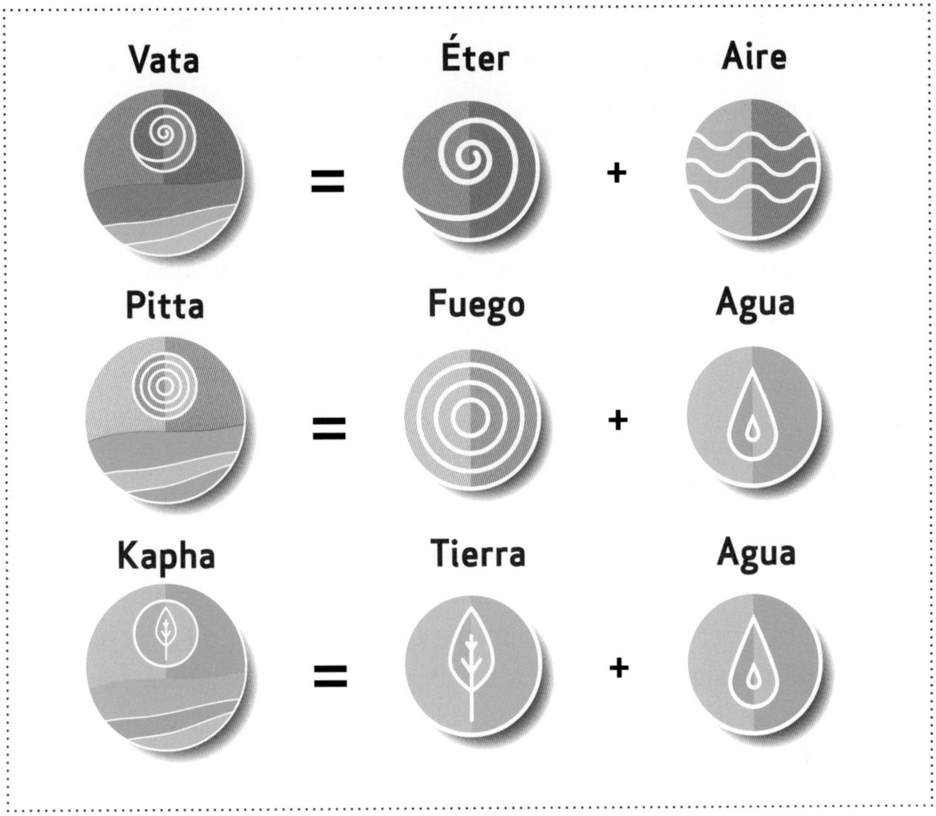

Ahora veremos las palabras-clave que describen las cualidades asociadas a las doshas. Una vez te hayas hecho una idea general de las que corresponden a cada una, comienza a pensar acerca de tí misma en términos dóshicos. Y así estarás en condiciones de decidir qué cualidades deberías añadir o reducir, para conseguir que tus doshas actuaran armoniosamente.

Para aprender y conocer mejor el Ayurveda, conviene empezar aislando los conceptos de vata, pitta y kapha para familiarizarte con su gama de cualidades, antes de intentar aplicarlas a las complejidades de la mente y el cuerpo humanos. Las hemos relacionado separadamente por comodidad, pero VPK no son energías separadas, sino diferentes aspectos de la misma energía: siempre se dan juntas, en una infinita variedad de combinaciones. A medida que profundices en ello, verás cómo se solapan e interrelacionan sus cualidades.

Tu cuerpo y tus experiencias cotidianas no constan de una, sino de muchas cualidades. Aprende a verlos cualitativamente, buscando las principales cualida-

Cualidades asociadas a VATA, PITTA o KAPHA

VATA (aire y éter)	PITTA (fuego y agua)	KAPHA (agua y tierra)
Ligero	Ligero	Pesado
Frío	Caliente	Frío
Seco	Aceitoso	Aceitoso
Tosco	Agudo	Lento
Sutil	Líquido	Viscoso
Móvil, claro	Acre	Denso
Dispersante	Picante	Blando
Errático		Estático
Astringente		Dulce

Palabras clave. Seguramente captarás antes el significado de VPK, si te aprendes de memoria esta lista de palabras clave. Cópiala y pónla en algún sitio bien visible. Recuerda que estas cualidades son un continuo: relativas siempre, no absolutas; y que se experimentan en un contexto, nunca aisladas.

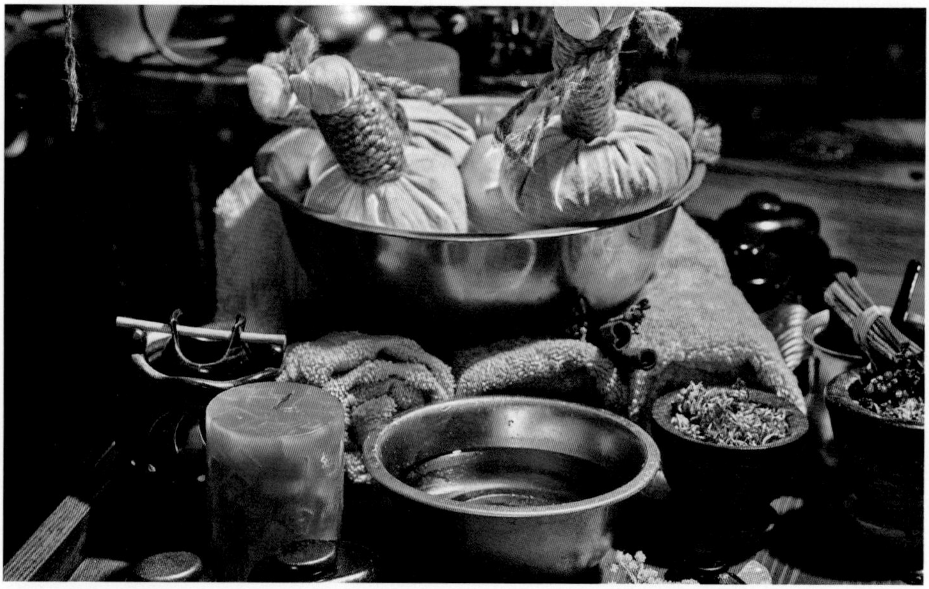

des de tus sentimientos y ambientes, así como las de tu realidad física y las realidades de tu entorno. A medida que vayas adquiriendo confianza y experiencia en este análisis cualitativo, serás más capaz de distinguir detalles más sutiles en las cualidades que observes.

Cualidades de vata, pitta o kapha

Esta lista elige algunas de las palabras que empleamos comúnmente para describir las circunstancias de nuestras vidas, y las asigna a las cualidades clave de cada dosha.

Cualidades vata

- SECO estéril quebradizo crujiente tosco reseco marchito arrugado
- ERRÁTICO cambiante agitado caprichoso tornadizo espasmódico
- DISPERSANTE disipador evaporador diseminador desparramador difusor
- TOSCO desigual basto áspero irregular dentado mellado escamoso rasposo
- CLARO vacío obvio transparente
- SUTIL discreto oculto imperceptible menudo sensible velado
- LIGERO fino vaporoso frágil flaco delgado
- MÓVIL activo animado cambiante fluido vivaz eficaz desencadenante rápido viajero
- FRIO desolado desapacible fresco congelante cristalino helador

Cualidades pitta

- ACEITOSO mantecoso graso sebáceo resbaladizo suave untuoso
- AGUDO cortante curioso inquisitivo sagaz penetrante perceptivo puntiagudo estridente fuerte
- LÍQUIDO fluyente fluido informe húmedo
- LUMINOSO brillante claro encendido resplandeciente pálido radiante
- CALIENTE ardiente fogoso inflamado apasionado enfurecido abrasador picante sofocante

Cualidades kapha

- FRIO acerbo desolado desapacible fresco congelante cristalino helador
- PESADO rechoncho denso grueso aletargado apático macizo obeso atiborrado
- ACEITOSO mantecoso graso sebáceo resbaladizo suave untuoso

- LENTO denso feo inerte deslucido remolón somnoliento perezoso retrasado torpe
- VISCOSO pegajoso mucoso aceitoso fluyente resbaladizo liso blando
- DENSO apagado firme pesado romo opaco lento sólido grueso
- BLANDO cómodo cremoso muelle receptivo fláccido acogedor
- ESTATICO sosegado inmóvil tranquilo

Cualidades de árboles

Las cualidades de vata, pitta y kapha nos envuelven. Un paseo por el bosque te permitirá verlas en diferentes tipos de árboles.

El **roble** es un árbol kapha: de amplia copa, robusto, con un tronco grueso, áspera corteza y grandes ramas que componen una silueta maciza y redondeada. Crece despacio, y tarda hasta 100 años en alcanzar la madurez.

El **acebo** muestra cualidades pitta: liso, de fina corteza gris. y hojas agudas y punzantes.

El **abedul** tiene cualidades vata: su alto y fino tronco oscila cuando el viento sopla a través de sus flexibles ramas, y la corteza se desprende como una piel seca. Crece rápidamente hasta alcanzar su esplendor en menos de 50 años, pero luego envejece pronto.

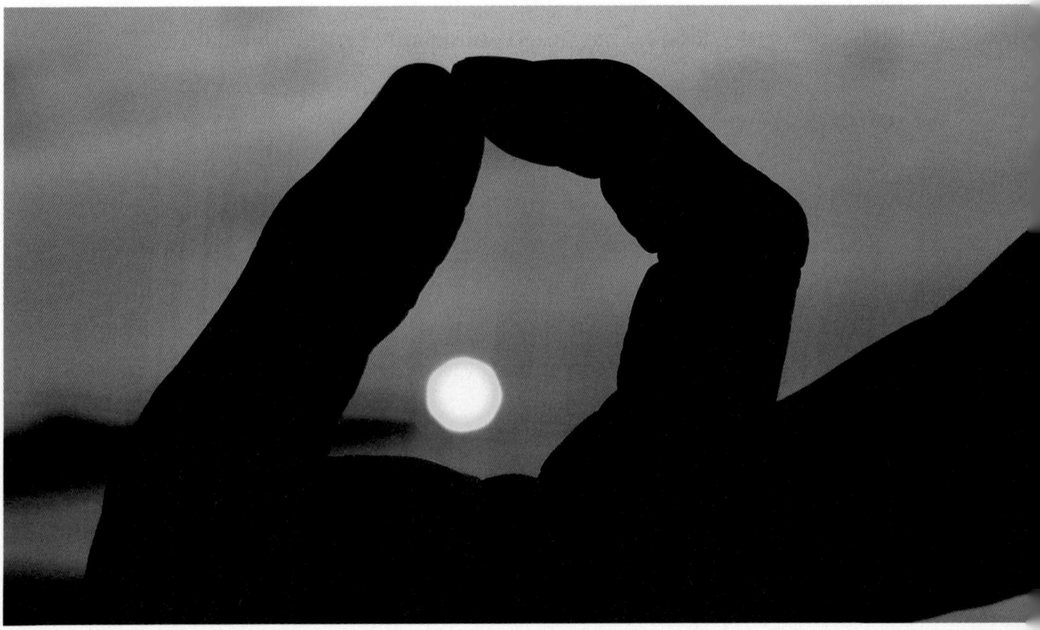

Cualidades compartidas y opuestas

Cada dosha comparte una cualidad con otra dosha; la tercera tiene la cualidad opuesta. Vata y pitta, por ejemplo, comparten la cualidad de ligereza; kapha es pesada. Hay pequeñas diferencias en la naturaleza de las cualidades compartidas: la ligereza de vata alude al peso; la de pitta, además, a la irradiación. De forma semejante, vata y kapha son frías, pero el de vata es un frío seco y el de kapha húmedo. Vata no es tan fría como kapha, de la misma manera que el clima frío seco no se siente tan frío como otro húmedo. Pitta es sólo levemente aceitoso, mientras kapha puede serlo mucho.

Cualidades antagónicas y equilibrio

Cada dosha tiene en sí la capacidad de regularse y equilibrarse. Esta capacidad proviene de las cualidades antagónicas que incluye en sus elementos constitutivos. En Vata, por ejemplo, la dispersión es una de las cualidades de su elemento predominante, el aire, pero el grado de esta dispersión viene determinado por el espacio (éter). El excesivo fuego de pitta puede evaporar el agua y tener un efecto desecador; pero demasiada agua apaga el fuego. Un aumento de la cualidad líquida en kapha la haría más fluida, pero la predominancia relativa del elemento tierra da mayor solidez a la sustancia.

Cualidades compartidas

Pitta y kapha comparten la cualidad de la aceitosidad, y vata tiene la opuesta, la sequedad. Vata y kapha comparten la cualidad del frío, pero pitta es caliente. Vata y pitta comparten la cualidad de ligereza y kapha, por contra, es pesada. Un exceso de las energías vata, pitta o kapha en el cuerpo se asocia a síntomas que tienen, respectivamente, cualidades de sequedad, calor o pesadez.

Tu diagnóstico: Vata, pitta, kapha y tu constitución personal

El Ayurveda es una ciencia sobre la persona. Tú y yo, todos, somos únicos, en el sentido de que no hay ningún otro que tenga su misma constitución de doshas. Las proporciones que tienen en ella, así como las de las cualidades que expresan, son tan características de cada persona como sus huellas dactilares. Esas proporciones son el nivel de referencia con el que debes comparar los niveles de tus doshas en un momento dado, y reflejan al propio tiempo tus tendencias y tu susceptibilidad a las enfermedades.

Aunque las cualidades de vata, pitta y kapha se combinan en cada persona en un infinito número de maneras, el Ayurveda describe tres tipos de constitución. En el primero, unipolar, predomina una sola dosha: sus componentes tienen, pues, una constitución vata, pitta o kapha. En el segundo, bipolar, hay dos doshas equivalentes; los individuos pertenecientes a él podrán ser, por su constitución, vata-pitta, pitta-kapha o vata-kapha. Y finalmente está el tipo tripolar, poco frecuente, en el que aparecen las tres doshas con fuerza similar.

Cuando las doshas están bien combinadas, los individuos gozan de excelente salud en la mayoría de las circunstancias. Pero, si su combinación es defectuosa, el individuo estará enfermo casi siempre, por muchas precauciones que tome.

Singularidad

La singularidad de cada individuo surge de dos razones. Para empezar, porque no hay dos cuya constitución tenga exactamente la misma proporción de vata, pitta y kapha. Pero, además, porque tampoco hay dos personas que manifiesten de manera idéntica las cualidades de sus doshas.

Tú y tu amigo podéis ser ambos unipolares, con predominio de vata en vuestra constitución, pero siempre habrá diferencias en las cualidades de vata —y de pitta y kapha también— que se manifiestan en cada uno.

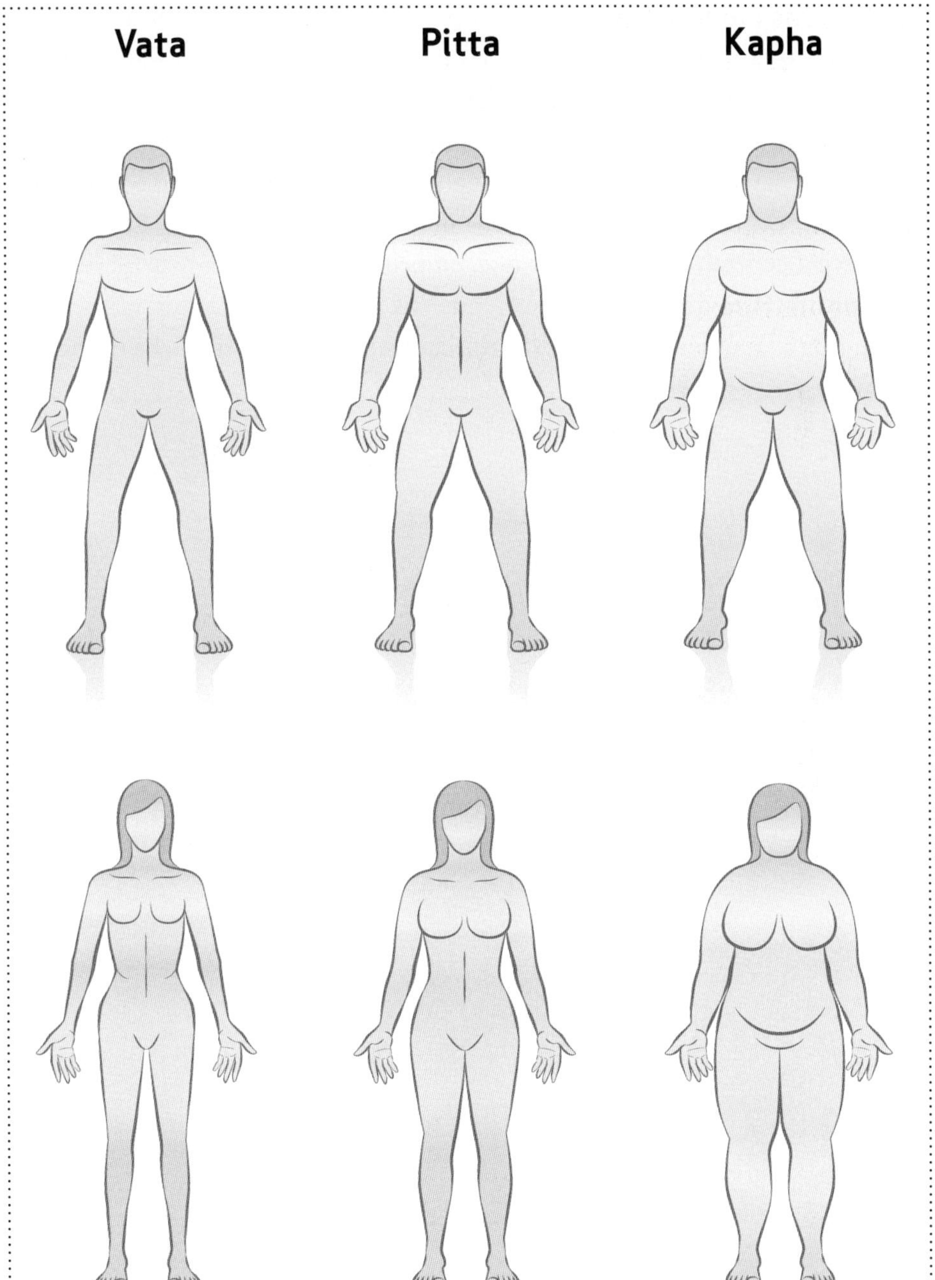
Vata
Pitta
Kapha

Conocer la propia constitución es el primer paso para prever el tipo de desequilibrios que pueden ocasionar la enfermedad y a qué dolencias estás más expuesto. Ese conocimiento te capacita, por otra parte, para ajustar tu vida de forma que tus doshas se mantengan en equilibrio, es decir, en la misma proporción que tienen en tu constitución. Una vez lo hayas logrado, ese equilibrio te permitirá gozar de mayor vitalidad.

Por regla general, puede decirse que, en principio, la dosha más fuerte en tu constitución es la que tiene mayor tendencia a aumentar, lo que te hará más susceptible a las enfermedades asociadas con el incremento de dicha dosha.

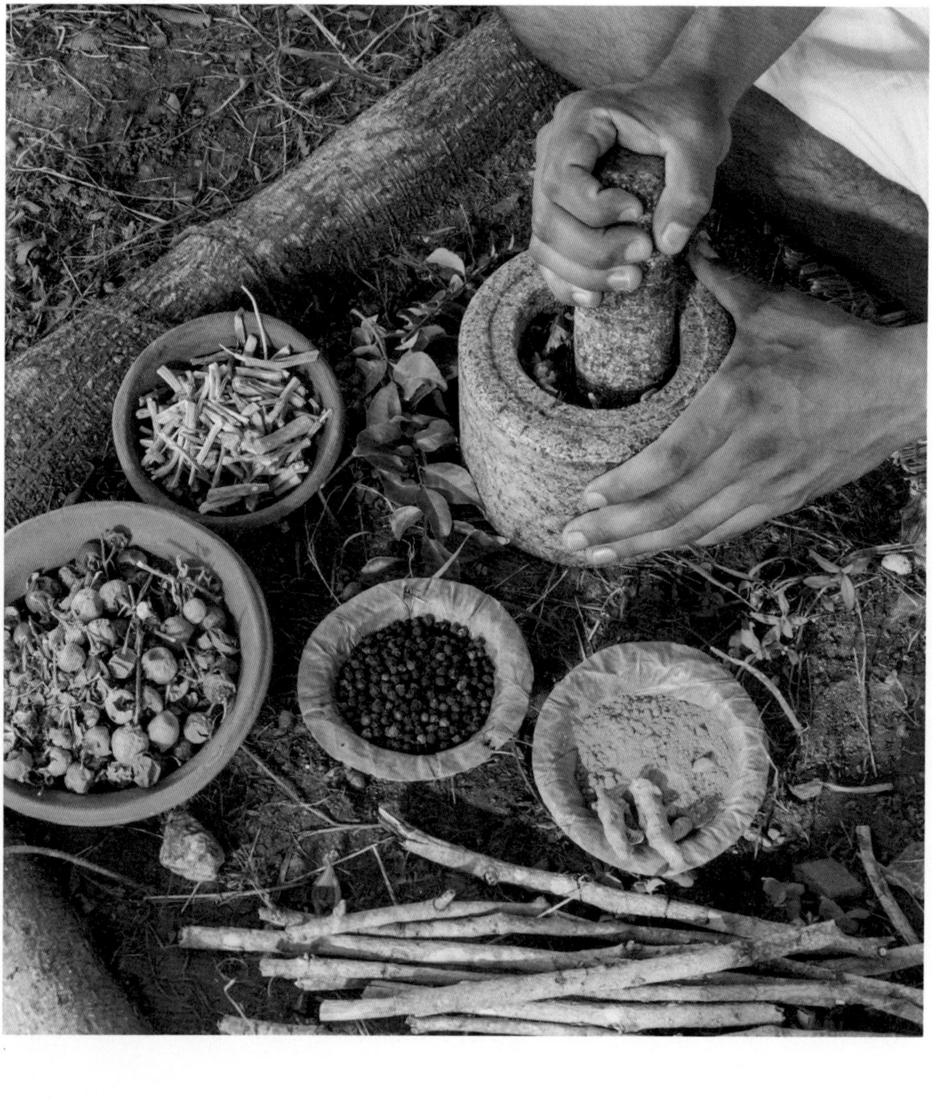

El diagnóstico ayurvédico

El diagnóstico ayurvédico se basa en la observación directa del cuerpo y la personalidad del paciente. Tradicionalmente, se requiere que los estudiantes vivan con su maestro y aprendan sus métodos para absorber esta «bella arte». El diagnóstico es sin duda un arte que para ser dominado requiere tiempo y experiencia, aunque en gran parte el cuidado personal puede aprenderlo rápidamente la mayoría de la gente.

El diagnóstico ayurvédico se ocupa principalmente de manejar los tres humores; por tanto, todos los métodos diagnósticos consideran la armonía o desarmonía del organismo en términos de exceso de flujo de los tres humores.

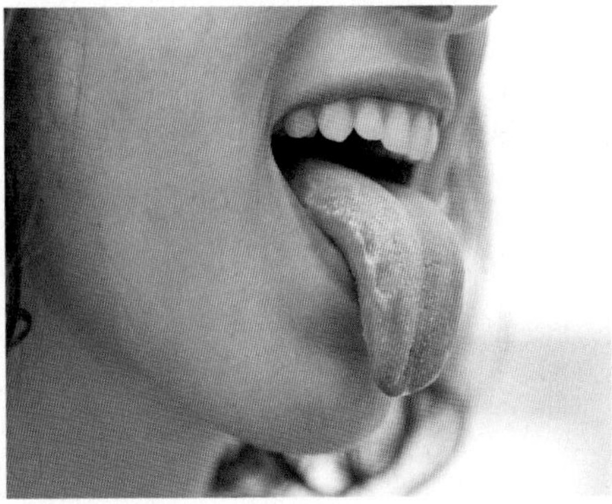

Cada persona se considera un ser individual, no un promedio estadístico. La constitución de cada persona es única, en especial si se la considera junto con su estructura mental. Este único ser psicosomático es visto entonces, según el Ayurveda, como un juego individual de fuerzas vitales. Como los tres humores se derivan del prana, podemos mirar directamente el equilibrio del prana de una persona para hacer un diagnóstico.

El diagnóstico pránico directo es muy difícil y observar la dolencia pránica del paciente, ya sea directa o indirectamente, requiere una practica exhaustiva. Es mucho más fácil observar las acciones y manifestaciones de los tres humores. Mientras son imperceptibles, es que están directamente en el prana. Con un poco de práctica, la manifestación más profunda de los humores puede observarse. Esta clase de diagnóstico y tratamiento no deben ser confundidos con otros diagnósticos comunes en todo el mundo. La metodología ayurvédica o diagnóstico pránico son superiores a los demás, porque pueden combinarse con otros métodos de diagnóstico ayurvédico para un tratamiento integral, incluidos cambios en el estilo de vida y reducción de la alteración mental.

EL DIAGNÓSTICO. LA PRIMERA OBSERVACIÓN

Color

Cada uno de los tres humores está asociado a un color. vata es oscuro, pitta es rojizo, y kapha es blanco. El color de las heces y de las partes externas del cuerpo, como el cutis, son un poco distintos, asociándose vata con el marrón o la sangre, pitta con amarillo o verde y kapha con blanco.

Los colores intensos son muy útiles para diagnosticar el exceso de algún humor. Ese exceso es visible en la lengua, en los excrementos, en la flema y en los pulmones. En el exterior se pueden observar en la piel o en áreas específicas como el abdomen.

La lengua y el diagnóstico

La manera mejor y más fácil de ver en qué condición está el organismo es observar la lengua. El diagnóstico de la lengua puede ser muy afinado y es una habilidad que debe desarrollarse gradualmente. Para una persona corriente es

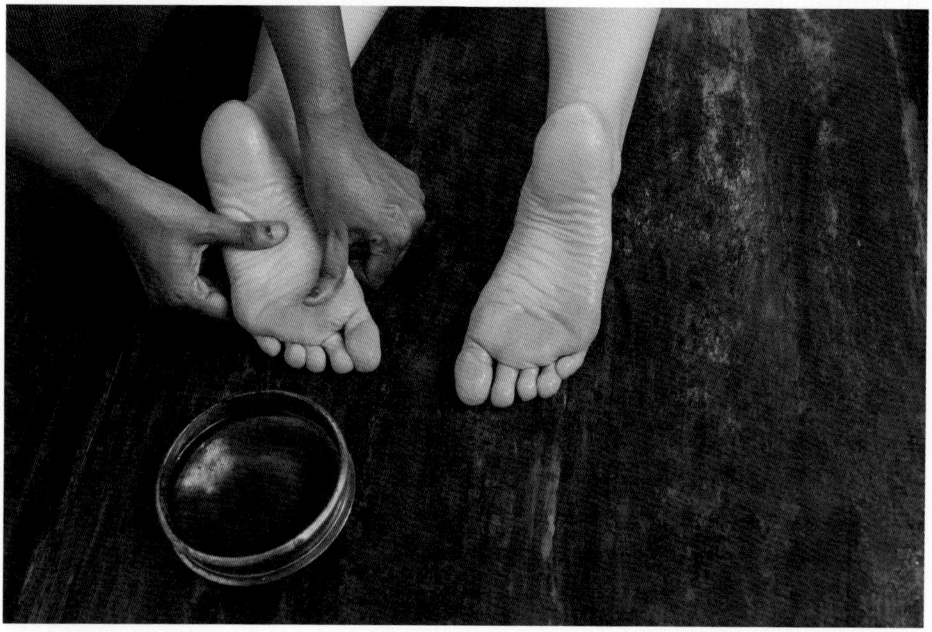

bastante simple entender lo que está ocurriendo dentro de su propio organismo, si mira su lengua cada mañana.

Como siempre, es importante que el médico le enseñe a otros a practicar el autodiagnóstico a través de la observación del aspecto de su lengua; por tanto, dándoles la posibilidad de que regularicen su salud. Es muy importante limpiar la lengua. Limpiar la lengua por la mañana es igual que cepillarte los dientes o incluso más importante. Normalmente, se puede usar un raspador de lengua, para eliminar acumulaciones y para estimular todos los nadis que tienen sus terminaciones en esa zona.

La forma y el color reales de la lengua pueden también indicarte tu constitución básica o dosha. Las lenguas que son pálidas indican una constitución vata. Una lengua medio rojiza es pitta; y una lengua muy roja es kapha. Normalmente la lengua debe ser rosada.

- **Humores.** Lo primero que nos indica la lengua es el desequilibrio de los humores. Divide la lengua en tres partes; la raíz es vata, el medio es pitta y la punta es kapha. Una película excesiva que esté cubriendo alguna de esas áreas señala que hay un humor implicado.

Las protuberancias, depresiones, bultos o la película que la cubre revelan cuál de los humores está desequilibrado. Si la lengua está cubierta por una película, eso indica una acumulación de comida sin digerir o que hay toxinas en el organismo.

El color de esa película muestra cuál es el humor que está causando la acumulación. Una película oscura se relaciona con vata y con un estado de frío y sequedad tóxicos. Una película verdosa se asocia a pitta y a un estado de calor tóxico. Una película blanquecina se asocia a kapha, situación de frío y de toxinas oleosas. Además, el sitio exacto donde se localiza la acumulación nos indica qué órgano se ha visto afectado y está causando el problema.

La salud de cada parte de la lengua nos indica la salud del órgano correspondiente. Los bultos, depresiones y otras irregularidades, todos ellos indican qué órgano está afectado, está rindiendo más o menos o no está sano.

- **Vata** (grietas estrechas, pálida, capa marrón irregular). Las alteraciones de vata en el organismo son evidentes cuando hay pequeñas grietas en toda la superficie de la lengua, bultos o puntos en forma de riñón en el área del colon; una película sobre el área correspondiente al intestino grueso o delgado, manchas ásperas y negras y pequeños granos oscuros.

- **Pita** (de color rojo, tamaño medio, recubrimiento de color verde). Los siguientes signos evidencian alteraciones de pitta: lengua roja, úlceras blancas frías, bultos en los puntos del hígado y el páncreas, una película verdosa o amarillenta que cubre la mitad de la superficie de la lengua y manchas rojas y brillantes sobre la wna correspondiente a los órganos digestivos.
- **Kapha** (palidez/gran capa blanca). Hay alteraciones de kapha si la lengua se ve blanca y cubierta por una película oleosa y blanquecina. Eso también puede aparecer como una depresión en el punto del pulmón, un bulto o un hundimiento en el punto del corazón y una película blanquecina en la punta de la lengua.
- **Otras señales.** Además, hay signos de carácter más general; las hendiduras en los bordes de la lengua indican mala absorción de nutrientes. Una línea profunda que desciende a través del centro de la lengua puede significar depresión emocional o energía nerviosa.

Una grieta o líneas en el centro de la lengua apuntan a problemas de espalda, mala respiración que indica agni bajo, o capacidad digestiva para acumular toxinas. Controla los puntos del intestino en la lengua para indagar en la raíz de los problemas.

En general, signos como una grieta pequeña revelan un desequilibrio crónico de vata. Una grieta y una película de color marrón, rojo o blanco intensos indica acumulación en los humores durante cierto período de tiempo.

Los bultos o depresiones también revelan un desequilibrio crónico. En esos casos es aconsejable visitar a un médico especializado en Ayurveda, que puede aconsejarte y ayudarte a iniciar el proceso de corrección de un desorden que existe desde hace tiempo.

El diagnóstico del pulso

El diagnóstico del pulso se denomina disgnóstico nadi, porque a través del mismo, el profesional ve las corrientes pránicas que controlan los humores y los órganos. La ciencia del Ayurveda cuenta con ciento cuatro descripciones de pulso. La muñeca es el sitio más común para tomar el pulso. El paciente y el profesional deben estar tranquilos y relajados para obtener una lectura exacta. Ambos han de estar cómodamente sentados. Las drogas y el alcohol afectan al pulso, de modo que ni el paciente ni el médico tienen que haberlos ingerido antes del diagnóstico.

El pulso cambia según la estación del año y el momento del día. vata se nota mejor por la mañana, pitta en mitad del día y kapha se percibe mejor a media mañana. Éstos son los momentos del día que corresponden a determinados humores, lo que significa que durante esos momentos el humor tendrá más fuerza y más fuerte será la pulsación. Tomar el pulso es muy importante y hay muchas escuelas de interpretación de esta información.

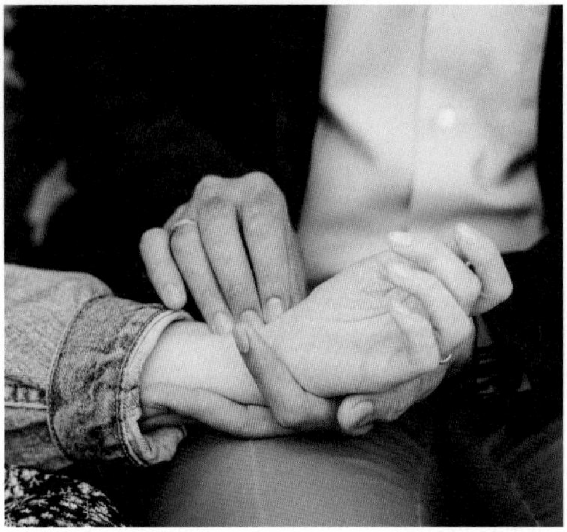

Usa el sistema de percibir el pulso durante el momento alto de los tres humores y verás que hay gran diferencia entre ellos. Si estás atento, esto te dará una cantidad de información increíble.

El pulso nunca debe tomarse después de un masaje, de una comida, de beber alcohol, de un baño solar, de haberse sentado cerca de una chimenea, de haber hecho ejercicio intenso o después de tomar un baño, porque todas esas actividades aumentan uno o dos de los humores, lo que te dará un diagnóstico incorrecto.

Los cinco elementos se corresponden con los cinco dedos. Los tres humores se corresponden con las tres posiciones de la muñeca, y si se utiliza el dedo

Toma exacta del pulso

Toma el pulso...	**No tomes el pulso...**
Entre comidas	Después de las comidas
Cuando estés descansado	Después de hacer ejercicio o trabajo agotador
Después de ir el baño (evacuar)	Antes de evacuar
	Si tienes fiebre
	Durante o después del baño
	Después de un masaje
	Mientras estás sentado cerca del fuego

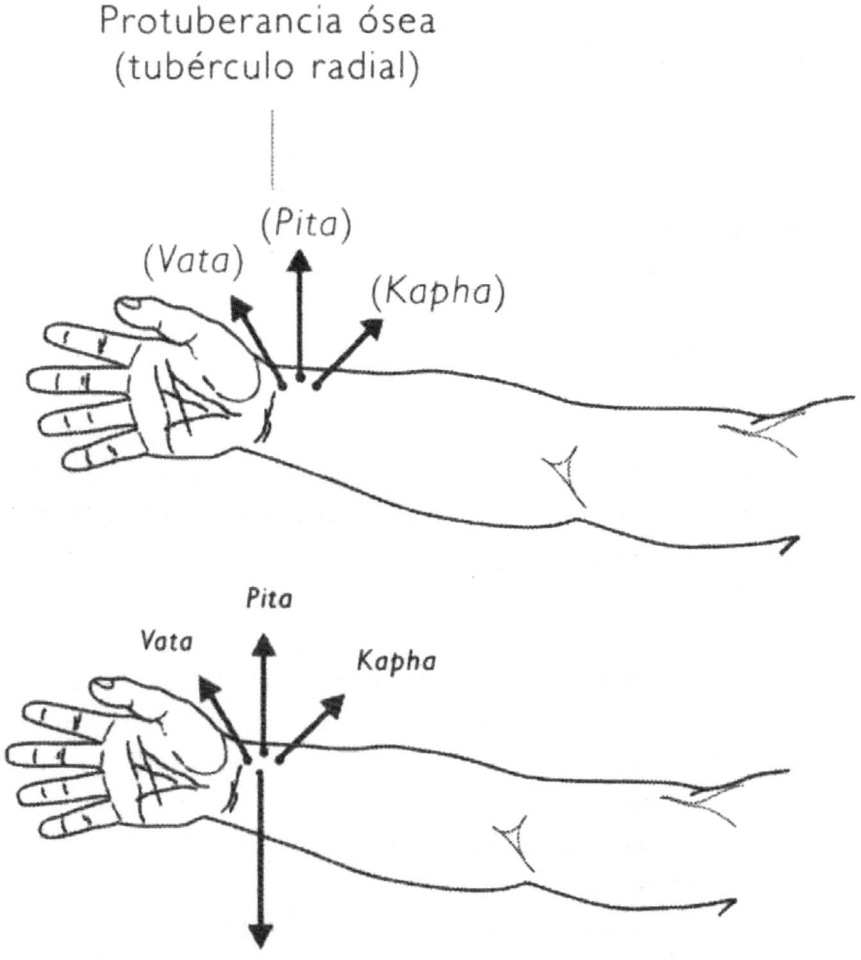

La opción de la segunda posición. El pulso de *vata* empieza justo debajo del tubérculo radial

correcto y la posición adecuada del pulso, se obtendrá información más exacta. Las corrientes pránicas están en armonía si el dedo correcto se usa en el punto adecuado. En otras palabras, si eres un elemento aire, el dedo en el punto vata te da una lectura más exacta.

Los dedos están situados en tres posiciones en la muñeca, cada uno relacionado con un humor. El punto más cercano a la mano corresponde a vata, el del medio a pitta y más cercano al cuerpo es kapha. Y lo mismo ocurre en ambos brazos. Tanto en las mujeres como en los hombres deben examinarse ambos brazos para una lectura exacta.

El pulso debe tomarse tres veces antes de llegar a una conclusión.

Incluso doctores con mucha experiencia, en la India, en ocasiones cometen errores importantes sobre la constitución, haciendo un diagnóstico del pulso demasiado rápido en un intento por impresionar a la gente.

La presión debe ser ejercida con la misma intensidad con los tres dedos al principio, luego hay que relajarla lentamente y después debe aplicarse distinta presión en las posiciones 1, 2 y 3. El pulso entonces debe rotar bajo los tres dedos. Repite el proceso tres veces.

Éstas son las guías básicas y no cuentan para los niveles de constitución mixtos. Controla tu pulso varias veces durante el día para determinar tu humor principal. Una vez no sea suficiente, deben tenerse en cuenta por lo menos dos niveles diferentes, o incluso tres posiciones cada día, lo que significa que tus seis lecturas de pulso por cada brazo incluyen tres respiraciones superficiales y tres profundas.

Las doce posiciones totales comienzan a un nivel superficial o toque leve, que significa tocar suavemente la piel. A continuación, aplica una presión más intensa para tomar el pulso profundo. vata habitualmente se forma en el nivel superficial y kapha está en el profundo. pitta puede estar en ambos. La constitución o el metabolismo está determinado por las diferencias percibidas por los tres dedos cuando se aplica la misma presión suave y luego una firme e igualmente profunda.

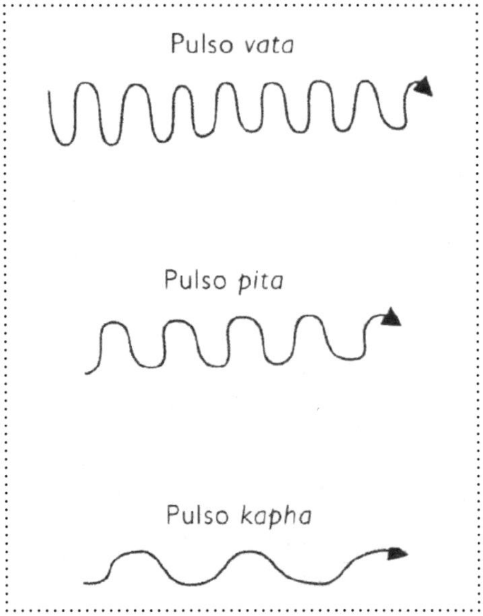

- El pulso vata es muy rápido, superficial e irregular en cualquiera de las tres posiciones. El pulso pitta es un golpe intenso y regular en cualquiera de las tres posiciones. El pulso kapha se nota tan lento como profundo y débil también en cualquiera de las tres posiciones.

- En vata, generalmente, el pulso es rápido e irregular, 80 o más pulsaciones por minuto.
- Tu pulso en pitta es intenso y regular, con 78 pulsaciones por minuto.
- Un pulso en kapha es lento, menos de 70 pulsaciones por minuto.

Si sientes que tu pulso vata es rápido y más irregular que cualquier otro pulso en la primera posición, es que vata está desequilibrado. Si notas el pulso pitta en cualquier lugar o en la posición intermedia, entonces hay un desequilibrio de pitta. Si percibes un pulso kapha en algún otro lugar que no sea la última posición, entonces hay desequilibrio en este humor. Si tienes una constitución kapha y no percibes un pulso normal en el punto kapha, tienes una deficiencia de este humor.

Si encuentras el pulso en otra posición, es decir, vata en el medio o pitta en la primera posición, significa que el humor se ha movido de su sitio. Éste es un desequilibrio en medio de un proceso de enfermedad. Es el momento de hacer algo rápidamente, llama al médico sin dilación. Si esperas, tu pequeño problema va a estallar desproporcionadamente muy pronto.

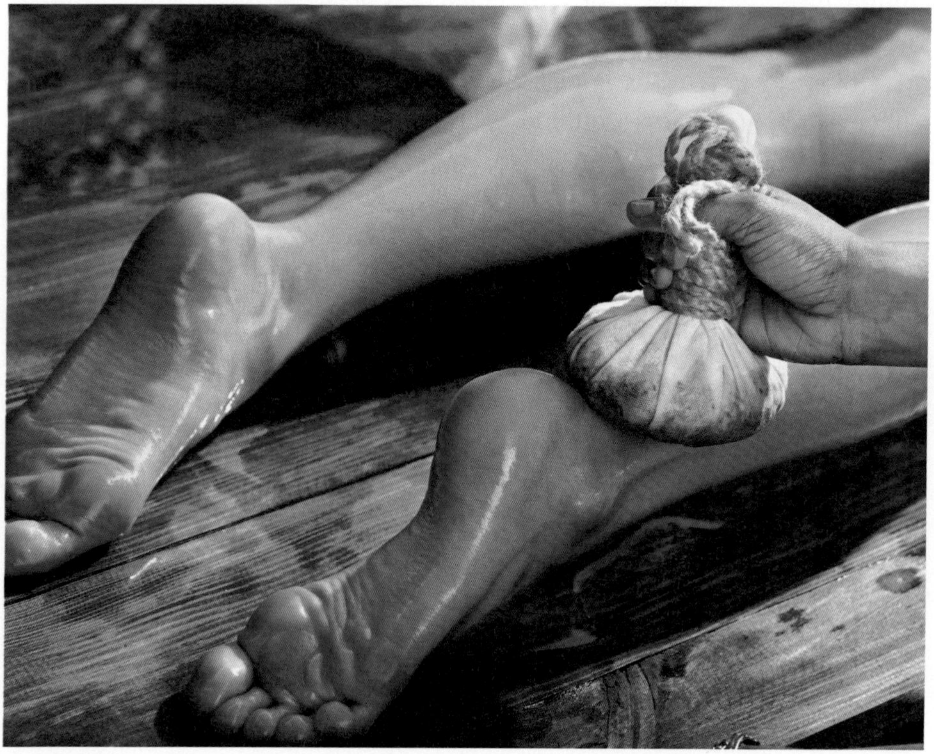

Los humores son muy difíciles de gobernar una vez que abandonan sus «lugares habituales».

Si encuentras el pulso en una posición correcta pero disperso, es decir, vata muy rápido, pitta muy lento y kapha muy débil, entonces probablemente hay un desequilibrio en medio de un proceso de enfermedad. ¡Es el momento de hacer algo inmediatamente! Es más fácil de tratar en ese punto, porque es una situación sencilla y el humor puede ser tratado con el humor opuesto.

Si no se trata, el humor se trasladará aún más lejos de su lugar habitual y comenzará a invadir otro humor, por tanto, se agravarán todos ellos. En el caso de agravamiento en su lugar habitual, solamente uno de los humores está alterado y sólo uno de los pulsos es tratado.

Ésta es una introducción básica al diagnóstico por el pulso. Como se ha señalado anteriormente, hay 104 variaciones distintas de conocimiento del pulso en el Ayurveda. Para dominar este método es necesario estudiar con un profesor. No obstante, si la información anterior se practica y aplica se convierte en algo útil como cuidado preventivo de la salud.

Otro aspecto del diagnóstico por el pulso es determinar el estado general de armonía de la persona. Esto se hace hallando la constitución de nacimiento (prakriti) y comparándola con la constitución del momento presente (vikruti). Al comparar ambas, se descubre el equilibrio o el desequilibrio. Si ambas coinciden, hay equilibrio, si son distintas, significa que hay desequilibrio.

Ritmo del pulso

Dosha	Pulsaciones
Vata	80 - 100
Pita	70- 80
Kapha	60- 80

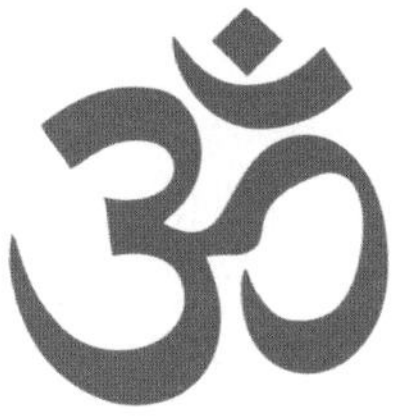

El Ayurveda siempre percibe la armonía de la persona de acuerdo con la naturaleza de su nacimiento. Hay muchos métodos en los que otras partes del cuerpo tienen un gran valor diagnóstico. La tez, los ojos, el pelo, las uñas, todos ellos ofrecen importante información sobre la constitución de la persona y sobre su salud en general.

También puedes aprender mucho hablando con la gente. Eso se llama interrogación o cuestionario. La persona puede decir «me duele aquí» o «estoy estreñida», lo que indica que ahí hay un problema más profundo de salud, asociado a su constitución mental.

En Ayurveda se considera que la constitución mental es más poderosa que la física. Eso es especialmente importante en relación al tratamiento. Si la persona es de una mentalidad vata, entonces no se debe recomendar ningún tratamiento complicado y es necesario dar unas cuantas dosis de medicamento durante el día, porque vata es siempre hiperactivo.

Si la persona tiene una mentalidad kapha, entonces se necesitan visitas regulares para mantener su energía circulando. A una persona de mentalidad pitta se le pueden dar polvos e infusiones, una vez que han entendido la importancia del asunto que tienen entre manos.

La constitución mental de la persona puede ayudar o invalidar un plan de tratamiento; esa constitución también es decisiva en los hábitos de alimentación, las formas de vivir y otros importantes factores incluidos en los programas de salud. Si una persona está muy estresada y alterada, hay que proporcionarle terapias que promuevan la paz y la armonía. Ciertas hierbas como Brahmi y Ashwagandha también pueden ayudar a generar paz mental. La constitución mental es de enorme importancia y también debe ser determinada, para que la cura sea eficaz o para administrarla de forma eficiente. Todos los hábitos mentales ayudan a determinar los patrones mentales que controlan directamente la salud del cuerpo.

S. Mohanambal, Dra. en Medicina Ayurvédica*

* Encontraréis más información en su libro *Secretos del Ayurveda* (ver pág. 301).

Tu constitución

Para mantener tu bienestar y vitalidad con el Ayurveda, has de saber cuál es tu constitución: la combinación originaria de vata, pitta y kapha en su cuerpo. Lo ideal sería consultar al respecto a un médico formado en la escuela ayurvédica y que conozca bien su técnica de diagnóstico por las pulsaciones. Una observación minuciosa permite también determinar la constitución de una persona, pero lo cierto es que, hoy por hoy, en Occidente hay muy pocos preparados para tal tarea.

En general, las características de vata tienden a ser extremas, irregulares, pequeñas, ligeras en peso, o secas. Las de pitta, más próximas al término medio, tienen cierta agudeza, rapidez, luminosidad. Las cualidades de amplitud, pesadez o torpeza aparecen conectadas con kapha.

■ **Diferentes caras.** Estudia los rostros de quienes te rodean: familiares, amigos, compañeros, conocidos. Procura asignar tus características a V, P o K, según las descripciones que aquí os damos. Recuerda que nadie tiene una cara que corresponda totalmente a una dosha u otra: todas son combinaciones de doshas. Y toma en consideración todos los rasgos.

Vata

La piel vata es fina, seca, oscura y fría; el pelo es fino, moreno, y crespo o rizado. La cara es alargada y angulosa, a menudo con el mentón poco desarrollado. El cuello, fino y delgado.

La nariz vata es pequeña y estrecha; puede ser larga, ganchuda o asimétrica.

Los ojos son pequeños, estrechos o hundidos, de color oscuro o grises, con brillo apagado.

También es pequeña la boca, con labios finos o tirantes. Los dientes son irregulares, salientes o mal formados, implantados en unas encías descarnadas.

Kapha

La piel kapha es gruesa, pálida, blanquecina, grasa y fría. Tiene abundante pelo, grueso, ondulado, lustroso y, en general, castaño. El rostro es ancho, redondeado y pleno. Su cuello es sólido, con la cualidad del tronco del árbol; la nariz ancha y de punta achatada. Los ojos del tipo kapha son atractivos y grandes, azules o de color castaño claro. Su boca es ancha, con unos labios grandes y gruesos. Asimismo son grandes y blancos sus dientes, implantados en unas encías carnosas.

Pitta

La piel pitta es clara, suave, lustrosa y cálida, con tendencia a quemarse fácilmente con el sol. Tiene pecas, lunares y propensión a los sarpullidos. El pelo es fino y moldeable, rubio o castaño rojizo. La cara tiene forma de corazón, a menudo con el mentón muy acentuado. Las proporciones del cuello son normales, la nariz recta y en punta, de tamaño medio. Los ojos del pitta son también de tamaño normal, de color azul claro, gris claro o avellana, con intenso brillo. Medianos son igualmente la boca, los labios y los dientes, estos últimos de color amarillento.

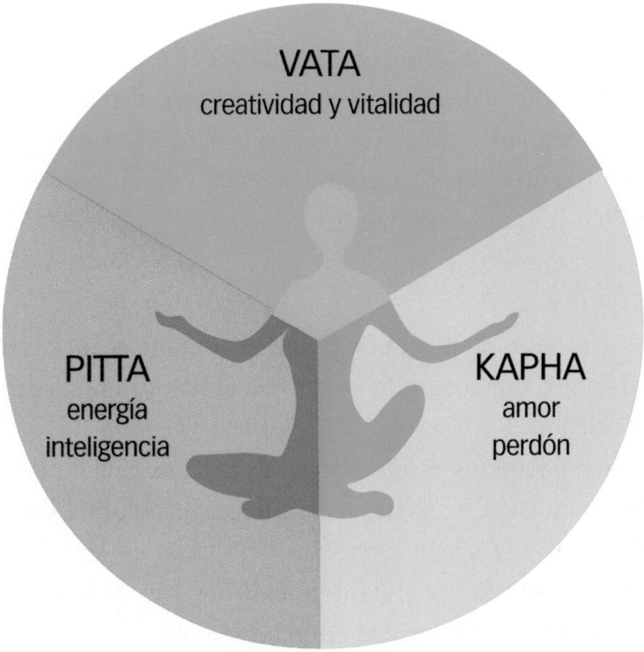

LAS DOSHAS Y LA MENTE

Según el Ayurveda, también la mente tiene una constitución, que suele estar íntimamente relacionada con la constitución física. Las emociones pueden clasificarse en VPK. Y también las personas presentan una tendencia natural hacia ciertos rasgos emocionales, influida por su constitución. Por regla general, sentirás emociones positivas con más facilidad cuando tus doshas estén equilibradas.

▪ **Estados positivos.** En la siguiente lista aparecen nuestros estados mentales y emocionales positivos, clasificados con arreglo a vata, pitta y kapha. Tu equilibrio dóshico habitual condicionará tu forma de pensar y sentir. Usa esta lista junto con la de las cualidades.

▪ **El don del amor.** El amor es incondicional y universal. No lo afectan los estados físicos, emocionales o mentales, aunque sí pueden influir en su capacidad de recibir y dar amor.

Vata

Creatividad ~ Entusiasmo ~ Libertad ~ Generosidad ~ Alegría ~ Vitalidad.

Si tienes una constitución vata, probablemente tendrás un temperamento artístico y creativo, con una gran imaginación. Quizá te sea difícil poner tus ideas en práctica por el exceso de estas. Tu memoria puede no ser muy buena.

Pitta

Ambición ~ Concentración ~ Confianza ~ Valor ~ Entusiasmo por aprender ~ Dicha ~ Inteligencia.

Una constitución pitta significa tener una mente despierta y atenta. Captas la información rápidamente y la manipulas en su provecho. Tienes buena memoria para todo aquello que consideras útil para tus objetivos, pero no tanto para recordar cumpleaños y fechas familiares.

Kapha

Atención ~ Interés ~ Compasión ~ Satisfacción ~ Fe ~ Plenitud ~ Afirmación ~ Paciencia ~ Conciencia de vivir de la tierra ~ Estabilidad ~ Apoyo ~ Ternura.

Si en tu constitución predomina kapha, tendrás una mente ecuánime y fiable. Puede llevarte cierto tiempo aprender las cosas, pero recordarás lo que hayas aprendido. Hay cierto torpeza en la mente kapha, que se contenta con lo que tiene y no busca nuevos estímulos.

FUNCIONES NORMALES DE VATA, PITTA Y KAPHA

Vata, pitta y kapha tienen funciones específicas en el cuerpo y en la mente. Vata es móvil, y está implicada en todos los movimientos, grandes y pequeños. Pitta es caliente; actúa principalmente en las transformaciones metabólicas en el cuerpo y en la asimilación de las experiencias mentales. Kapha es el sistema abastecedor del cuerpo, y se ocupa de proveerlo de fluidos lubricantes, como son las mucosidades.

Vata	Pitta	Kapha
• Estimulación nerviosa • Transmisión de los estímulos sensoriales • Iniciación de las funciones motrices • Creación de impulsos • Creación de reflejos • Mantenimiento de la conciencia mediante el prana o fuerza vital • Inspiración y espiración • Latidos cardiacos • Circulación de la sangre, el oxígeno, nutrientes y pensamientos • Estimulación de los jugos gástricos • Peristalsis • Eliminación normal • Transformación normal de los tejidos • Eyaculación • Alumbramiento, salida del feto del útero • Estimulación de las lágrimas • Expresión de las emociones • Entusiasmo • Creatividad	• Todas las transformaciones en la mente y el cuerpo • Digestión, absorción y asimilación del alimento • Mantenimiento de la temperatura corporal • Origen de las sensaciones de hambre y de sed • Brillo de los ojos y la tez • Visión • Percepción de los estímulos sensoriales • Asimilación de las ideas • Reconocimiento • Discriminación • Intelecto, comprensión y capacidad de razonar • Confianza • Alegría	• Protección (por ejemplo, mucosa gástrica) • Untuosidad • Longevidad de las células y, por tanto, de la persona • Lubricación (por ejemplo, sinovial en articulaciones) • Estructuración, firmeza, solidez del cuerpo • Suavidad en el cuerpo • Distribución del calor • Fuerza y vigor • Sueño • Memoria a largo plazo • Afirmación y seguridad • Compasión • Ausencia de codicia

¿QUÉ TIPO SOY?

Determinar la constitución

Los cuestionarios que os presentamos están concebidos para ayudarte a determinar tu constitución. Fíjate en los elementos indicados en la columna de la izquierda, y decide luego si eres vata, pitta o kapha respecto de esa característica particular. Si estos conceptos de VPK no te resultan aún muy familiares, repite más adelante este análisis cuando conozcas mejor las doshas, para obtener así un resultado más preciso.

Has de ser un observador sincero y objetivo: júzgate como eres y no como te gustaría ser. Busca rasgos permanentes. Es decir, si tu peso se ha mantenido normal durante 40 años y sólo ha aumentado recientemente, es probable que eso se deba más a tu régimen de vida que a tu constitución. Toma como punto de referencia las características de tu grupo étnico. Contrasta tus observaciones con algún amigo que te conozca bien. Tómate tiempo para reflexionar, pero no tanto como para que el exceso de detalles te confunda. Y fíate de las respuestas que se te ocurran en tu reflexión por hallar la verdad.

Nadie es exclusivamente vata, pitta o kapha. Para una valoración más precisa, necesitarás determinar las influencias secundarias. Por ejemplo: una nariz puntiaguda será pitta; pero si a la vez es algo más ancha de lo normal, tendrás una influencia secundaria kapha.

Cómo rellenar los cuestionarios

- Fotocopiar las páginas que siguen para escribir encima.
- Para cada elemento, marca con un guión la descripción dóshica que mejor describa cómo eres. Si dudas entre dos descripciones, marca las dos.
- Si detectas una fuerte influencia secundaria, indícala con una cruz.
- Salta los elementos que no puedas saber (por ejemplo, fertilidad).
- No hay respuestas buenas o malas. La información es simplemente una guía para ayudarte a entender tu particular combinación de doshas.
- Tómate el tiempo que necesites para valorar los elementos del cuestionario, y considéralo un aprendizaje. Antes de empezar, aplica las mismas preguntas a las personas de tu entorno: te ayudará a ver las doshas y reconocer tus propias cualidades. Podrías comenzar por analizar a tus familiares a través de este cuestionario. Tal vez te veas de manera distinta después de considerar las cualidades de otros.

Valoración de guiones y cruces

- Todos tenemos en nuestra constitución elementos vata, pitta y kapha. Deberías haber marcado, pues, guiones en las tres columnas y cruces en algunas.
- Una vez concluido tu análisis, suma el total de guiones y cruces para cada columna en cada uno de los cuatro cuestionarios (estructura física, caracteres físicos, etc.). La dosha que figure con mayor número de guiones será la de tu tipo constitucional.
- Si las dos doshas más altas aparecen con cifras muy próximas, mira el número de cruces que hay en cada una. Si alguna destaca notablemente en esto sobre la otra, podría ser la correspondiente a su tipo constitucional; si no, lo más seguro es que éste sea bipolar.
- Si los totales de las tres dan cifras semejantes y ninguna columna destaca mucho por el número de cruces, concede mayor énfasis a tus respuestas relativas a tu estructura y caracteres físicos, puesto que son las más estables y poco cambiantes con el modo de vida. Repite el análisis cuando tengas mayor experiencia en la lectura de las cualidades, porque es raro que se dé una proporción igualada de las tres doshas.

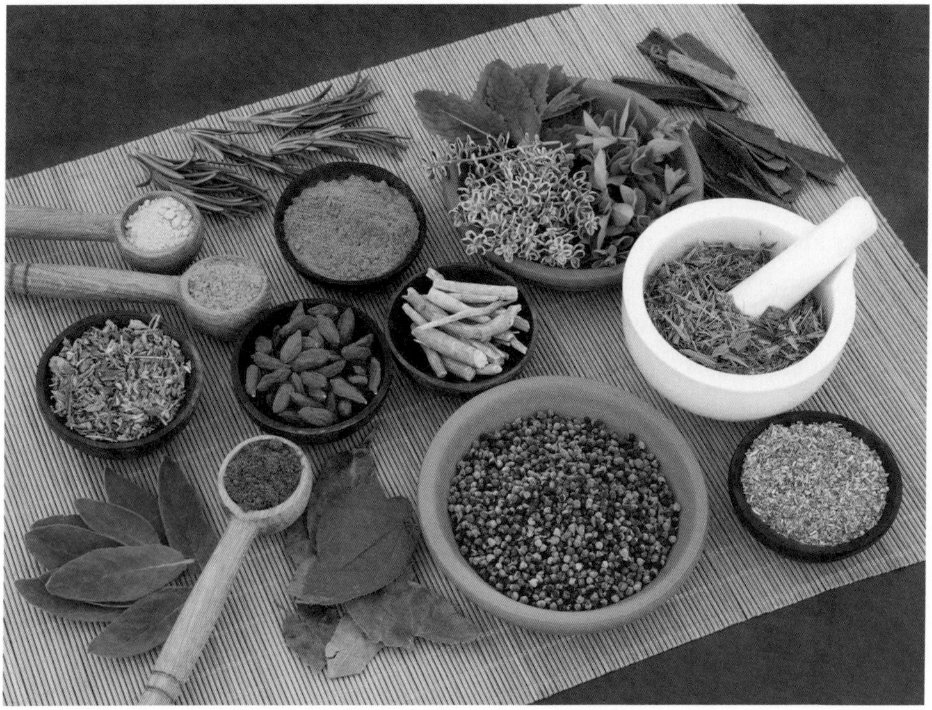

ESTRUCTURA FÍSICA

	V	P	K
Tamaño al nacer	☐ Pequeño	☐ Normal	☐ Grande
Estatura	☐ Muy baja o alta (tapón-poste)	☐ Mediana o bajo y rechoncho	☐ Alto y corpulento
Peso	☐ Ligero. Dificultad para engordar	☐ Moderado. Sin problemas para ganar o perder peso	☐ Pesado. Te cuesta perder peso
Esqueleto/ estruct. ósea	☐ Ligera, delicada. Caderas/hombros estrechos	☐ Media	☐ Grande. Hombros amplios caderas anchas
Articulaciones	☐ Salientes, chupadas, nudosas	☐ Normales. Bien proporcionadas	☐ Grandes. Bien formadas y lubricadas
Musculatura	☐ Poco marcada. Tendones prominentes	☐ Mediana. Firme	☐ Llena. Sólida
Guiones	☐ **Total**	☐ **Total**	☐ **Total**
Cruces	☐ **Total**	☐ **Total**	☐ **Total**

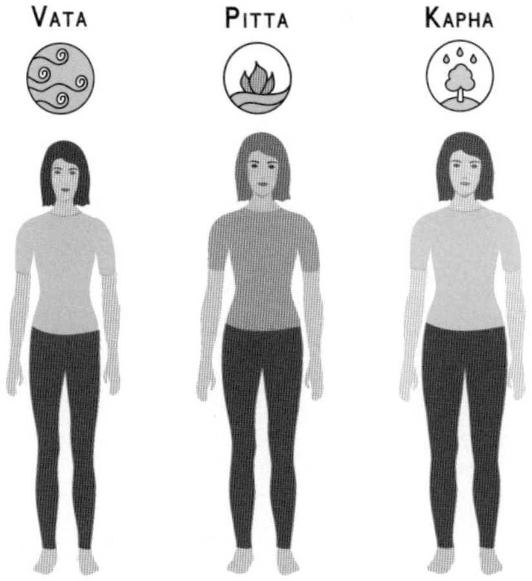

CARACTERES FÍSICOS

	V	P	K
Piel	☐ Fina, seca, oscura. Fría	☐ Clara, suave, lustrosa, cálida. Pecas. Muchos lunares	☐ Gruesa, pálida o Blanquecina, grasa Fría
Pelo	☐ Fino, moreno, Crespo o rizado	☐ Fino, moldeable, rubio o castaño rojizo	☐ Abundante, grueso, ondulado, lustroso. generalmente castaño
Forma de la cara	☐ Alargada, angulosa. A menudo mentón poco desarrollado	☐ En forma de corazón. A menudo mentón muy marcado	☐ Ancho, redondeado, pleno
Cuello	☐ Delgado. Muy largo o muy corto	☐ Proporcionado, mediano	☐ Sólido, como el tronco de un árbol
Nariz	☐ Puede ser ganchuda, pequeña o estrecha	☐ Definida, en punta, de tamaño medio	☐ Ancha, de punta achatada
Ojos – tamaño	☐ Pequeños, estrechos o hundidos	☐ Normales	☐ Grandes, saltones
Ojos – color	☐ Oscuros, marrones o brillantes	☐ Azul claro, gris claro, avellana	☐ Azules o castaño claro
Ojos – brillo	☐ Apagado	☐ Intenso	☐ Atractivos
Dientes	☐ Irregulares, salientes Encías descarnadas	☐ Tamaño mediano amarillentos	☐ Grandes, blancos Encías carnosas
Boca	☐ Pequeña, encías descarnadas	☐ Tamaño mediano	☐ Grande
Labios	☐ Finos, estrechos, tirantes	☐ Normales	☐ Carnosos, gruesos
Guiones	☐ **Total**	☐ **Total**	☐ **Total**
Cruces	☐ **Total**	☐ **Total**	☐ **Total**

FUNCIONES FISIOLÓGICAS

	V	P	K
Sudor	☐ Mínimo	☐ Profuso, sobre todo si hace calor. Denso olor corporal	☐ Moderado, pero presente aún sin hacer ejercicio hacer ejercicio
Preferencias de temperatura	☐ Añora el calor	☐ Le encanta el frío	☐ Le molesta el frío
Sueño	☐ Ligero, irregular	☐ Reparador pero corto	☐ Profundo, dormilón
Deposiciones y eliminaciones	☐ Irregulares, estreñidas. Heces secas y duras	☐ Regulares. Heces blandas	☐ Eliminación lenta, copiosa y pesada
Nivel de actividad	☐ Siempre haciendo muchas cosas, agitado	☐ Moderado	☐ Apático
Resistencia	☐ Agota rápidamente su energía. Necesita luego recuperarse	☐ Controla bien su energía	☐ Mucho aguante
Deseo sexual	☐ Intenso, pasajero. Fantasea	☐ Fuerte, deseos y acciones a la par	☐ Lento, mantiene después la pasión
Fertilidad	☐ Baja	☐ Mediana	☐ Buena
Forma de hablar	☐ Se atropella al hablar	☐ Agudo, claro, preciso	☐ Lenta, quizá trabajosa
Guiones	☐ **Total**	☐ **Total**	☐ **Total**
Cruces	☐ **Total**	☐ **Total**	☐ **Total**

ASPECTOS PSICOLÓGICOS

	V	P	K
Pensamiento	☐ Superficial con muchas ideas. Más pensamientos que hechos	☐ Preciso, lógico. Planea bien y consigue llevar a cabo sus planes	☐ Tranquilo, lento, no se le puede meter prisa. Buen organizador
Memoria	☐ Escasa a largo plazo	☐ Buena, rápida	☐ Buena a largo, plazo, pero le lleva tiempo aprender
Creencias	☐ Las cambia con frecuencia, según su último estado de ánimo	☐ Convicciones extremadamente firmes, capaces de gobernar sus actos	☐ Creencias firmes y profundas que no cambia con facilidad
Tendencias emocionales	☐ Temeroso, ansioso, inseguro	☐ Airado, arbitrario	☐ Codicioso, posesivo
Trabajo	☐ Creativo	☐ Intelectual	☐ Asistencial, servicios
Estilo de vida	☐ Errático	☐ Ocupado, pero aspira a mucho	☐ Constante y regular. Quizá anclado en una rutina
Guiones	☐ **Total**	☐ **Total**	☐ **Total**
Cruces	☐ **Total**	☐ **Total**	☐ **Total**

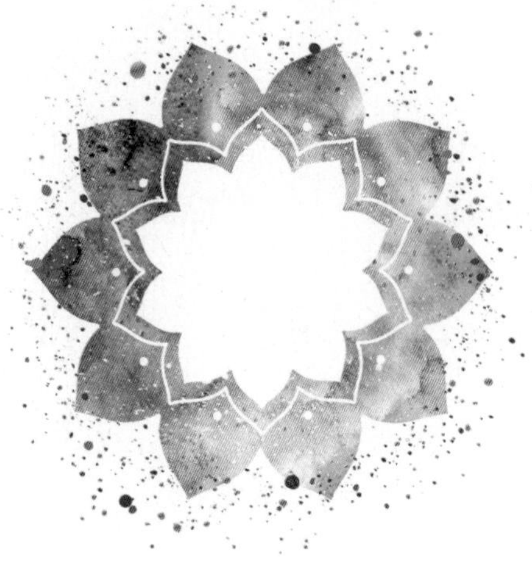

Ayurveda, cuerpo y salud

El cuerpo sano

El Ayurveda afirma que cada uno de nosotros refleja todos los aspectos de la creación. Como si se tratara de un holograma, cada parte contiene potencialmente el conocimiento de la totalidad, de manera que el ser más pequeño está reproducido en la imagen del mayor. El universo es el macrocosmos, en cuyo interior anidan los seres humanos como microcosmos.

Según la filosofía Sankhya, toda la materia, incluidos nuestros cuerpos, está formada por los cinco grandes elementos. La estructura física y las funciones del cuerpo se entienden también en términos de las tres doshas, al igual que los aspectos de nuestros procesos emocionales y mentales.

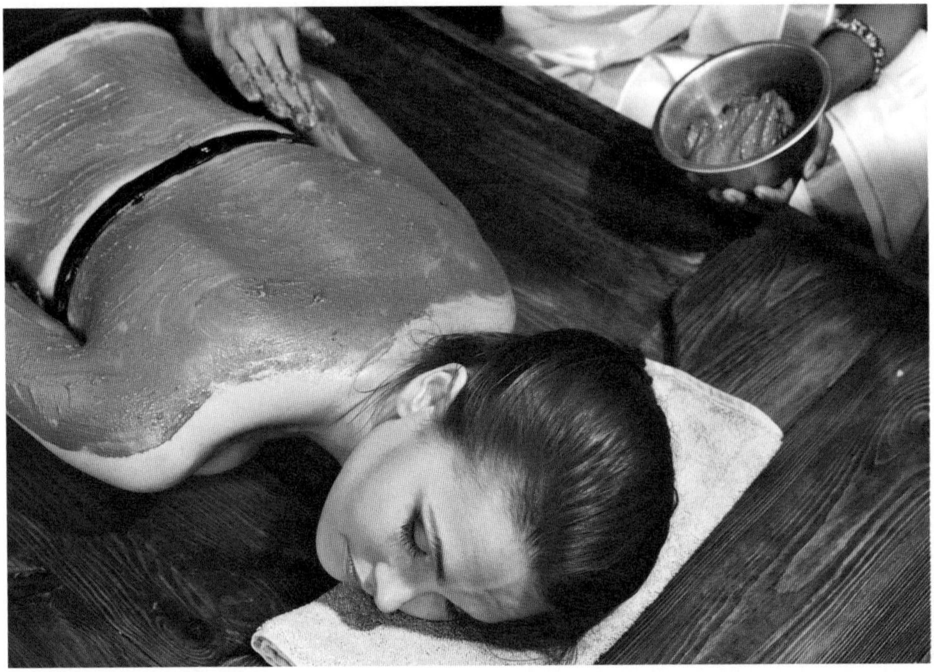

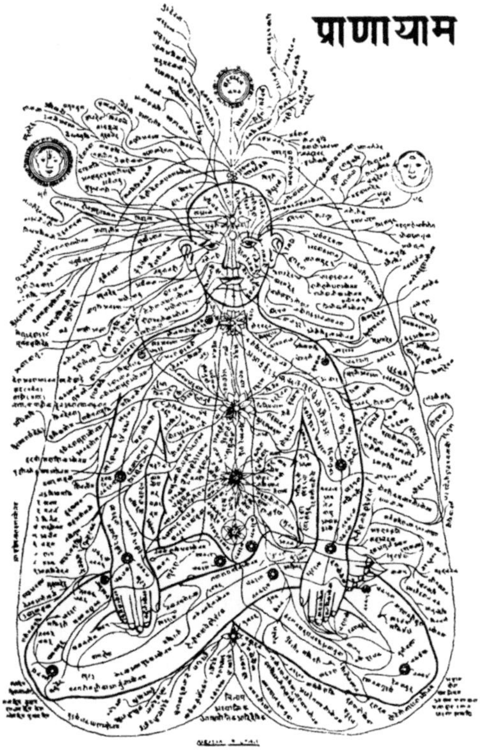

En el cuerpo saludable las doshas trabajan juntamente para producir tejidos fuertes y sanos, así como excelentes capacidades de digestión, asimilación y eliminación. Cuando las doshas están equilibradas, la mente y el cuerpo actúan en armonía, creando estabilidad emocional y buenas facultades mentales.

La clave para emplear el Ayurveda es saber cómo actúan en el cuerpo vata, pitta y kapha, y cómo se ven afectadas por las influencias interiores y exteriores al cuerpo. Entre estas influencias se incluyen el estado de su metabolismo, lo que come y hace a diario, lo que piensa y siente, y el clima y el medio en el que vivimos y trabajamos. Observar y comprender los papeles de vata, pitta y kapha en el cuerpo sano te ayuda a entender de qué manera se implican en la enfermedad y en la mala salud.

El Ayurveda describe ante todo las funciones y secuencias de depuración de los tejidos corporales. Y a continuación explora un sutil sistema de canales de energía, los *nadis*, similar al de los meridianos en la medicina china.

Vata, pitta y kapha en el cuerpo

Al considerar el cuerpo sano debemos fijarnos en dos aspectos principales de las doshas. El primero, y capital, es la singularidad del equilibrio de las doshas en tu cuerpo: tu propia constitución. El segundo, el alcance de las funciones normales de cada dosha y las zonas del cuerpo con las que cada una tiene especial afinidad.

Cuando examines las funciones de vata, pitta y kapha en tu cuerpo, vuelve a mirar la lista de las cualidades dóshicas que hemos presentado antes; te ayudará a ver la forma como está organizado el Ayurveda. Quizá se te planteen algunas paradojas y ambigüedades pero, si mantienes la mente abierta e inquisitiva, obtendrás profundas intuiciones.

En esta fase no te has de dejar llevar por la tentación de sacar conclusiones respecto a tu salud. Para eso necesitarás ahondar mucho más: aprender a pensar desde la perspectiva ayurvédica. Porque, como en cualquier nueva técnica, hay que empezar por los principios generales y no cabe esperar comprenderlo todo de entrada. La habilidad llega con la práctica, lo mismo que ésta hace más certero su juicio sobre cuáles son los factores más importantes para ti y tu cuerpo. Ahora empiezas ya a familiarizarte con tu cuerpo y puedes aprender a relacionar tus sensaciones físicas y tus emociones con las cualidades de las doshas.

Interpretar el propio cuerpo a través de las cualidades requiere poder de observación y experiencia. Y has de integrar esas cualidades en el contexto global de tu espíritu, mente, cuerpo y ambiente. No conviene extraer conclusiones de un factor aislado.

Los elementos en el cuerpo

Vata (aire/éter) está asociada principalmente al movimiento y al espacio en que éste se da.

Pitta (fuego/agua) se relaciona con el metabolismo y sus secreciones.

Kapha (agua/tierra) es responsable de la estructura y solidez del cuerpo.

Éter	Todas las cavidades, como la abdominal
Aire	Movimiento, respiración
Fuego	Enzimas, hormonas
Agua	Tejidos líquidos, como la linfa
Tierra	Tejidos sólidos

A la hora de clasificar partes del cuerpo en VPK parecen darse ambigüedades. No las rechaces, porque son reflejo de los distintos niveles de comprensión del Ayurveda. Los huesos, por ejemplo, pueden referirse al elemento tierra porque dan al cuerpo estructura y apoyo. Pero son también una sede subsidiaria de vata. La razón es que los huesos son porosos y los espacios que hay en ellos se relacionan con el éter, uno de los elementos vata.

Sedes de vata, pitta y kapha

Como aspectos que son de una única energía, las doshas están siempre juntas. Cada una, sin embargo, se asocia a partes concretas del cuerpo, lugares donde su fuerza tiende a predominar. Para empezar, cada dosha tiene una sede o centro propio en una parte del tracto gastrointestinal.

La principal función de esas sedes es regular los pequeños cambios diarios que se producen en la dosha, para que no perturben significativamente el funcionamiento del cuerpo. Los ligeros «excesos» de una dosha se acumulan en su sede, de la que son expulsados por la vía gastrointestinal. Pero una excesiva acumulación de dosha en su sede es también el estadio inicial del proceso de la enfermedad.

Sedes de las doshas

La sede, o centro principal, de cada dosha está localizada en el tracto gastrointestinal.

- **Vata.** El colon es la sede de vata.
- **Kapha.** El estómago y los pulmones son la sede de kapha.
- **Pitta.** El estómago y el intestino delgado son la sede de pitta.

Sedes subsidiarias

Además de su centro principal, cada dosha tiene una afinidad particular por otros subsidiarios que están estrechamente relacionados con sus funciones. Así por ejemplo, un centro subsidiario de vata, responsable de los movimientos del cuerpo, es el sistema nervioso. La vesícula y, consiguientemente, la bilis se relacionan con pitta y la digestión. Una de las funciones de kapha es lubricar, lo que la asocia al líquido sinovial de las articulaciones.

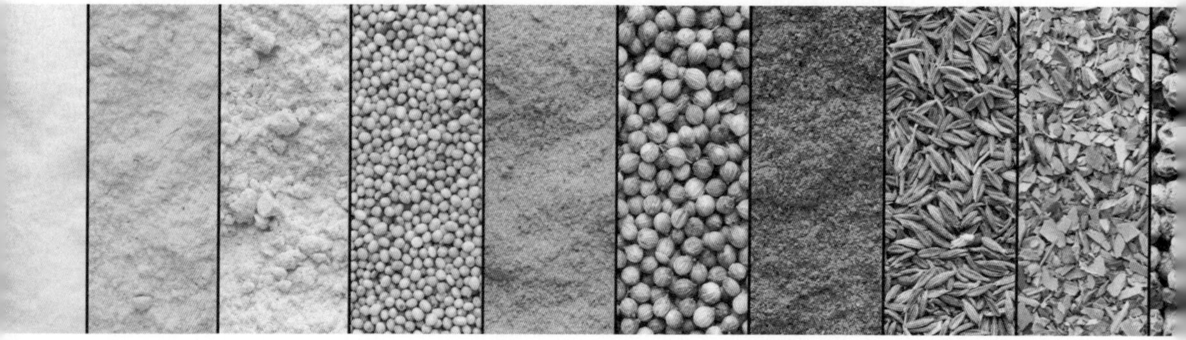

Kapha

- Membranas mucosas
- Plasma y linfa
- Citoplasma (en las células)
- Materia blanca (en el cerebro)
- Articulaciones (membranas y líquido sinoviales)
- Grasa subcutánea
- Boca
- Nariz
- Todas las secreciones (mucosidades, saliva, etc.)

Vata

- Cavidad pélvica
- Región lumbar
- Muslos
- Huesos
- Oídos
- Piel
- Sistema nervioso
- Cavidades (canal auditivo, etc.)

Pitta

- Hígado
- Bazo
- Vesícula biliar
- Sangre
- Sudor
- Ojos
- Glándulas endocrinas (hipófisis, etc.)

Agni

Agni significa literalmente «fuego», y el fuego transforma por completo lo que consume. La idea de «agni» en Ayurveda nos ayuda a compendiar los cambios o acrisolamientos que se producen en el cuerpo y la mente en el sentido de ir de lo más denso a lo más sutil. Dichos cambios incluyen la digestión y absorción de los alimentos en el tracto gastrointestinal y las transformaciones celulares, así como la asimilación de las percepciones sensoriales y de las experiencias menta-

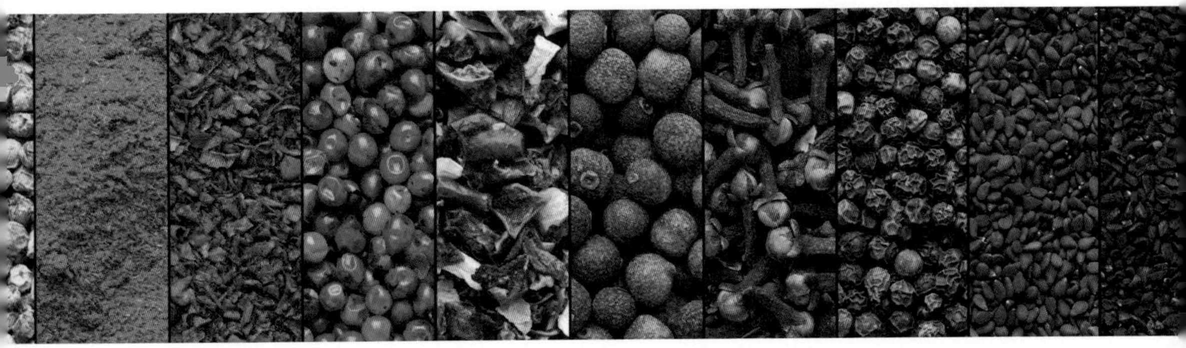

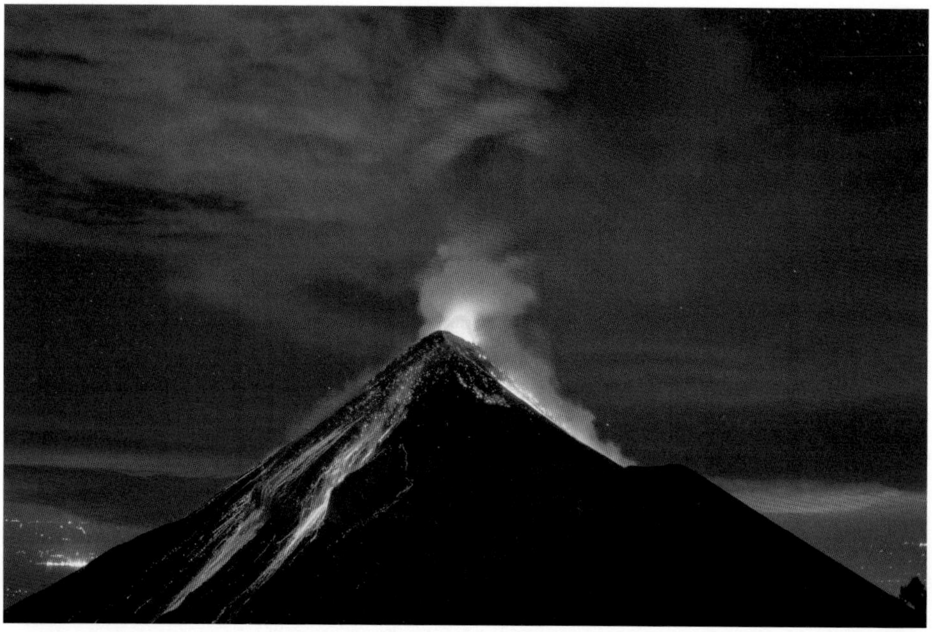

les y emocionales. Por lo mismo, agni abarca todas las secuencias de las interacciones y cambios físicos en el cuerpo y la mente. Tus «capacidades» digestivas, a todos los niveles, tienen que ver con la fuerza de tu agni.

Agni y pitta están estrechamente relacionados. Los dos son calientes y luminosos, cualidades a las que agni suma las de su sutileza y sequedad.

Pitta contiene energía calorífica, que ayuda a la digestión. Esta energía calorífica es agni. La fortaleza del cuerpo para ofrecer resistencia a la enfermedad, igual que su fuerza física, son el fruto de este calor-energía que rige los procesos metabólicos del cuerpo.

Digerir, asimilar

Un agni bien equilibrado es vital para la salud. El Ayurveda considera los trastornos del agni como una de las principales causas de enfermedad. Tendrás que tomar en cuenta tu capacidad de digerir los alimentos cuando decidas cuál es la dieta que más te conviene.

El Ayurveda describe diversos agnis en el cuerpo y la mente, según la conversión o transformación que obran. El principal es el «fuego» gástrico, responsable de digerir los alimentos que tomamos y trocarlos en sustancias que pueda absorber el cuerpo.

Este agni se relaciona con el ácido clorhídrico del estómago y con los enzimas y jugos digestivos segregados en el estómago, el duodeno y el intestino delgado.

Si tu agni digestivo es bajo, tu capacidad de digerir estará mermada: tal vez experimentarás dolores, molestias, pesadez de estómago después de comer, acompañados de gases, ruidos, estreñimiento o deposiciones demasiado blandas.

El progreso digestivo

Digerir bien es de capital importancia para la salud. Para conseguirlo, necesitamos conocer bien cómo funciona tu digestión y comer conforme a tu agni, es decir, de acuerdo con tu capacidad digestiva. La alternativa —indigestión o digestión incompleta— lleva a ama y al desajuste de una o más doshas, lo cual es una causa básica de la enfermedad.

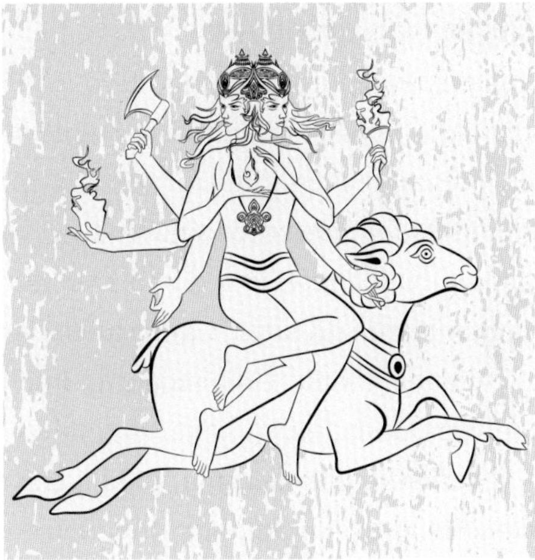

Apenas solemos pensar en nuestros órganos digestivos cuando experimentamos alguna molestia. La digestión es el medio que emplea su cuerpo para «guisar», o transformar, los alimentos y darles una forma que permita su absorción. Si los digiere perfectamente, tu cuerpo los absorberá, asimilará y empleará para construir tejidos sanos y fuertes.

Tu capacidad digestiva guarda relación con la fuerza de tu agni. Una digestión insuficiente provocará una mala absorción y dejará pasar al organismo sustancias no digeridas e incompatibles, que producen ama, canales bloqueados, tejidos de inferior calidad y un desequilibrio de las doshas. Un síntoma de esta absorción deficiente son las melladuras en forma de dientes que a veces se aprecian a los lados de la lengua.

Primera etapa

La digestión se inicia en la boca. Los alimentos estimulan las papilas gustativas y los órganos olfatorios. Estas percepciones, procesadas por el cerebro, influyen sobre la cantidad y clase de los jugos digestivos (agni) que serán segregados en el estómago y en el intestino delgado.

La disgregación de los alimentos comienza con la masticación, en la que se mezclan ya con saliva. Cuanto más deshecho e insalivado esté el bocado, tanto mejor: las partículas son menores, con lo cual se incrementa la superficie total del alimento y la acción de los jugos gástricos resulta más eficaz. Esta primera etapa de la digestión se relaciona con kapha, y al alimento bien masticado se le asocia el sabor dulce.

Tu estómago mezcla los alimentos con los enzimas digestivos y ácido clorhídrico, una sustancia capaz de quemarlos: tal es el «fuego» de la digestión. Aquí comienza la actividad pitta de transformar algo externo en parte de usted mismo. El tiempo que los alimentos permanecen en el estómago depende de cada persona y de la naturaleza y cantidad de lo ingerido.

Digestión dolorosa

Las etapas del proceso digestivo se relacionan con vata, pitta y kapha. Si experimentas dolor o molestias durante la digestión, fíjate en el tiempo que tardan en presentarse esos trastornos. Su aparición al poco tiempo de haber comido, mientras los alimentos siguen en el estómago, nos indicará un desequilibrio de kapha. Si se presentan dos o más horas después de la comida, pueden indicar un problema de pitta. Las flatulencias o molestias más tardías son signos de un trastorno de vata. Pero recuerda que jamás debes tratar de interpretar signos o síntomas aislados.

El melón, por ejemplo, pasa a través del estómago más rápidamente que los cereales, esto quiere decir que, si tomamos cereales y melón en una misma comida, la digestión ambos alimentos será deficiente y, en el mejor de los casos, un poco más complicada.

En los intestinos, la bilis y otros enzimas digestivos continúan el proceso, transformando los alimentos y preparándolos para su absorción. Si ésta es escasa, no obtendrás de lo comido todas las sustancias nutrientes.

Siguientes etapas

En cambio, una dieta sencilla y fácilmente digerible favorece la absorción. La digestión en el estómago y en el intestino delgado se asocia con pitta y con los sabores ácido y salado. Corresponde a la liberación de enzimas y sales biliares. En una fase posterior de la digestión, en el íleon, el sabor que predomina es el picante.

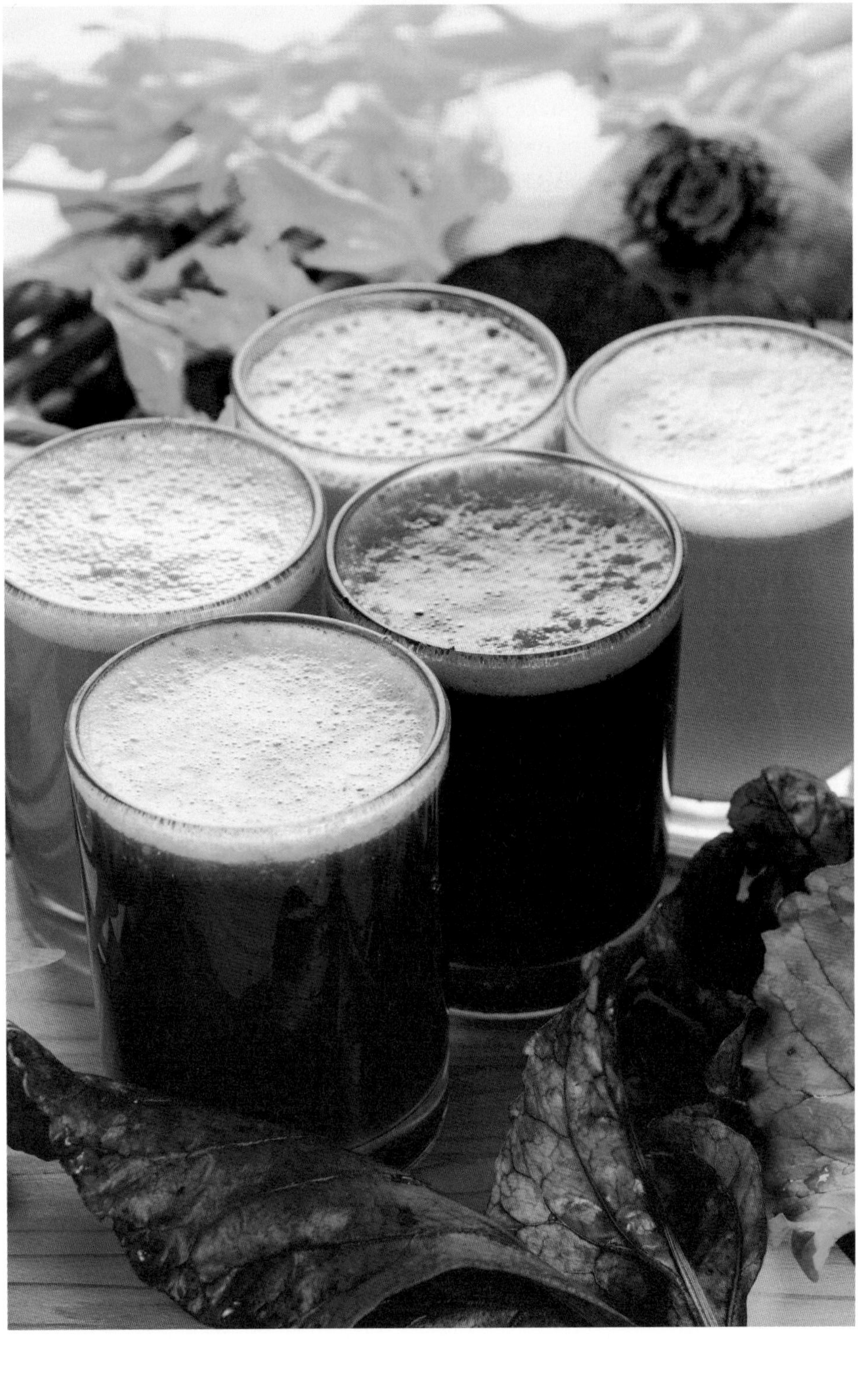

El colon prosigue el proceso de absorción, en concreto de agua , calcio y otros minerales. Según el Ayurveda, el colon absorbe el prana, o fuerza vital, que obtenemos a través de la respiración y los alimentos.

El prana de los alimentos provee al cuerpo de una reserva a largo plazo de esta fuerza vital. Si ingerimos habitualmente alimentos con insuficiente prana —no frescos o demasiado procesados— o si la capacidad de tu colon para absorber el prana es insuficiente (porque se produzcan flatulencias o se bloqueen los canales, por ejemplo), su vitalidad tal vez sea escasa, lo cual puede hacer que te fatigues con facilidad.

Las etapas finales de la digestión se asocian a vata y a los sabores amargo y astringente.

La eliminación regular y completa de las heces es la parte final del proceso digestivo, que prepara al sistema para recibir nuevas aportaciones de nutrientes.

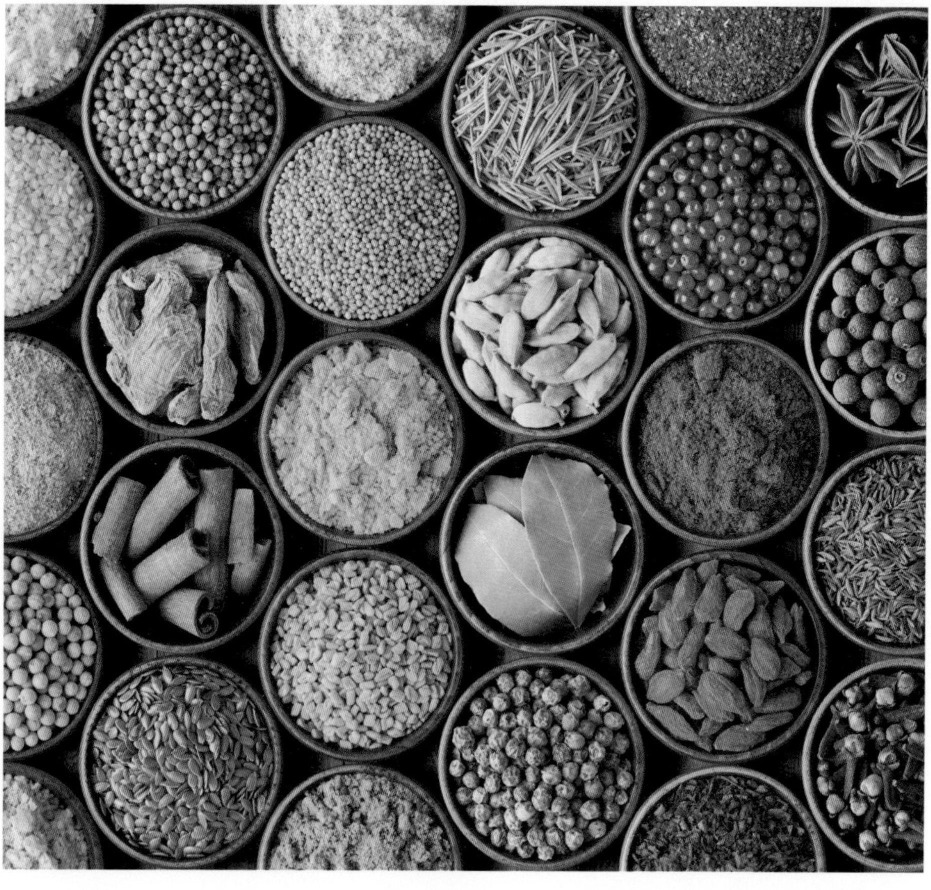

LAS TRES ETAPAS DE LA DIGESTIÓN

Los seis sabores

El Ayurveda describe la digestión de los alimentos en tres etapas, relativas a sus efectos sobre el cuerpo. Éstos son «sabores», o efectos inmediatos; «energéticos», o efectos a medio plazo; y «posdigestivos», o efectos a largo plazo.

La palabra «sabor» tiene en el Ayurveda un sentido amplio, que no se refiere simplemente a las percepciones de la lengua. Según esto, habla de seis sabores: **dulce, ácido, salado, picante, amargo y astringente**.

Estos seis sabores incluyen asimismo los efectos que las sustancias y experiencias tienen dentro del cuerpo y se relacionan con los cinco grandes elementos (cada sabor es una combinación de dos elementos). Los sabores aumentan o reducen las doshas, la digestión y los tejidos corporales. El sabor dulce (tierra/agua), por ejemplo, incrementa kapha, retarda la digestión y aumenta el peso. Tal vez esta manera de considerar los alimentos y la digestión te resulte un poco difícil de comprender al principio, pero, a medida en que profundices en el Ayurveda, verás las relaciones que se dan entre los aspectos sutiles de una y otros, a través de los elementos, doshas y sabores, con su bienestar físico, mental y emocional.

El efecto inmediato de introducir alimentos o bebidas en tu boca es una estimulación sensorial del gusto en tu lengua. Ahora bien, la percepción del gusto es algo interior a la persona, no algo propio del alimento. Por eso tu percepción se verá afectada por tus preferencias dóshicas y lo que sueles tomar habitualmente, por las necesidades de su cuerpo en materia de sabores y por lo que haya consumido recientemente.

La mayoría de los alimentos combinan dos o más sabores. El café, por ejemplo, es amargo y picante y realza los sabores de otros alimentos.

Alimentos que «calientan» y «enfrían»

El efecto energético del alimento influye sobre el proceso digestivo (y sobre todo el cuerpo), bien sea acelerándolo, o bien retardándolo. Puede decirse que también sutilmente (y no tan sutilmente) «calientan» y «enfrían». Los alimentos que aportan energía calórica son digeribles con mayor facilidad, aumentan pitta en general, y sosiegan o reducen kapha y vatta. Los alimentos con efectos enfriantes provocan digestiones más lentas y pesadas, tienden a disminuir pitta e incrementan kapha y vatta. En principio, los alimentos ácidos, salados y picantes aportan calor y, si no se toman en exceso, favorecen la digestión. Los

RELACIÓN DE LOS SABORES CON LOS ELEMENTOS

Sabor	Grandes elementos	Efecto sobre la dosha			Energético	Posdigestivo
		Vata	Kapha	Pitta		
Dulce	Tierra y agua	S	A	S	E	Dulce
Ácido	Fuego y tierra	S	A	A	C	Ácido
Salado	Agua y fuego	S	A	A	C	Dulce
Picante	Fuego y aire	A	S	A	C	Picante
Amargo	Aire y éter	A	S	S	E	Picante
Astringente	Aire y tierra	A	S	S	E	Picante

S = sosiega. A= aumenta. E= enfría. C = calienta.

dulces, amargos y astringentes enfrían y retardan la digestión. Hay excepciones: la miel, por ejemplo, que es dulce pero aporta calor.

Los efectos «posdigestivos» (EPD) son aquellos que las sustancias causan en el cuerpo a largo plazo. Pueden ser anabólicos (que aumentan los tejidos y, por lo tanto, el peso) o catabólicos (que destruyen o reducen tejidos).

Se distinguen tres categorías —dulce, ácido y picante—, que se refieren a los efectos sobre el cuerpo, no a sus sabores para la lengua. Los alimentos con sabores dulce y salado tienen un EPD dulce, que aumenta los tejidos. Los de sabor ácido tienen un EPD también ácido; mientras que los picantes, amargos y astringentes tienen un posdigestivo picante. Los EPD picante y ácido reducen o secan los tejidos corporales.

Acciones especiales

Algunas sustancias, principalmente plantas medicinales y principios activos empleados en la medicina ayurvédica, no se acomodan a las reglas expuestas aquí sobre gustos, efectos energéticos y posdigestivos tienen acciones singulares, o *prabhav*, que se conocen por su uso milenario. El detallado conocimiento de estas *prabhav* da una gran versatilidad a la farmacopea herbolaria ayurvédica.

ACCIONES DE LOS SEIS SABORES

El texto sánscrito *Astanga Hrdayam* describe las características de los seis sabores y los problemas que podrían venir de un excesivo consumo habitual de alimentos de un sabor concreto.

Sabor ácido

Aumenta pitta y kapha • Estimula agni • Bueno para el corazón y la digestión • Activa la energía vata en la cavidad pélvica con un empuje hacia abajo que favorece la eliminación • Da dentera, aumenta la salivación • En exceso puede provocar flojera o flaccidez, pérdida de fuerza, mareos, picores, irritación, una palidez amarillenta, lesiones tipo herpes, hinchazones, sed, fiebre y enfermedades debidas al exceso de pitta o kapha.

Sabor dulce

Mitiga pitta y vata • Fortalece los tejidos • Valioso para las personas de edad, heridas, demacradas y niños • Gusta a todos y a menudo se fija en la boca y da sensaciones de placer, satisfacción y bienestar • Es bueno para la tez, los cabellos, sentidos y ajas • Aumenta la secreción láctea de los pechos • Une partes rotas, como los huesos • Prolonga la vida y favorece las actividades vitales • Su exceso puede producir enfermedades debidas a la grasa y al exceso de kapha: por ejemplo, obesidad, dispepsia, inconsciencia, diabetes, hipertrofia de las glándulas del cuello o tumores malignos.

Sabor salado

Aumenta pitta y kapha • Despeja las obstrucciones de canales y poros • Aumenta la actividad digestiva y la salivación • Lubrica y produce sudor • Penetra los tejidos • Mejora el gusto • Su exceso puede causar calvicie, canas, arrugas, sed, trastornos de la piel y de la sangre, lesiones tipo herpes, disminución de la resistencia corporal.

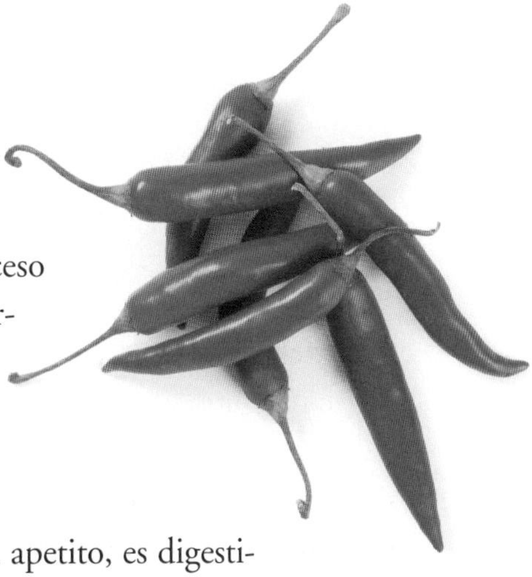

Sabor picante

Aumenta vata y pitta, mitiga kapha • Aumenta el apetito, es digestivo y mejora el gusto • Causa irritación, produce secreciones de los ojos, nariz y boca, y deja una sensación de ardor en la boca • Son alimentos picantes, por ejemplo, la cebolla, el ajo, la guindilla • Secan la humedad de los alimentos • Disgregan masas duras, dilatan los canales • Su exceso puede causar sed, reducción y debilitación de los tejidos reproductores, desmayos, calambres, temblores, dolor de cintura y espalda, y otros trastornos debidos a demasiadas vata o pitta.

Sabor amargo

Mitiga pitta y kapha • No gusta por sí mismo • Seca la humedad y la grasa, los músculos, las heces, la orina • Limpia la boca, destruye la percepción del gusto • Se da en hierbas y especias como las semillas de hinojo • Se dice que cura la anorexia; que elimina lombrices, bacterias, parásitos, la sed, así como enfermedades cutáneas, desmayos, fiebre, náuseas, sensaciones de ardor • Tomado en demasía, aumenta vata y provoca las enfermedades que vienen de ello y el adelgazamiento de los tejidos.

Sabor astringente

Aumenta vata • Mitiga los excesos de P y K • Depura la sangre • Cura ulceraciones • Seca la humedad y la grasa • Absorbe agua, provocando estreñimiento y sequedad • Entorpece la digestión de los alimentos indigestos • Disminuye la percepción del gusto y provoca una sensación de ahogo • Son astringentes los plátanos verdes, las granadas, los garbanzos • Su exceso puede provocar estancamiento de alimentos no digeridos, flatulencias, dolor en la región cardiaca, delgadez, disminución de la virilidad, obstrucción de los canales y estreñimiento.

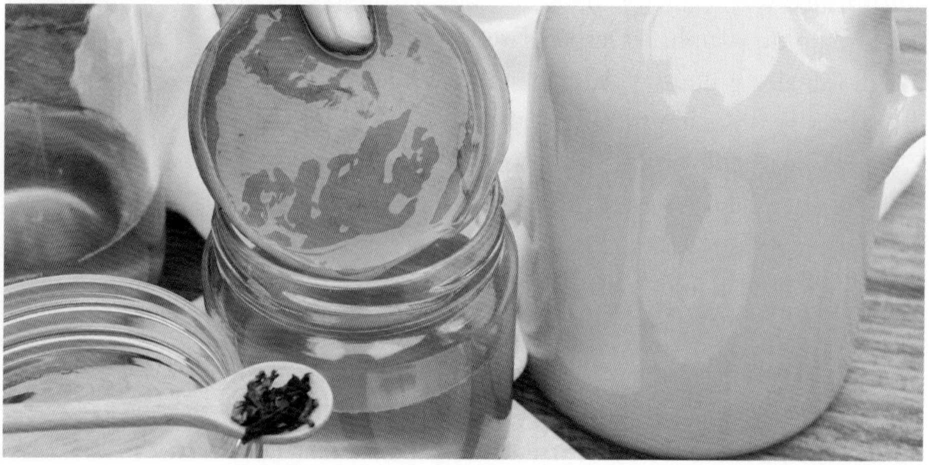

LOS SIETE TEJIDOS

Los tejidos forman la estructura del cuerpo. El Ayurveda los clasifica según la forma como se producen, en una serie de transformaciones y perfeccionamientos dentro del cuerpo. Hay siete tipos de tejidos, con «subproductos» primarios y secundarios. Son, en síntesis: plasma y linfa; sangre; músculo; grasa; hueso; médula ósea y tejido nervioso; y tejido reproductor.

Estos términos no son del todo precisos, puesto que no corresponden con exactitud al original sánscrito: la «sangre», por ejemplo, incluye los vasos sanguíneos y todos los tejidos conectados con el sistema circulatorio.

Lo que hemos denominado «subproductos» son tejidos o sustancias que el cuerpo usa o que expulsa una vez han servido para su propósito. Para determinar la salud de cada tipo de tejido hay que tener en cuenta la cantidad y calidad de esos subproductos, puesto que nos informan acerca de los tejidos y las doshas.

Un flujo menstrual habitualmente escaso, por ejemplo, indicará al sanador ayurvédico que el primer tipo de tejido (plasma y linfa) puede estar afectado por un exceso de vata. Cada tipo de tejido tiene su propio agni, que nivela los enzimas y otras secreciones necesarios para crear el tejido.

Transformación de los tejidos

Para explicar la forma como se producen los tejidos, cabe recurrir a la analogía de concebir siete industrias complementarias), cada una de las cuales produce uno de los tipos de tejido y las «materias primas» que elaborará la siguiente. Así, el producto de la séptima industria será el más refinado, pues sus materias primas han pasado ya por una serie de procesos: hasta poder elaborar su producto, transcurren muchos días desde que la primera recibió sus materiales. Cada industria depende, pues, de las anteriores. Y si una de ellas no produce bien, en cantidad o en calidad, este hecho afectará a todas las siguientes. En concreto, las últimas se verán afectadas tanto si las anteriores han producido en cantidad insuficiente, como si los canales están bloqueados por una sobreproducción. Estamos pues ante un sistema que, para funcionar bien, requiere cooperación y equilibrio.

A partir de los resultados de la digestión de los alimentos, la primera «industria» produce plasma y tejido linfático, más los materiales necesarios para que la segunda forme tejidos sanguíneos. La séptima formará tejidos reproductores y «ojas» en bruto.

Ojas

Los textos antiguos dicen que hay ocho gotas de «ojas» en el corazón: una sustancia sutil, en límite entre lo mental y lo corpóreo, que mantiene la vida y está relacionada con la inmunidad. En Occidente se desconoce este concepto: oja significa vitalidad o fortaleza corporal. La enfermedad viene de la escasa producción de ojas, que el *Charaka Samhita* atribuye a excesivo ejercicio, ayuno, pérdida de sangre y de semen, ansiedad, miedo, congoja, heridas, etc.

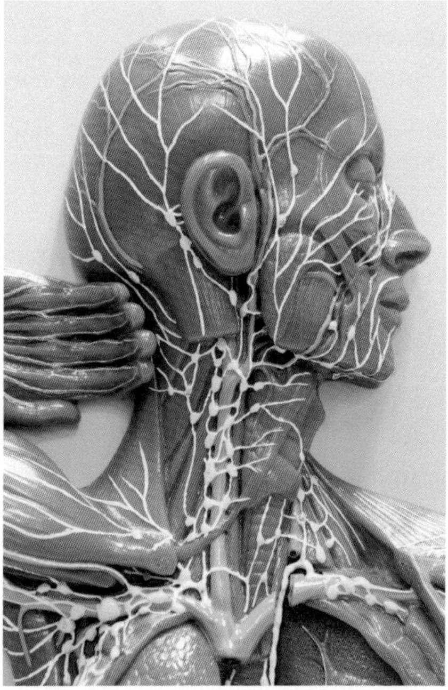

El exceso de actividad sexual reduce las ojas en ambos sexos. Y la disminución de éstas debilita la inmunidad del cuerpo. Vuelve a la persona temerosa, demacrada, provoca desórdenes en los órganos de los sentidos y perturba las capacidades mentales.

Canales

En el cuerpo, y entrando y saliendo de él, hay un constante flujo de nutrientes, tejidos y sustancias de desecho. El Ayurveda describe muchos canales circulatorios, desde los mayores (como el tracto gastrointestinal) a los más pequeños (capilares) y los más sutiles, como rutas bioquímicas , estímulos nerviosos, nadis (o meridianos) y doshas.

En la salud, estos canales son plenamente funcionales y permiten el flujo adecuado a todos los niveles. La supresión habitual de los deseos naturales perjudica el estado de los canales y puede provocar cambios en el flujo que corre por ellos (estreñimiento, por ejemplo), obstrucciones o desviaciones.

El Ayurveda distingue 13 canales principales en el cuerpo, relacionados con el consumo de aire, líquidos y alimentos: con sus cambios metabólicos de éstos para pasar los tejidos y para eliminarlos del cuerpo. Las principales partes de esos canales de introducción y eliminación se indican en la tabla.

Los órganos del cuerpo se relacionan con los canales y con los siete tipos de tejido de que están formados. El Ayurveda pone énfasis en las funciones

TIPOS DE CANAL

Canales de entrada de nutrientes

Canal de prana	Sistema respiratorio
Canal de agua	Paladar, páncreas, riñones
Canal de alimentos	Del esófago al intestino grueso

Canales de nutrición de los tejidos

Un canal para cada uno de los 7 tipos de tejido

Canales de eliminación

Canal urinario	Riñones y vejiga
Canal de las heces	Colon y recto
Canal del sudor	Grasa y folículos pilosos

La mente se considera también un canal que penetra todas las partes del cuerpo.

del tipo tisular como un todo. Por eso un órgano pueda estar relacionado con más de un canal.

DESECHOS

El cuerpo expele tres productos de desecho: orina, sudor y heces. Estas sustancias tienen también importantes funciones fisiológicas como parte de un sistema sano y bien equilibrado. La orina ayuda a mantener el equilibrio hídrico, el sudor conserva la piel húmeda y flexible, y las heces prestan apoyo al colon y al cuerpo.

El estado de los productos de desecho puede indicar desequilibrios dóshicos o problemas digestivos. Las heces sanas deben ser: bien formadas; blandas pero no pegajosas; en forma de plátano; capaces de flotar (que se hundan es indicio de ama); libres de alimentos no digeridos (su presencia denota un agni bajo); ni demasiado oscuras (indicio de un desequilibrio de vata) ni muy amarillentas (señal, tal vez, de un trastorno de pitta); no han de contener mucosidad (que sugiere un problema de kapha); y su olor no ha de ser muy desagradable (el mal olor revela también ama).

RELACIÓN DE ALGUNOS ÓRGANOS CON LOS CANALES

ÓRGANO	CANAL
Vejiga	Urinario
Cerebro	Nervioso, pero con diferentes partes conectadas a los canales que estimulan o controlan
Mamas	Linfático (la leche es un subproducto de la producción de tejido linfático)
Vesícula biliar	Sangre (almacena bilis, un producto de desecho de la producción de tejido sanguíneo)
Genitales	Reproductor
Corazón	Linfa, sangre, prana, y el canal de la mente en cuanto considerada por algunos como sede de la conciencia
Riñones	Agua, grasa, orina
Intestino grueso	Prana, heces
Hígado	Sangre
Pulmones	Prana
Páncreas	Agua
Intestino delgado	Alimentos
Bazo	Sangre
Estómago	Alimentos

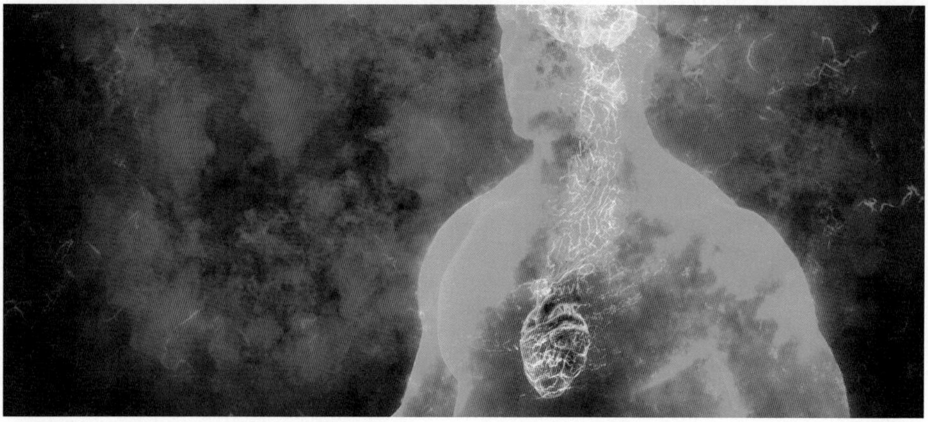

SALUD Y ENFERMEDAD

El proceso de la enfermedad

¿Qué entiende el Ayurveda por buena salud? Tus tres doshas están equilibradas y de acuerdo con su particular constitución; tienes un agni compensado, es decir, que tus capacidades de metabolismo y de digestión son buenas; tus siete tipos de tejidos gozan de completa funcionalidad; eliminas adecuadamente las tres clases de desechos; tienes percepciones claras, una mente serena y un espíritu satisfecho. Puesto que todos los aspectos de tu ser son interdependientes, los problemas en una zona pueden repercutir en cualquier otra.

- Ninguna de las diferentes clases de enfermedades es ajena a las *doshas.*
- Incluso en las que derivan de anormalidades de los *dhatus* (tejidos) están implicadas las *doshas.* (*Astanga Hrdayam*)

En nuestra vida dinámica no podemos aislarnos de las experiencias. Todo en la vida diaria —desde los alimentos que comemos al color de las ropas que llevamos, pasando por nuestro trabajo, las personas que conocemos y la naturaleza de nuestras relaciones con ellas, nuestras actitudes y emociones, las estaciones y la hora del día— tiene cualidades clasificables como vata, pitta y kapha. Y tanto si les prestamos atención, como si no, estas cualidades influirán en nuestras doshas.

Si la influencia es mínima y tienes equilibradas tus doshas, no es probable que notes ninguna variación en su salud, porque tu cuerpo, por intermedio de las sedes de sus doshas, se acomodará de forma natural a esos pequeños cambios.

Los problemas comienzan cuando la capacidad de tu cuerpo se ve rebasada para hacer frente a un exceso de cualidades, o cuando tu mente no acepta experiencias o cuando necesitas más tiempo para acomodarte a los cambios. Llegado a este punto, tienes que hacer algo para restaurar la armonía natural de tu ser.

Hay una gran lógica en esta forma de entender el Ayurveda el proceso de la enfermedad. Las doshas son energía. Se requieren las cantidades justas de la clase de energía adecuada y en el momento oportuno para producir los resultados correctos. Una energía excesiva o insuficiente, de un tipo inadecuado, aplicada inoportunamente o donde no corresponde, dañará el sistema.

Doshas en equilibrio

En general, una dieta y un estilo de vida que no correspondan a tu constitución harán que tus niveles dóshicos varíen lentamente. Los traumas, sin embargo

—la pérdida de un ser querido, un accidente, un cambio de vida repentino, una intervención quirúrgica o una agresión grave—, pueden determinar una variación espectacular de esos niveles. Y el efecto del cambio dependerá de tus doshas, de tu mente y de tu cuerpo.

El equilibrio dóshico puede alterarse por una merma de agni y por la producción y/o acumulación de toxinas en el cuerpo. Conocer las cualidades de diferentes signos en la mente y el cuerpo te ayudará a conocer las descompensaciones dóshicas que experimentes, pero primero tendrás que saber cuál es tu equilibrio constitucional, que es el horizonte de referencia para evaluar cualquier cambio.

Cada dosha aumenta, de forma natural, durante la estación con cualidades afines. En ella deberías poner especial cuidado para mantener sosegada tu dosha predominante. Has de tener en cuenta, además, que los desequilibrios dóshicos se producen con mayor facilidad en los periodos de cambio estacional.

Cuando hay desequilibrio dóshico

Tienes una distribución de doshas —tu constitución— que te distingue de cualquier otro, determinada cuando fuiste concebido. Cuando, en el curso de la vida, la distribución de tus doshas difiere de la que tienes por constitución, tus doshas están desequilibradas. Tenemos en Occidente muchas palabras para describir el desequilibrio: descompensación, exceso, defecto, trastorno, alteración, irritación, etc. Los cambios en los estados dóshicos siempre son relativos y hay que considerar todas las circunstancias. Los alimentos calientes (por ejemplo, con muchas especias) aumentan pitta y disminuyen vata y kapha, pero tu dosha pitta sólo se descompensa cuando los tomas en cantidad excesiva para ti. Y hay que tener en cuenta que el mismo tipo de alimentos puede servirte para moderar una dosha kapha irritada o mantener tu equilibrio, si posees una constitución vata.

Todas tus experiencias tienen cualidades que se relacionan con las de vata, pitta y/o kapha. Una dosha aumenta con las experiencias de cualidades afines, y disminuye con las que las tienen opuestas; es decir, que algo con cualidades opuestas puede «sosegar» una dosha irritada.

Esto nos permite inferir el mecanismo de descompensación de las doshas de la persona: se produce cuando ésta experimenta demasiadas cualidades de una dosha concreta, sin recibir en cantidad suficiente las cualidades opuestas para sosegar o reducir el exceso de energía dóshica.

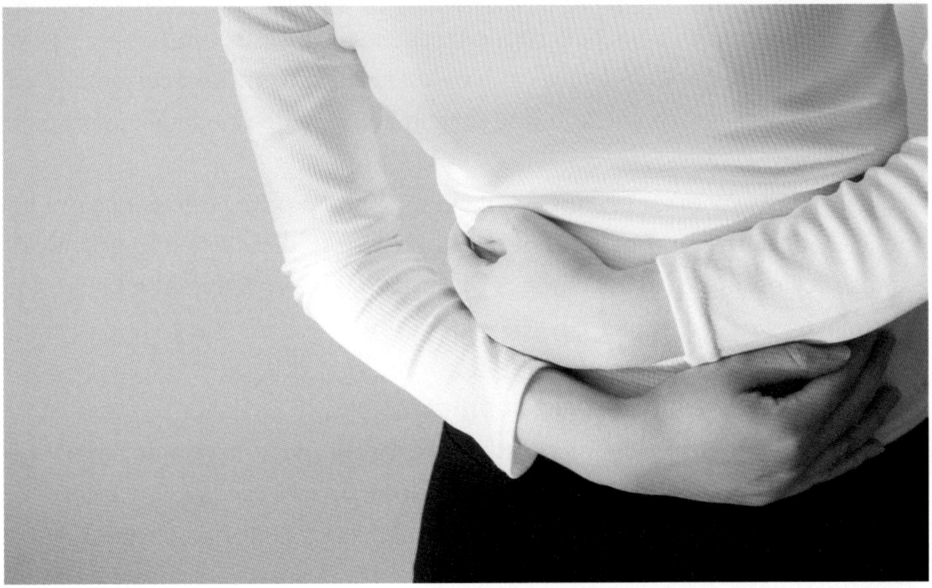

Incrementos en la dosha predominante

Para la comprensión del Ayurveda es importante destacar que la persona es muy susceptible a los incrementos de la dosha predominante en su constitución. Recuerda que lo semejante atrae a lo semejante.

Si tú tienes, por ejemplo, una constitución pitta, las cualidades pitta destacan en ti y tendrás una inclinación natural hacia todo aquello que tenga cualidades pitta, con lo que la energía de esta dosha en ti no hará sino crecer. Esta tendencia a las cualidades semejantes tal vez te haga psicológicamente difícil incorporar a tu modo de vida cualidades opuestas, aunque quieras reducir su dosha.

Imagina que existen en tu vida cierto número de factores vatagénicos (esto es, generadores de vata), como el hecho de vivir en un clima frío, tener un trabajo que te obliga a viajar mucho, y en especial por avión, horarios irregulares de comidas, o preferencia habitual por alimentos que incrementan vata (ver las tablas de alimentos). Todo esto aumentará su energía vata hasta desequilibrar por exceso su dosha vata... a menos que introduzcas cualidades opuestas.

Factores pittagénicos serían, por ejemplo, comer habitualmente alimentos salados o muy sazonados, vivir en un clima cálido, tener un trabajo con alto nivel de competencia, etc. Y, entre los kaphagénicos, comer mucho —en especial alimentos que aumentan kapha—, no hacer ejercicio, dormir demasiado y tener un trabajo sedentario.

Y si tu enfermedad se debe a una sobrecarga de la misma dosha que predomina en ti, será difícil de remediar. Una dolencia vata en una persona de esa constitución es más rebelde que si se presenta en otra de tipo kapha, porque la propia constitución la refuerza.

Las guindillas, y otros picantes, aumentan la dosha pitta pero reducen vata y kapha. Al decidir si te conviene o no introducir en tu dieta este tipo de alimentos, has de considerar tu constitución, tu estado dóshico habitual y la estación del año.

Valoración de desequilibrio dóshico

Cuando haya determinado su constitución, puede pasar a valorar si tus doshas están equilibradas o no. Un desequilibrio se detecta mediante la lectura de señales y síntomas, en tu mente y en tu cuerpo, indicativos de que la correspondiente energía dóshica es excesiva para ti.

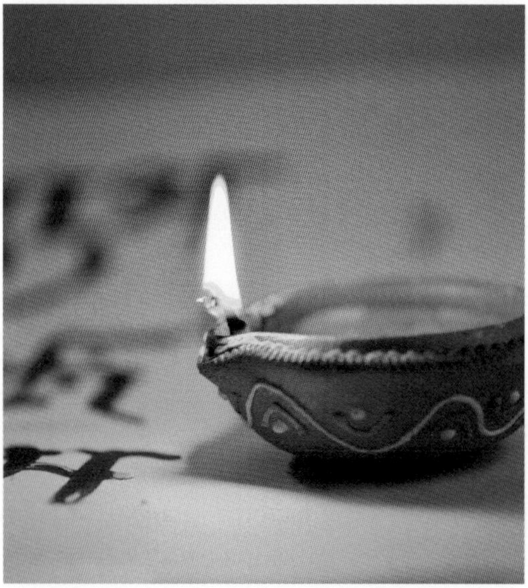

- Si tienes alguna dolencia persistente o crónica, completa esta valoración junto con la «Determinación de dolencias».
- Repite las secciones fisiológica y psicológica de los cuestionarios empleados para determinar la constitución, pero relativos a tu situación presente o reciente. Si los análisis son correctos, las diferencias entre esta valoración y la original te indicarán la eventual existencia de una dosha excesiva.
- Si vienes experimentando molestias digestivas, emociones negativas o trastornos del sueño, anota esas experiencias y luego refiere tus cualidades a VPK.

Estas informaciones te ayudarán a determinar si experimentas algún exceso de vata, pitta o kapha, en cuyo caso deberías revisar tu estilo de vida y tu dieta, para descubrir factores que quizá contribuyan al desequilibrio. Luego toma las medidas para corregirlo y prevenir el desarrollo de la enfermedad.

FACTORES QUE ALTERAN VATA, PITTA Y KAPHA

Lo ideal es saber leer las doshas en el propio cuerpo y llevar una vida que mantenga el equilibrio constitucional. Pero, si surgen circunstancias externas o internas que lo alteran, cuanto antes se restaura, mejor. Veremos algunos medios de «sosegar» las doshas, basados en el principio de que «los opuestos se contrarrestan».

En términos generales, lo que excita una dosha y puede desencadenar el proceso de la enfermedad es un «exceso»: de un alimento, una sustancia, actividad, emoción, etc. Lo «excesivo» para uno puede no serlo para otro, y variar en la persona en diferentes momentos de su vida. Recuerda que tu tolerancia concreta, en un momento dado, depende de tu constitución, del estado actual de sus energías dóshicas, de tu edad y de la estación del año.

Gases intestinales

Los gases indican mala digestión y la formación de ama, e impiden la adecuada absorción en el colon de agua, minerales y prana. Aunque asociados principalmente a un exceso de vata, pueden deberse a una digestión deficiente por trastornos de cualquiera de las doshas. Hay que buscar su causa en la dieta, pero también cabe que provengan de un sueño inadecuado, nerviosismo y estados de shock, preocupación, estrés o ira.

Consejos para prevenir y aliviar los gases

- Sigue una dieta adecuada a tus necesidades dóshicas y a las reglas del comer.
- No tomes alimentos difíciles de digerir o que originen gases en tu digestión.
- No comas entre horas, ni demasiado en ninguna comida, ni cenes muy tarde.
- Deja pasar al menos tres horas entre comidas, para dar tiempo al estómago de realizar su tarea.
- Evita o reduce el sabor dulce. Los postres al final de la comida contribuyen a la fermentación y a la formación de gases.
- Sazona tus alimentos con especias carminativas, que eliminan gases.
- Practica ejercicios de rodillas-tórax y recibe masajes abdominales.

Aumento de vata, pita y kapha

Recuerda el principio de que «lo semejante aumenta lo semejante». En general son los excesos habituales los que agravan las doshas. Pero, si tu dosha está ya descompensada, podrías mostrar una intolerancia absoluta, incluso a pequeñas cantidades de algo con cualidades semejantes a las de su dosha irritada.

Factores que aumentan VPK

VATA

- Exposición al frío
- Abusar de alimentos secos, congelados o en conserva o de sabores amargo, picante o astringente
- Ayunar
- Viajar demasiado
- Ejercicio excesivo o inadecuado
- Uso impropio o abuso de los sentidos
- Excesivo sexo
- Alcohol
- Supresión de las necesidades naturales
- Cirugía abdominal
- Estimulantes y otras drogas
- Dormir poco, trasnochar, trabajar de noche
- No suavizar la piel con aceites
- Frecuentes enemas
- Preocupación, temor, ansiedad, pena..., y reprimirlas
- El otoño y principio del invierno
- Falta de rutina en la vida

PITTA

- Exposición al calor
- Comer demasiadas carnes rojas y alimentos salados, con especias o ácidos
- Indigestión y comidas irregulares
- Hacer ejercicio a mediodía
- Medicamentos, en especial antibióticos
- Excesivo trabajo intelectual, cavilar
- Alcohol
- Fatiga
- Ira, odio, temor al fracaso y reprimirlos
- Verano

KAPHA

- Exposición al frío
- Comer demasiados alimentos, dulces, carnes, grasas, queso, leche, helado, yogur y fritos
- Beber demasiada agua
- Uso excesivo de la sal
- Comer después de saciarse
- Hacer la siesta
- No hacer ejercicio
- Usar poco los sentidos
- Dormir demasiado
- Inactividad
- Sedantes y tranquilizantes
- Dudas, codicia y afán posesivo, falta de compasión y no combatir estas emociones
- Fin de invierno y primavera

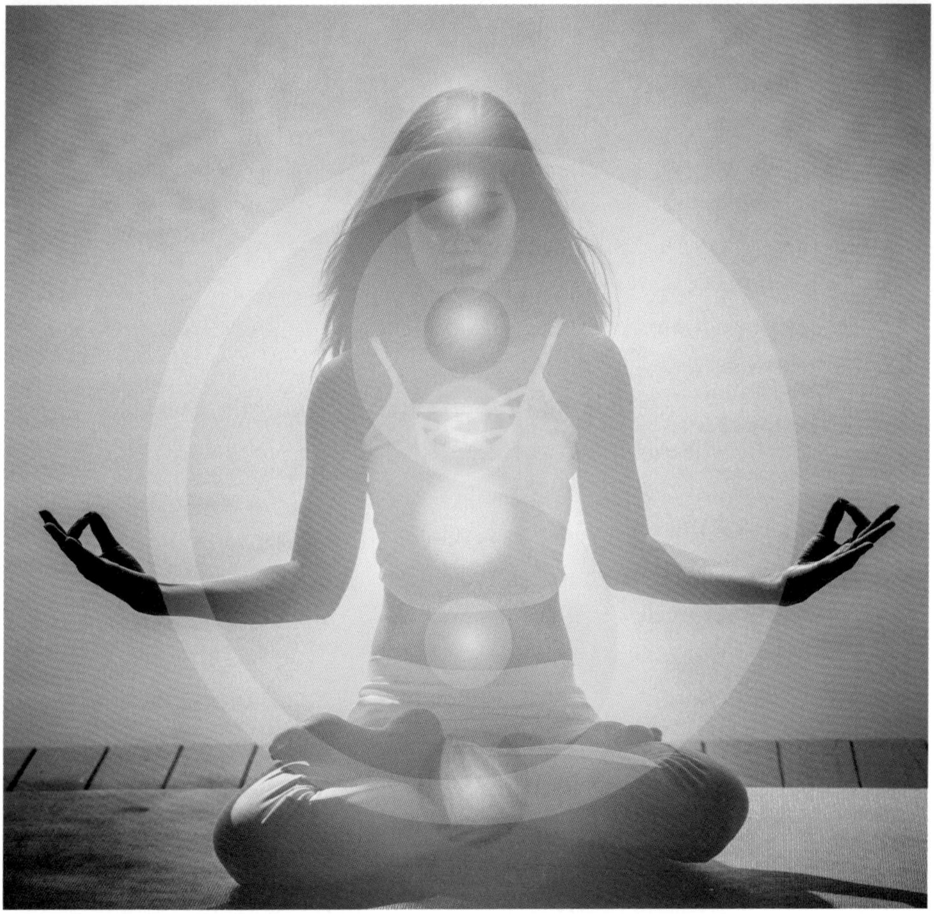

SUPRESIÓN HABITUAL DE DESEOS NATURALES

El *Charaka Samhita* relaciona 13 deseos naturales y los síntomas que pueden derivarse de su supresión habitual. Vata es la dosha que provoca estos deseos, por lo que suprimirlos perturba vata. Los síntomas de este trastorno son todos ejemplos de una vata desequilibrada. Cabría relacionar deseos naturales y vrittis (turbulencias, confusión en la mente), pero no nos alargaremos.

Pueden remediarse adoptando medidas para sosegar vata, o bien permitiendo la satisfacción de esos deseos de un modo que no resulte ofensivo para nadie.

Importante: Esta lista indica las posibles consecuencias de la represión habitual de los deseos naturales citados, pero los síntomas pueden deberse a otras causas. No toda enfermedad cardiaca, por ejemplo, proviene de contener, tras la práctica del ejercicio, la respiración jadeante.

■ **Deseo: micción**

Posibles síntomas: dolor en la vejiga y en la uretra, disuria (dolor o dificultad al orinar), dolor de cabeza, rigidez en la ingle.

■ **Deseo: ventosidades**

Posibles síntomas: retención de heces, orina y gases, flatulencias, dolor, agotamiento y otros trastornos abdominales debidos a un desequilibrio de vata.

■ **Deseo: bostezar**

Posibles síntomas: convulsiones, entumecimientos, temblores.

■ **Deseo: vomitar**

Posibles síntomas: picores, sarpullidos tipo urticaria, anorexia, manchas negruzcas en la cara, hinchazón, anemia, enfermedades de la piel, náusea y erisipelas.

■ **Deseo: defecación**

Posibles síntomas: dolor cólico, jaqueca, retención de gases y heces, calambres en los músculos de la pantorrilla, y flatulencias.

■ **Deseo: eyaculación de semen**

Posibles síntomas: dolor en el pene y en el escroto, molestias en todo el cuerpo, dolor en la región cordial y obstrucción de los conductos urinarios.

■ **Deseo: estornudar**

Posibles síntomas: rigidez en la parte posterior del cuello, jaqueca, parálisis facial, migrañas y debilidad de los órganos sensoriales.

■ **Deseo: hambre**

Posibles síntomas: delgadez extrema, debilidad, cuerpo dolorido, anorexia, mareos, mal aspecto de la piel.

■ **Deseo: jadeos o palpitaciones por el ejercicio**

Posibles síntomas: enfermedades del corazón y desmayos.

■ **Deseo: llanto**

Posibles síntomas: coriza (inflamación catarral de la membrana mucosa nasal), enfermedades oculares y cardiacas, anorexia, mareos.

■ **Deseo: eructar**

Posibles síntomas: Hipo, respiración fatigosa, anorexia, temblores.

■ **Deseo: sed**

Posibles síntomas: Sequedad boca y garganta, sordera, fatiga, depresión, dolor cardiaco.

■ **Deseo: sueño**

Posibles síntomas: Bostezos, cuerpo dolorido, modorra, dolores de cabeza y pesadez en los párpados

FASES DEL CURSO DE LA ENFERMEDAD

Detrás de toda enfermedad hay una descompensación de las doshas, hecho que se da cuando el estado actual de sus doshas difiere del que le corresponde a la persona por su constitución. Según el Ayurveda, hay muchos mecanismos de desequilibrio de las doshas. El cambio o acumulación de dosha puede deberse a una causa primaria o a la suma de efectos de otras causas. A veces la causa puede ser fuerte y repentina (la noticia de la muerte de un ser querido, por ejemplo) y ejercer un impacto inmediato sobre la dosha.

Pero lo más corriente es que sea débil y vaya actuando lentamente con el tiempo. Puede provenir de una fuente externa; por ejemplo de llevar una dieta inadecuada durante muchos años, que va cambiando gradualmente el equilibrio dóshico.

Y también dentro del propio cuerpo: una acumulación de toxinas debida a un metabolismo deficiente bloquearía vata y trastornaría así todas las doshas. Para que esto no ocurra, debe observar y analizar su forma de vida y ver si está acumulando demasiadas cualidades de una dosha concreta, introduciendo luego los cambios necesarios para restaurar el equilibrio dóshico.

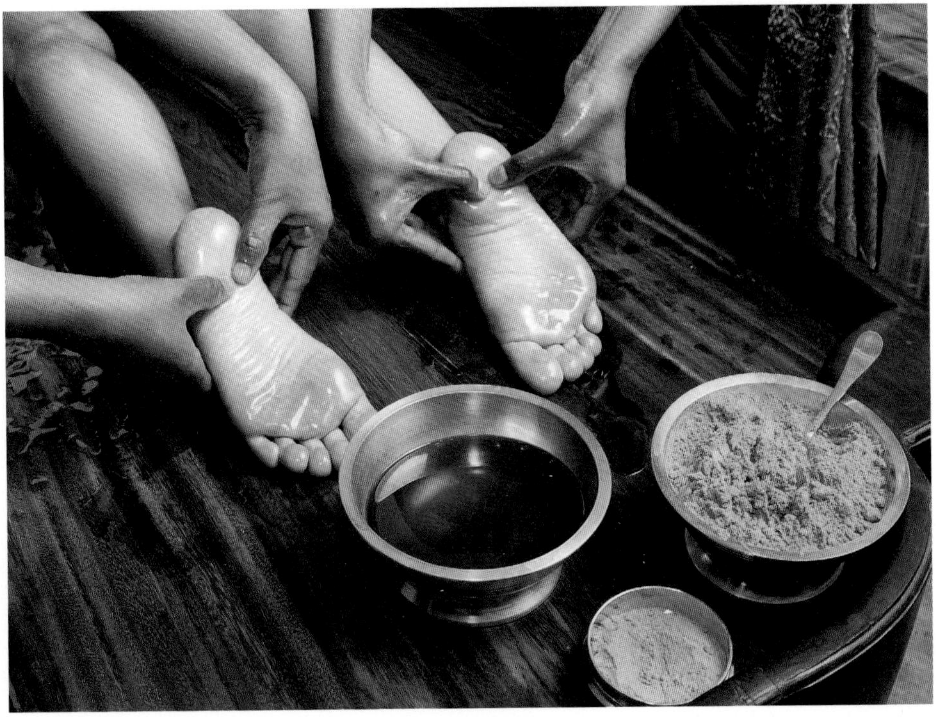

Siempre que logres rebajar el exceso de dosha antes de pasar a la cuarta etapa del proceso de la enfermedad, el cuerpo no sufrirá ningún daño duradero. Lo más fácil es recuperar el equilibrio constitucional antes de que dicho exceso de dosha pase a los tejidos. Puede darse la alteración de una, dos o de las tres doshas a un tiempo. Incluso cuando el problema inicial sea el exceso de una sola de ellas, si no se controla es probable que las otras dos se perturben con el tiempo. Cuando esto ocurra, se habrá desarrollado una enfermedad muy compleja.

Primeras etapas

El Ayurveda describe el curso de la enfermedad en seis etapas. Vamos a ver de momento las tres primeras, luego las restantes.

- **Primera etapa:** acumulación. La primera etapa es el incremento de una dosha. Este incremento se acumula en su sede, pero a un ritmo más rápido que el del cuerpo para expeler el exceso. Los primeros signos del proceso de la enfermedad pueden pasarle inadvertidos, puesto que al principio son sólo molestias que no parecen requerir ningún tratamiento. Muchos de nosotros aceptamos cierto nivel de incomodidad como propio de la vida o de «mis años».
- **Segunda etapa:** movilización. Si la acumulación no se detiene en la primera etapa, el exceso de dosha se ve forzado a dejar su sede en el tracto gastrointestinal. Los síntomas de una dosha desequilibrada se hacen más evidentes.
- **Tercera etapa:** dispersión. En esta fase, la dosha desequilibrada se dispersa por los tejidos. Si existe alguno especialmente débil, se depositará en él. Ahora sí podrás notar un cambio en los síntomas, pero aún te resultará difícil determinar exactamente qué es lo que va mal.

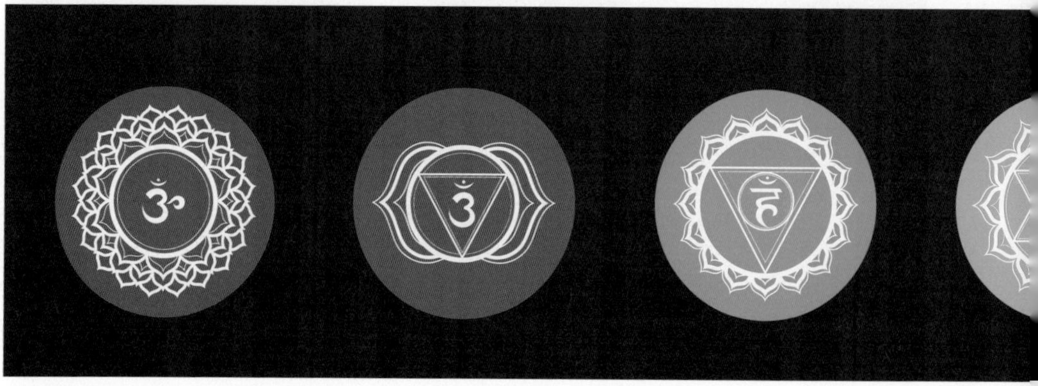

Puntos débiles

La cuarta etapa del proceso patológico se inicia cuando la dosha sobrecargada, al extenderse, encuentra un punto débil en alguno de los tipos de tejido y se instala en él. Se dejan sentir ahora los primeros síntomas de enfermedad y, en Occidente, será en este momento cuando empecemos a decirnos que algo va mal y que no estamos bien de salud.

Mediante el diagnóstico a través del pulso y su profundo conocimiento del cuerpo humano, un médico formado en el Ayurveda puede interpretar estas señales de advertencia, e incluso las previas, y dar indicaciones valiosas acerca de la enfermedad que seguirá si no se pone remedio al exceso de dosha.

Debilidad en los tejidos

La debilidad o defectos en los tejidos obedecen a múltiples causas, clasificables en seis grandes tipos. Los puntos débiles pueden estar localizados en cualquier parte del cuerpo, pero los síntomas sólo se presentan cuando el exceso de dosha se ha instalado en el tejido en cuestión.

- **Puntos débiles hereditarios.** Debilidad tisular asintomática, por la «memoria celular» de las enfermedades de los padres y abuelos.
- **Hechos de una vida anterior.** Para las culturas que aceptan la reencarnación, una debilidad puede arrastrarse desde anteriores vidas. Se incluyen las acciones, actitudes y calidad de esa vida anterior.
- **Emociones reprimidas.** Debilidad orgánica fruto de emociones reprimidas o estancadas.
- **Traumas físicos y psíquicos.** Los tejidos que han padecido algún daño físico pueden conservar una «memoria celular» del trauma. El trauma psíquico puede

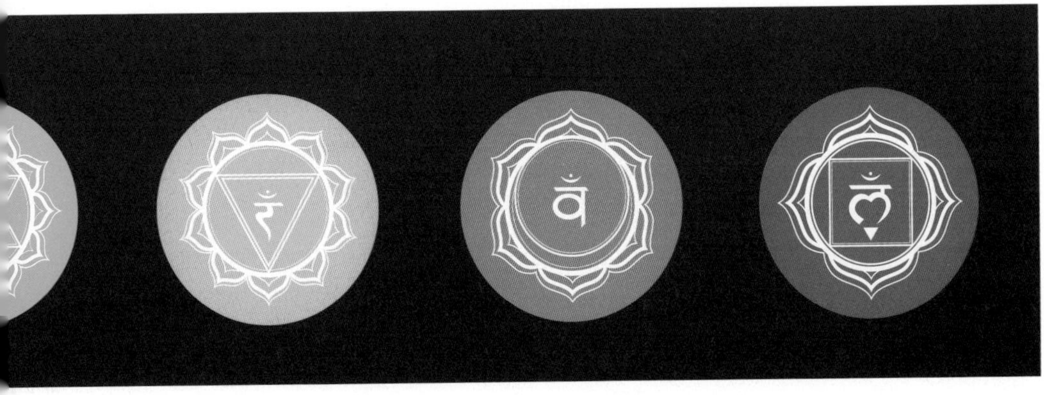

Tabla de signos y síntomas

Los signos de las tres primeras etapas del proceso de la enfermedad se agrupan atendiendo a la dosha que rebasa el nivel correspondiente a tu equilibrio constitucional. Tal vez notes un solo síntoma: todos tenemos distinta constitución, lo que implica que los síntomas difieren uno a otro. Recuerda que no has de considerarlos aisladamente. En ocasiones, la señal de una dosha irritada puede traducirse en la experiencia de emociones negativas.

DOSHA AUMENTADA	**ETAPA DE ACUMULACIÓN**	**ETAPA DE MOVILIZACIÓN**	**ETAPA DE DISPERSIÓN**
EXCESO DE VATA	Estreñimiento Gases intestinales Boca seca Deseo de calor Temor/ansiedad	Gases y estreñimiento Manos y pies fríos Sequedad en el cuerpo	Alivio de la hinchazón Fatiga Desasosiego Preocupación/ miedo/ansiedad
EXCESO DE PITTA	Acidez de estómago Sensaciones de ardor Ira/crítica negativa	Ardor de estómago Indigestión ácida Sensación de ardor en la zona del ombligo Hipercriticismo	Dolor cáustico al evacuar orina/heces Deposiciones amarillentas Digestión dolorosa
EXCESO DE KAPHA	Letargo Inapetencia Pesadez	Náuseas Abotargamiento Modorra Salivación aumentada	Pesadez Hinchazón, edema Abundante mucosidad Vómitos

debilitar los tejidos. Algunas emociones negativas tienen afinidad con determinados órganos.

- **Adicciones.** Las adicciones dañan los tejidos. El alcohol, por ejemplo, ataca los pulmones, las drogas psicotrópicas afectan el cerebro y los excesos sexuales dañan los genitales.
- **Infecciones y enfermedades previas.** Un tejido afectado por una enfermedad se debilita el hígado, el tabaco torna más débil y, por lo tanto, más vulnerable en el futuro.

Últimas etapas del curso de la enfermedad

A la cuarta etapa sólo se llega si existe debilidad en alguno de los tipos de tejido. Si ésta no se da, el exceso de dosha permanece circulando en el cuerpo, pero no causa síntomas adicionales. Una vez alcanzada la quinta etapa, es preciso erradicar la enfermedad mediante un tratamiento. En la sexta etapa, la dosha excesiva debilita el cuerpo y, si no se reduce, se extiende a los otros tejidos.

- **Cuarta etapa:** decantación. El exceso de dosha se localiza en el primer tipo de tejido débil. La dosha se combina con él y lo deteriora, así como sus subproductos y las materias primas que produce. Tal vez forme incluso toxinas. Si el agni del tejido es fuerte, protegerá al tejido de los efectos de la dosha.
- **Quinta etapa:** manifestación. Al principio, los efectos de la dosha sobrante pueden ser menores en la etapa de decantación. Pero la enfermedad se desarrolla como una mala hierba y hay que erradicarla eliminando la descompensación de la dosha.

Los médicos de formación ayurvédica recomendarán tal vez panchakarma y/o hierbas para restaurar el equilibrio dóshico. Pero deberás complementar el tratamiento con cambios en tu dieta o en tu forma de vida para que la enfermedad no recurra.

- **Sexta etapa:** diferenciación. La dosha desequilibrada ha perturbado la integridad del sistema: tenemos ya la enfermedad con sus complicaciones. Ésta, como una planta perenne, puede proyectar las semillas de futuras enfermedades, o aletargarse sólo para crecer de nuevo cuando las condiciones se lo permitan. Incluso después de eliminar el exceso queda en el cuerpo cierta debilidad. Si la dosha no se ha rebajado, y tan sólo han mejorado los síntomas, el sobrante puede trasladarse y fijarse en otros tejidos, de donde saldrán nuevas ramificaciones.

SÍNTOMAS DE PENETRACIÓN EN LOS TEJIDOS

A la hora de considerar tus dolencias desde el punto de vista ayurvédico, procura pensar en las cualidades de los signos y síntomas, y de relacionarlos con vata, pitta y kapha, así como con los tipos de tejido afectados.

Así, por ejemplo, los síntomas que tienen cualidades de una naturaleza predominantemente seca o degenerativa son fruto de una vata descompensada, como lo son también los relativos a la delgadez y a la pérdida o dificultad de movimientos.

Las cualidades de calor e inflamación están conectadas con pitta; también la hemorragia. En cambio, el sobrepeso y otros aumentos de masa corporal o volumen de fluidos, como en los tumores e hinchazones, se relacionan con kapha.

La ayuda del terapeuta

La cosa, sin embargo, no es tan simple, porque las doshas interaccionan además unas con otras. Cuando esto ocurre se requiere la experiencia de un practicante de la terapia ayurvédica. El desequilibrio de kapha, por ejemplo, puede bloquear el libre movimiento de la energía vata; y así, lo que parece como un síntoma obvio de vata, está en realidad provocado por kapha.

La sequedad puede deberse al calor de pitta que seca el cuerpo. En este caso se trataría de rebajar pitta, en vez de vata. Al establecer una valoración de los desequilibrios dóshicos, los terapeutas ayurvédicos pueden trazar la pauta secuencial de los trastornos desde el nivel en que aparecen los síntomas.

Una anormalidad en los movimientos puede surgir de problemas en los tejidos musculares o nerviosos. El experto en Ayurveda está capacitado para observar las interacciones y determinar cuáles son los tejidos alterados por el exceso de doshas y cómo interaccionan éstas.

Naturalmente, el cuadro que presentamos no es completo, pero propone ejemplos de cómo puede manifestarse la descompensación de las doshas en los siete tipos de tejido. Los síntomas no han de ser tomados aisladamente, sino como elementos de un cuadro global.

Los términos que utilizamos en Occidente para describir la enfermedad implican a menudo una o más doshas o tejidos y no clasifican por separado las cualidades. El eczema, por ejemplo, puede ser seco o supurante, y en cada caso es diferente, según la medicina ayurvédica.

ALGUNOS SIGNOS DE LA PENETRACIÓN DE DOSHA EN LOS TEJIDOS

Linfa (Dosha alta)

- **V** = Manos y pies fríos - Deshidratación, piel seca - Ojos hundidos - Entumecimiento, hormigueo en la piel - Aspecto desnutrido - Sentimientos de temor, inseguridad, ansiedad, falta de confianza.
- **P** = Fiebre - Acné, espinillas - Rubores - Gran sensibilidad de los ojos a la luz brillante - Actitud crítica, mal genio.
- **K** = Retención de agua - Indigestión - Inapetencia - Aletargamiento - Resfriados - Congestión bronquial.

Sangre (Dosha alta)

- **V** = Anemia - Vértigos - Pulso anormal - Contracción de los vasos sanguíneos - Eczema seco.
- **P** = Estados inflamatorios - Erupciones - Fiebres - Cardenales espontáneos - Hemorragias nasales - Hematomas subcutáneos - Psoriasis - Dermatitis - Múltiples lunares.
- **K** = Eczema supurante - Colesterol alto - Hipertrofia de hígado /bazo (relacionada con el exceso de grasa).

Músculo (Dosha alta)

- **V** = Atrofia muscular - Tono aumentado - Espasticidad - Pérdida de movimientos – Temblores.
- **P** = Repetidas amigdalitis - Abscesos musculares.
- **K** = Hipertrofia muscular - Tono disminuido, músculos fláccidos - Quistes en los tendones musculares.

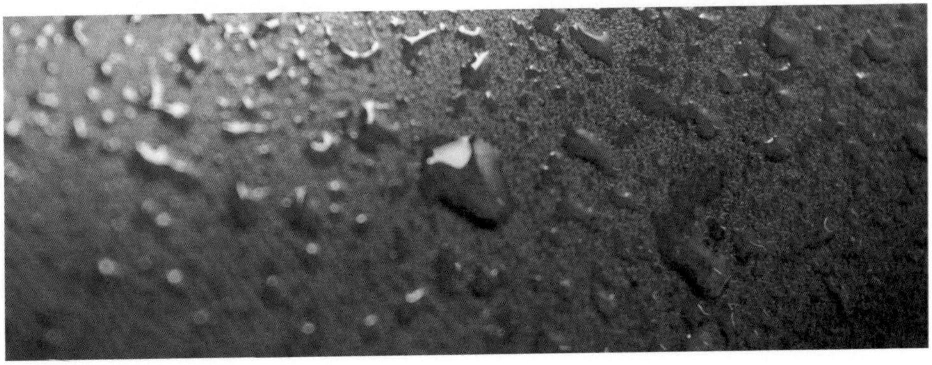

Grasa (Dosha alta)

- **V** = Piel seca - Dolor en la parte inferior de la espalda - Crujir de articulaciones
- **P** = Sudoración profusa - Celulitis - Ardor en manos y pies - Sensación de quemazón en el extremo del pene.
- **K** = Sed excesiva - Colesterol alto - Obesidad - Espeso flujo vaginal blanco.

Huesos (Dosha alta)

- **V** = Caída del cabello - Uñas quebradizas - Deformaciones en las uñas - Dolor de huesos - Artritis degenerativa - Encías descarnadas - Caries dental - Dolor por emociones estancadas.
- P = Artritis inflamatoria - Abscesos óseos.
- K = Tumores óseos.

Nervios (Dosha alta)

- **V** = Vértigos, desmayos - Falta de coordinación - Parálisis - Confusión - Pérdida de memoria.
- **P** = Parálisis - Esclerosis múltiple - Anemia aplástica – Malentendidos.
- **K** = Tumores.

Tejido reproductor (Dosha alta)

- **V** = Debilidad sexual - Baja fertilidad - Eyaculación precoz.
- **P** = Inflamación de los genitales.
- **K** = Hipertrofia de la próstata - Tumores de testículos u ovarios/útero.

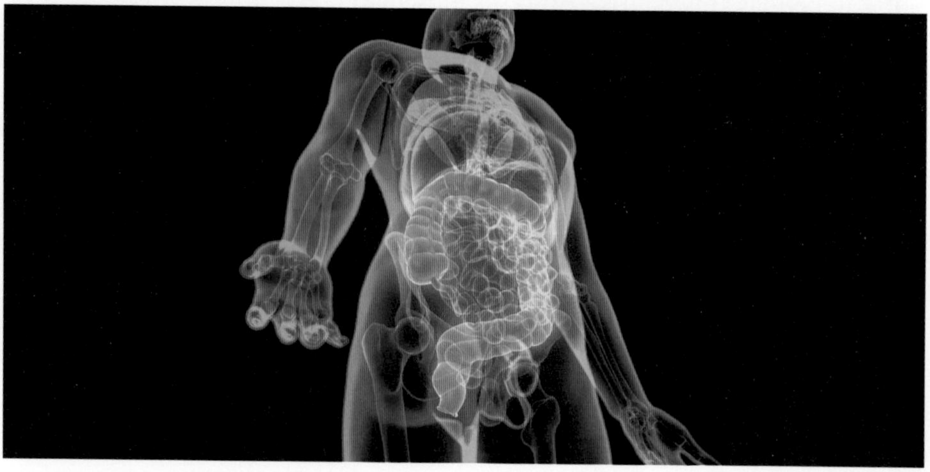

EL DOLOR

Vata está implicada siempre que hay dolor. Y si el flujo de energía de vata no encuentra obstáculos en el cuerpo, no se siente dolor. Este surge al perturbar la dosha vata, o cuando su flujo (la dosha móvil) se bloquea por alguna disfunción de pitta o kapha. El bloqueo puede provenir igualmente de acumulaciones de ama u originarse por la represión de las emociones. Las emociones reprimidas perturban las doshas y en ocasiones son fuente de dolor. Comprenderlas ayuda a liberarlas.

El Ayurveda clasifica el dolor por su efecto obstructor del flujo de vata. La naturaleza del dolor refleja las cualidades de ese efecto. Tendrás que relacionar, por tanto, las cualidades de tu dolor con las de las doshas.

Dolor por exceso de Vata

- **Cualidades.** Irradiante/Migrante/Cambiante. Lancinante/Pulsante. Fluctuante/Vago. Va y viene.
- **Se muestra...** Agravado por el frío, aliviado por el calor. Ataques repetidos. Lo aumentan las actividades vatagénicas. Asociado con el temor, la ansiedad, la inseguridad. Causa insomnio.

Dolor por exceso de Pitta que bloquea Vata

- **Cualidades.** Cáustico/Candente/Tirante/Agudo/Cortante/Penetrante/Sofocante/Intenso/Violento.
- **Se muestra...** Acompañado de inflamación. Puede cursar con fiebre, náuseas, vómitos, diarrea. Aumento de temperatura en la zona dolorida. Agudo. Impide dormir. Es más intenso a mediodía y a medianoche.

Dolor por exceso de Kapha que bloquea Vata

- **Cualidades.** Pesado/Profundo/Sordo/Latente/Punzante/Suave.
- **Se muestra...** A menudo muy duradero, dolor crónico. Impide dormir. Congestiona, por ejemplo, los senos nasales, los pulmones, la linfa.

Dolor por Ama que bloquea Vata

- **Cualidades.** Pesado/Sordo.
- **Se muestra...** Semejante al dolor de kapha, produce abundante sarro en la lengua, mal aliento, sensación de apatía.

TRASTORNOS METABÓLICOS

Un desequilibrio de doshas puede alterar el agni y, consiguientemente, el metabolismo, mermando su capacidad de digerir los alimentos. Si el nivel de agni es bajo, se producen sustancias tóxicas, denominadas ama.

El cuerpo no siempre es capaz de expulsarlas, por lo que el ama se deposita en diversas partes del organismo, bloqueando o interfiriendo en el flujo de las materias densa y sutil a través de los canales del cuerpo.

Esto es así, sobre todo, en el caso del agni de la digestión. El kilo, por ejemplo —la forma que adquiere el alimento para ser absorbido por las paredes intestinales— puede contener sustancias parcialmente digeridas que, aunque se absorben también, no proporcionan los nutrientes necesarios al cuerpo e inhiben el uso de éstos.

Trastornos del agni digestivo. El Ayurveda describe la indigestión atendiendo a la dosha concreta que altera el agni con su exceso. Los síntomas de la mala digestión son reflejo de las de esa dosha descompensada. Y en los tres tipos básicos se produce ama.

Los trastornos de agni y la producción de ama son causas internas de enfermedad. Aquéllos perturban las doshas, lo que a su vez produce más ama (ver recuadro). Y ésta tiene efectos negativos sobre el agni, con lo que se establece un círculo vicioso de causa y efecto. Los principales factores de alteración del agni son:

- desequilibrio dóshico
- comer o beber demasiado
- ayuno prolongado
- comer entre horas
- reprimir las emociones
- ignorar las reglas básicas de la nutrición, y en especial:
    - combinaciones de alimentos erróneas
    - tomar alimentos inadecuados para la propia constitución
    - comer a horas inconvenientes
    - tomar alimentos pesados, congelados, fríos o pasados
- abuso de purgantes o laxantes.

Si los agni de los tejidos son defectuosos, esto dará origen a tejidos y sus subproductos de inferior calidad. Otros inconvenientes serán disminuir la capacidad

Digestión irregular (por exceso de Vata)

■ **Señales.** Digestión errática; a veces lenta, a veces rápida; en ocasiones con distensión, dolores cólicos, gases y gorgoteos intestinales. Alternancia entre estreñimiento y heces blandas, con intervalos ocasionales de un par de días en que todo parece normal.

Digestión rápida (por exceso de Pitta)

■ **Señales.** Puede digerir grandes cantidades de comidas demasiado frecuentes. Pero queda con la garganta, labios y paladar resecos, con sensaciones de calor y ardor. Siempre está hambriento. Reduce los alimentos a cenizas sin obtener los nutrientes de ellos.

Digestión lenta (por exceso de Kapha)

■ **Señales.** Incapaz de digerir hasta las comidas más ligeras. Queda con una sensación de pesadez en el abdomen y la cabeza.

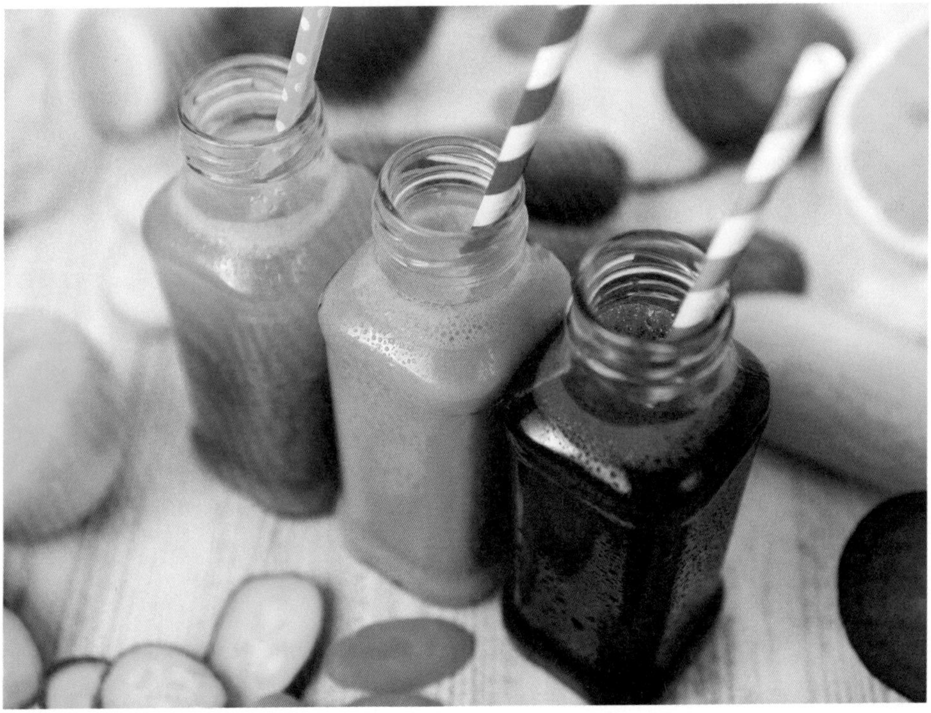

del cuerpo para producir ajas y para proteger los tejidos de los efectos de sobreabundancia de doshas.

¿Qué es el «ama»?

El Ayurveda ve en el ama una importante causa de la enfermedad. Esta palabra sánscrita alude a las toxinas presentes en el cuerpo, ya se trate de venenos externos introducidos en el organismo, ya de otros creados en su interior debido a una insuficiencia de agni, mala combinación de alimentos, inadecuada eliminación de desechos o desequilibrio dóshico. El término«Ama» tiene otros significados literales, como: crudo, no cocinado, inmaduro, indigesto.

Un agni tisular insuficiente dará lugar a la formación de ama durante la producción de los siete tejidos. También se producirá un ama sutil si nuestros procesos mentales fallan o si albergamos emociones reprimidas.

Un depósito blancuzco extendido por toda la lengua indica la existencia de ama por todo el cuerpo. Si cubre el tercio trasero de la lengua, es signo de ama en el colon. Si es de un color pardo, hay también una disfunción de vata. El mal aliento y el olor corporal son otros indicios de la existencia de ama en el cuerpo. Los terapeutas ayurvédicos recomiendan a menudo hierbas para eliminar el ama y compensar el agni.

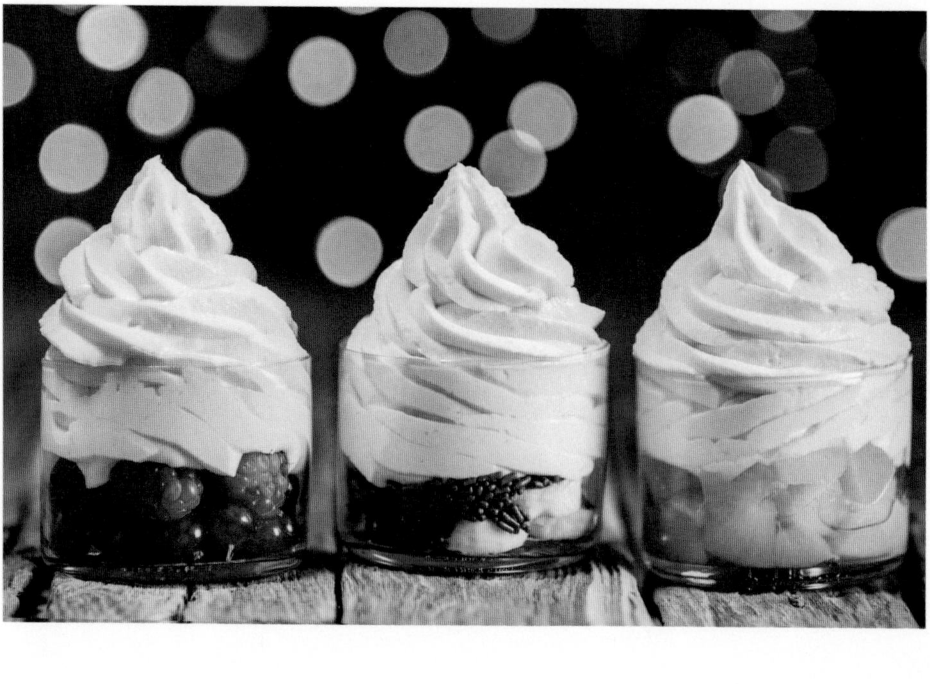

EMOCIONES NEGATIVAS

Un desequilibrio de las doshas puede tener efectos negativos sobre la mente y las emociones. Si una de ellas está aumentada, es probable que manifiestes una energía negativa de cualidad asociada a las de la dosha en cuestión. Puesto que la dosha predominante en su constitución es la que se dispara con mayor facilidad, tendrás tendencia a experimentar tus aspectos negativos más que los de las otras.

Las emociones negativas agravan la dosha que se asocia a ellas. Una kapha alta, por ejemplo, puede hacerte más posesiva, lo que, a su vez, aumenta kapha. La forma de romper este círculo vicioso es serenar la dosha irritada.

El hábito de pensar cualitativamente y emplear el Ayurveda en tu vida diaria te ayudará a hacerse más consciente de las cualidades de tus estados de ánimo y a clasificarlas como V, P y/o K. Es un método útil para controlar incrementos de alguna dosha y para tomar cuanto antes las medidas tendentes a recuperar el equilibrio.

Vale la pena relacionar, por tanto, las cualidades de tus estados de ánimo a las de los demás aspectos de tu vida. Y no olvides que «lo semejante aumenta lo semejante». Si te sientes impaciente o criticón (pitta), piensa si no es por haber tomado alimentos pittagénicos o has vivido experiencias excitadoras de pitta.

Estados negativos

Estas listas clasifican los estados negativos según la dosha aumentada. Comparándolas con las de las cualidades y las de los estados positivos que ya hemos visto podrás hacerte una idea de la manera como el exceso de energía dóshica puede afectar a tu mente y a tus sentimientos.

- **Exceso de Vata.** Nerviosismo ~ Ansiedad ~ Temor ~ Confusión ~ Congoja ~ Tristeza ~ Inseguridad ~ Falta de integridad ~ Pérdida de creatividad ~ Falta de comunicación ~ Malhumor.
- **Exceso de Kapha.** Aburrimiento ~ Desatención ~ Falta de compasión ~ Codicia ~ Sentirse falto de apoyo o amor ~ Comportamientos obsesivos ~ Falta de amabilidad ~ Desinterés emocionales y mentale.
- **Exceso de Pitta.** Ambición - Ira - Envidia ~ Temor al fracaso - Frustración - Odio - Celos - Tendencia a lo arbitrario o hipercrítico - Lenguaje y acciones irascibles - Falta de discernimiento - Orgullo – Escepticismo.

MOLESTIAS

Cuesta un poco al principio entender el concepto ayurvédico de proceso de la enfermedad, puesto que desafía los criterios que se nos han enseñado en Occidente. Como hemos visto ya, los síntomas de la mala salud pueden ser clasificados en vata, pitta y kapha, lo que señalará cuál es probablemente la dosha que debemos calmar.

En ocasiones esta idea da la impresión de demasiado simple para ser creíble; otras, parece demasiado complicada para dominarla. Es una reacción muy normal de la mente ante lo novedoso. Pero a medida que se acostumbre a considerar su vida y su cuerpo en términos de doshas, verá cómo funcionan estos conceptos en la práctica.

Las primeras etapas del proceso de la enfermedad cursan con pequeñas molestias que pueden ser aliviadas conociéndose a uno mismo y realizando los necesarios ajustes en el modo de vida. La habilidad para interpretar los

Ejemplo: el síndrome premenstrual

Para valorar cualquier molestia desde la perspectiva ayurvédica, es importante fijarse en las cualidades de cada uno de los síntomas y clasificarlas según vata, pitta o kapha. El nombre que se les aplique es lo de menos, pues la enfermedad puede deberse a un trastorno de cualquiera de las doshas. Los síntomas del síndrome premenstrual, por ejemplo, son bien conocidos: véase en la siguiente tabla cómo se relacionan con vata, pitta o kapha.

- **Vata.** Vientre hinchado. Dolor en la parte baja de la espalda. Dolor articular. Rigidez y tensión en los músculos. Inseguridad, ansiedad, miedo. Periodos irregulares, con escaso flujo.
- **Pitta.** Rubores y sofocos. Ojos enrojecidos, sensibles. Pezones sensibles al tacto. Sensación ardiente en la uretra. Sensación de calor en manos y pies. Jaqueca. Ira, tendencia crítica. Ganas de discutir.
- **Kapha.** Retención de agua. Pechos hinchados, tensos y sensibles. Aumento de peso. Cansancio, sueño excesivo, modorra. Desea/come alimentos dulces, en especial chocolate. Actitud posesiva. Flujo denso.

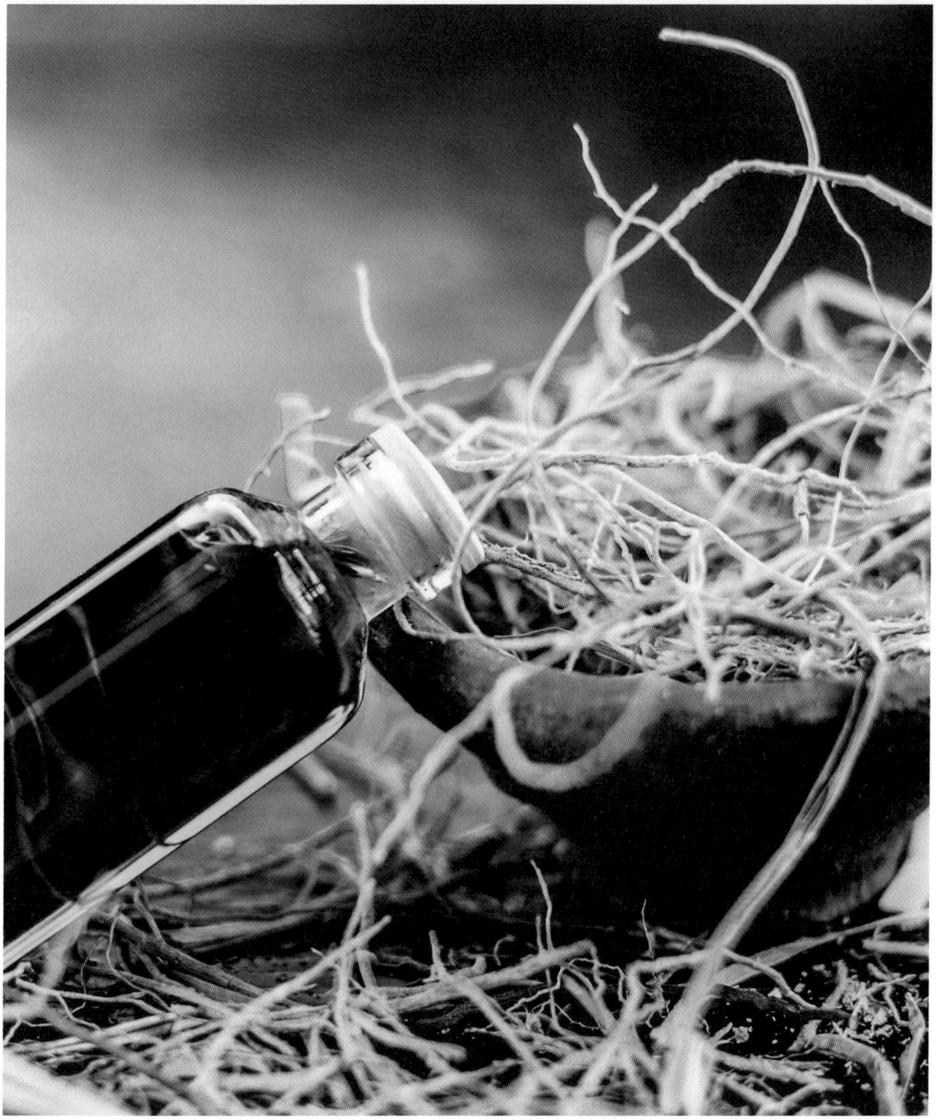

síntomas iniciales del desequilibrio es de suma importancia para recuperar el bienestar.

En las posteriores etapas la armonía entre sus doshas , tejidos y agni está ya seriamente comprometida, a menudo con la complicación adicional de la existencia de ama. Llegado a este punto debería buscar la ayuda de algún experto sanador, pero el cambio de vida y la dieta seguirán teniendo importancia para apoyar cualquier terapia que se inicie.

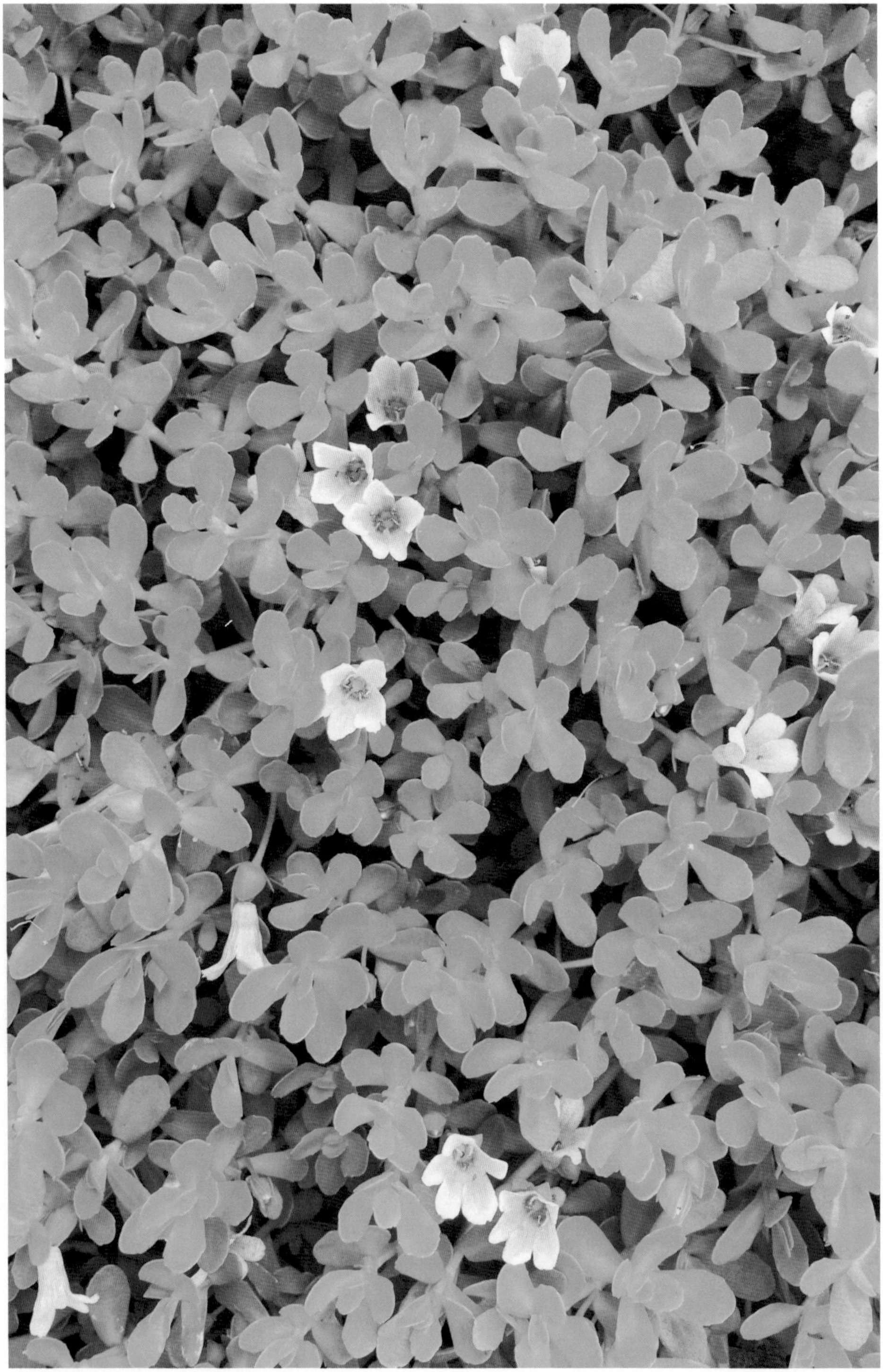

Plantas medicinales y medicina ayurvédica

Las plantas y las hierbas son manifestaciones de prana, al igual que lo son todas las cosas. Prana es lo que da vida y el prana de estas plantas influye en cada persona, al generar efectos terapéuticos.

Lo que genera y ofrece efectos terapéuticos es la interacción a nivel atómico y molecular entre las plantas y el ser humano. El oxígeno que respiramos y el dióxido de carbono que expulsamos se equilibra a través del proceso de fotosíntesis de las plantas, por el que se consume dióxido de carbono y se produce oxígeno. No obstante, desde el punto de vista ayurvédico, el prana por sí solo es el que hace que continuamente fluyan estos ciclos bioquímicos. En otras palabras, es el prana lo que da forma a cada compuesto químico, y es la interacción pránica la que hace surgir las reacciones bioquímicas que constituyen la fuerza fundamental de la acción que se produce a través de las plantas y las hierbas.

Prana en sí mismo es neutro, no tiene ninguna cualidad inherente, excepto el movimiento. Y puesto que la movilidad o el movimiento es la única cualidad de prana, su interacción con los otros dos principios cósmicos de transformación, el agni y la cohesión, se denomina soma. A un nivel material, el prana adquiere diversas cualidades a través de la interacción con los cinco estados de la materia: tierra, agua, fuego, aire y espacio. Junto con las diferentes combinaciones materiales, el prana transmite distintas cualidades a las plantas y al mundo en el que habitan.

Cada elemento de este Universo —tierra, agua, fuego, aire y espacio— es un reflejo del que lo precede. La tierra se disuelve en el agua, el agua en el fuego, el fuego en el aire, y el aire en el espacio. El espacio se funde con el Espacio Cósmico, que es la causa de toda existencia. El yogui siente: «Soy la esencia de todo», y así abandona todas las limitaciones personales. El escenario en el cual descansa el universo, que no tiene nombre ni forma, se conoce como *Prakriti*.

Expresado con sencillez, el prana es responsable de nuestras vidas y también de la vida de todos los demás seres y cosas vivas. Al utilizar de manera correcta otras formas de vida, nosotros podemos aumentar o disminuir nuestro propio prana o fuerza vital. La tierra inspira y espira fuerzas cósmicas que no son sólo materiales, sino que incluyen energías sutiles de naturaleza oculta o espiritual. Las plantas transmiten el impulso vital emocional, la fuerza vital que está oculta en la luz. Ése es su poder.

Los remedios herbales y los medicamentos alopáticos

Muchas veces, los pacientes preguntan si las medicinas ayurvédicas son seguras. La respuesta es que lo son, por supuesto, pero es el paciente quien debe decirle siempre al doctor los fármacos que ha tomado en el pasado. Cuando se prescriben las medicinas ayurvédicas hay que considerar diversos factores.

Ante todo, el médico necesita saber la edad del paciente, el estado de los tres doshas o la constitución corporal, su peso, su resistencia física y su apetito. Si el especialista en Ayurveda conoce los medicamentos alopáticos que el paciente ha tomado, las dosis que prescriba van a funcionar. El doctor también considerará otros factores, como la tensión arterial y el azúcar en sangre y, de acuerdo con ello, ajustará la dosis. El paciente también puede consultar con su propio médico alopático, si lo tiene.

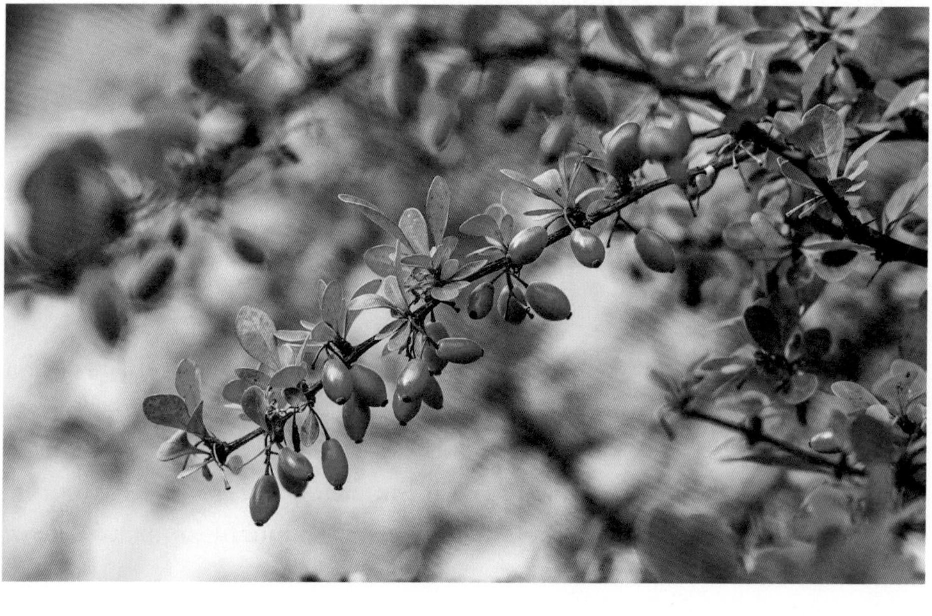

LAS PLANTAS Y LOS REMEDIOS

El Ayurveda es conocido como un tesoro de sabiduría sobre plantas medicinales. Después de mantener una dieta correcta, el uso de las medicinas apropiadas es la característica más importante del sistema ayurvédico. Todas las plantas que se utilizan por sus propiedades medicinales han sido evaluadas y clasificadas a lo largo de miles de años. Hay cinco aspectos clave vinculados a las plantas medicinales: identificación, cultivo, cosecha, almacenamiento y uso. A la identificación se le da la máxima prioridad por la importancia de obtenerla correctamente.

Cada planta se describe exhaustivamente en el *Materia Medica* ayurvédico y se identifica por el sistema ayurvédico de clasificación. Por consiguiente, se estudia su hábitat natural y el efecto de las estaciones para conocer la forma adecuada de cultivar las diferentes plantas.

En algunos casos, en un tratamiento ayurvédico toda la planta se utiliza como remedio y, en otros, sólo algunas partes de la misma. Hay incluso una clasificación que especifica si las plantas que crecen en cierta dirección deben emplearse para tratar determinadas enfermedades. De modo que debe cosecharse en el momento apropiado del desarrollo de la planta y en la estación correcta. El almacenamiento adecuado es importante para evitar el deterioro y le presta especial atención al tiempo de almacenaje de la planta cosechada. Todas las plantas están asociadas a estas propiedades y efectos:

- **Tridoshas (los tres doshas)**

Las plantas pueden usarse para aumentar o disminuir un dosha, influyendo según convenga.

- ***Shad rasa* (el sabor)**

Cada planta contiene uno o más de los seis sabores básicos. (ver pág. 88-90).

- ***Gunas* (las propiedades)**

En las enseñanzas ayurvédicas, los gunas se definen como atributos o las distintas características que pueden ser atribuidas a cualquier sustancia, orgánica o inorgánica, al igual que se hace con los pensamientos e ideas. El hecho esencial es que todo en el universo está constituido por una combinación de cualidades opuestas. En la antigua filosofía china, estas fuerzas se conocen como Ying y Yang, que coexisten en la misma proporción pero son opuestas, e incapaces de existir independientemente si la vida debe mantenerse y continuar.

Hay 20 gunas: caliente y frío, duro y blando, oleoso y seco, ligero y pesado; romo y agudo, sutil y burdo, fino y áspero, estático y móvil, turbio y transparente, y sólido y líquido. La cualidad del guna es muy difícil de reconocer, salvo que su opuesto también esté presente.

Las propiedades de cada guna están relacionadas con los doshas, y las sustancias espedficas, características de gunas específicos, pueden aumentar o disminuir un dosha, en todo el organismo. Las propiedades de cada guna —sattvicas, rajásicas y tamásicas— pueden afectar a los doshas.

- ***Veerya* (potencia)**

Cada planta tiene el poder de representar y actuar en dos categorías, es decir, caliente y fría, dependiendo del tipo de alimento.

- ***Vipaka* (efecto posdigestivo)**

Después de consumirla, la planta será digerida y absorbida por el organismo y mostrará sus efectos particulares en el sistema. Una vez hecha la digestión, las propiedades del sabor de la comida pueden cambiar.

- ***Prabhaya* (acción dinámica específica)**

Éste es el efecto que muestra la planta cuando ha alcanzado su destino final en el interior del organismo. Dravia es un área completa de conocimiento ayurvédico que trata sobre las plantas medicinales; también incluye medicación dietética.

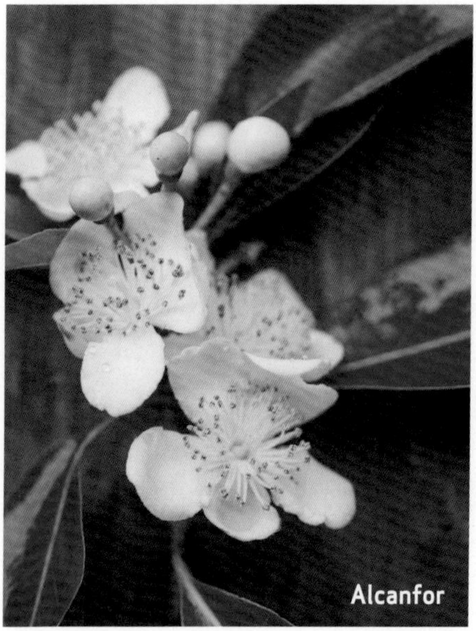
Alcanfor

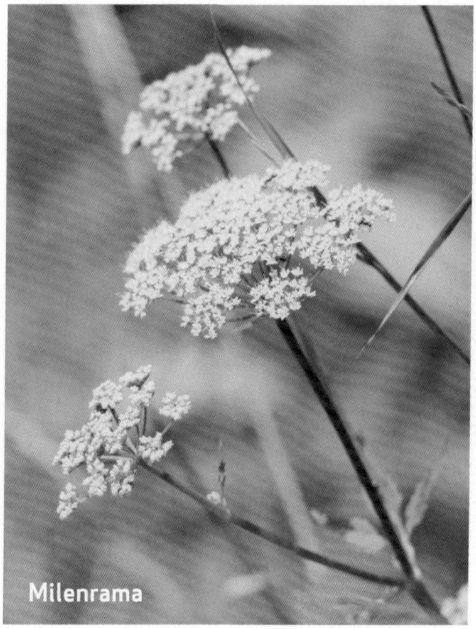
Milenrama

Composición y posibles efectos

Todas las plantas tienen sus cualidades específicas. Hay miles de estándares que tienen que tenerse en cuenta para hacer las preparaciones ayurvédicas y muchas fórmulas deben elaborarse utilizando largos y tediosos procesos. Algunas de las preparaciones necesitan fermentar durante más de un año. Tradicionalmente, los médicos prescriben sus propias fórmulas, que preparan ellos mismos.

El extracto de una planta se utiliza para tratar múltiples trastornos; por tanto, el médico puede mezclar extractos de acuerdo con el dosha del paciente.

Todas las plantas pueden producir alguno de los siguientes efectos posdigestivos en el organismo:

- Purificar la sangre.
- Salud, curando enfermedades y úlceras.
- Limpiar úlceras.
- Mejorar la coagulación para ayudar a detener hemorragias.
- Disolver cálculos renales.
- Aumentar el apetito.
- Incrementar los movimientos intestinales.
- Ayudar a la digestión
- Combatir parásitos.
- Aumentar o disminuir vata, pitta y kapha.
- Equilibrar la tridosha.
- Prevenir enfermedades de la piel.
- Reducir las toxinas.
- Fortalecer el corazón.
- Curar la fiebre.
- Generar efectos diuréticos.

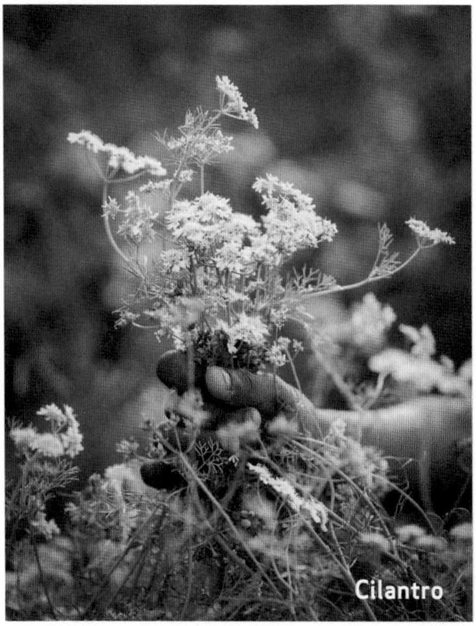
Cilantro

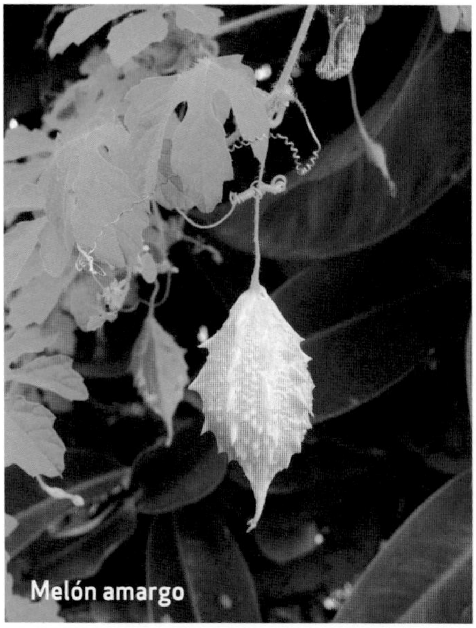
Melón amargo

FÓRMULAS AYURVÉDICAS INTERESANTES

Triphala

• **Sabor:** dulce, agria, astringente y picante. • **Potencia:** fría. • **Efecto a largo plazo:** dulce. • **Acción general:** estimulante del apetito, rejuvenecedora, antioxidante, cardiaca, tónica, suavemente laxante, y potenciadora de la vista. • **Acción específica:** estimulante digestiva. • **Acción terapéutica:** es una fórmula equilibrante de los tres humores. • **Dosificación:** De 2 a 4 g por día antes de dormir, o bien de 1 a 2 g por día con las comidas.

Tomar Triphala regularmente después del almuerzo y la cena elimina las toxinas del colon. Para prevenir las cataratas, aplica una gota de colirio a base de Triphala. Aplicar una gota de aceite de ricino puro en cada ojo antes de acostarte, lubrica la cornea y la conjuntiva, además de limpiar el cristalino de moléculas de polvo. De esta forma, y conjuntamente con hierbas ayurvédicas, previene el desarrollo de las cataratas.

Una de las más famosas fórmulas ayurvédicas es Triphala. Tri significa 'Tres' y Pala significa 'Frutas'. Trifala es la fórmula más conocida y la más ampliamente utilizada en el Ayurveda. Se ha usado durante miles de años y posee todas las propiedades de sus tres ingredientes: *Amia*, *Bibitaki* y *Haritaki*. La ventaja de esta fórmula es que su acción es suave y más equilibrada que si se toma cada hierba por separado.

Cuando se toma en grandes dosis antes de irse a dormir, tiene un efecto limpiador y desintoxicante. Si se toman entre 0,5 y 1 gramo con las comidas, su acción es refrescante y rejuvenecedora.

Utilizada regularmente es buena para conseguir una suave y lenta desintoxicación del tracto digestivo y de los tejidos profundos. También tiene la capacidad de regular los tres humores si se usa de manera continuada, y cada uno de los tres ingredientes ha demostrado su intensa acción inhibidora de virus.

Esta fórmula puede considerarse un suplemento dietético diario para las personas expuestas a enfermedades de alto riesgo. Los efectos tónicos generales de las tres frutas se conocen desde hace miles de años en la India, al igual que en otros países asiáticos.

El uso prolongado de Triphala es seguro y no crea adicción. De hecho, renueva el tejido intestinal y las células del organismo, previene el cáncer y ayuda a perder peso. También se conoce por su capacidad para mejorar la absorción de la vitamina B y, en general, de todos los nutrientes y vitaminas que contienen en nuestros alimentos.

El prana de Triphala ayuda a las personas de tipo pitta a que aumente la absorción de nutrientes en el colon. Es única en términos de sus beneficios y su uso general.

Fórmula Gugul-Triphala

Ésta es la mejor fórmula ayurvédica para tratar la obesidad. Muchos estudios han demostrado su efectividad para reducir los niveles de colesterol y las grasas. Combina los mejores efectos de Triphala y Guggulu. Su acción conjunta es mejor que la individual.

Ejerce un efecto equilibrante en todo el metabolismo y va mucho más allá de la simple pérdida de peso. Es útil para cualquier problema metabólico y también tiene un potente efecto sobre la artritis.

Es eficaz para eliminar toxinas que se acumulan en los tejidos y la grasa del organismo. Triphala-Gugul debe tomarse por lo menos durante tres meses, ya que actúa lentamente, con seguridad y eficacia sobre el metabolismo.

- **Dosificación:** De 500 mg a 1 g a la hora de la comida.

Fórmula Trikutu-Triyausana

Trikutu consiste en pimienta de Cayena, pimienta negra y jengibre, que se combinan para crear un efecto más equilibrado del que generarían solas. Es una excelente fórmula digestiva para la gente de tipo kapha y vata; y una gran ayuda digestiva para las personas de tipo pitta, con bajo agni. Trikutu potencia el agni e incrementa pitta y también elimina los gases, la hinchazón, el dolor de los cólicos, el estreñimiento y otros problemas digestivos. Puede utilizarse con seguridad sin ningún efecto debilitante.

El Ayurveda utiliza Trikutu en muchas fórmulas para ayudar a la asimilación de otros ingredientes. Su uso regular aumenta la absorción de vitaminas y nutrientes.

- **Dosificación:** 450 mg con las comidas.

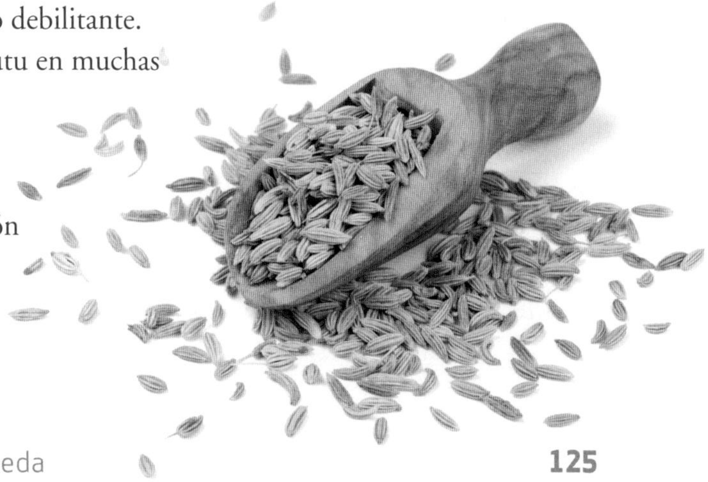

Otras plantas medicinales y aromáticas

- Ajwan - Semilla de apio (*Apium graveolens millefolium*)
- Ampalaia – Melón amargo (*Momordica chirantia*)
- Ardraka - Jengibre (*Zingiber officinalis*)
- Bola - Mirra (*Comiphora mukul*)
- Chandana - Sándalo (*Santalum album*)
- Choraka - Angélica (*Agelica archangelica*)
- Daruharidra - Agracejo (*Berberis vulgaris*)
- Devadaru - Cedro (*Cedrus deodara*)
- Dhanyaka dhania - Cilantro (*Coriandrum sativum*)
- Dungri - Cebolla (*Allium cepa*)
- Elaichi - Cardamomo (*Elettaria cardamomum*)
- Gandana - Milenrama (*Achilea millefolium*)
- Haridra, Haldi - Cúrcuma (*Curcuma longa*)
- Jaiphala – Nuez moscada (*Myristica fragans*)
- Jeera - Comino (*Cuminum cyminum*)
- Karpura - Alcanfor (*Cinnamomum camphora*)
- Kesar, Nagakeshara - Azafrán (*Crocus sativus*)
- Kang jang (*Andrographis paniculata*)
- Lashuna - Ajo (*Allium sativum*)
- Lavanga - Clavo (*Eugenia caryophyllata*)
- Marich, Mari – Pimienta negra (*Piper nigrum*)
- Merchi - Pimentón (*Capsicum annuum*)
- Methica - Fenogreco (*Trigonella foenum-graecum*)
- Mulathi - Regaliz (*Glycyrrhiza glabra*)
- Pippali – Pimiento largo (*Piper longum*)
- Rai - Mostaza (*Brassica nigra*)
- Sen - Sen, casia (*Cassia angustifolia*)
- Suria-mukhi - Helenio (*Inula helenium*)
- Sushavi - Alcaravea (*Carum carvi*)
- Tulsi - Albahaca (*Ocimum basilicum*)
- Twak tai - Canela (*Cinnamomun zeylanicum*)
- Vacha - Rizoma de Ácoro (*Acorus calamus*)

Las plantas y la práctica ayurvédica

Las plantas que os presentamos a continuación, además de tener excelentes propiedades, poseen también una importante acción adaptógena, que también veremos en un momento. Además, en la medicina tradicional de la India se incluyen muchas otras plantas, ya bien conocidas Occidente, de entre las que hemos seleccionado unas cuantas al final.

AMALAKI

(*Emblica officinalis*)

• **Sabor:** dulce, agrio y astringente. • **Potencia:** fría. • **Efecto a largo plazo:** dulce. • **Acción general:** digestivo, estimulante, regenerador y antioxidante. • **Acción específica:** es un suave arodisíaco. • **Acción terapéutica:** equilibra los tres humores y es muy buena para el corazón. • **Recomendable:** de 2 a 4 gramos a diario, con las comidas.

Con aspecto de pequeña ciruela verde por fuera y casi de kiwi una vez abierto, el amalaki es una de las fuentes naturales más ricas en antioxidantes. Forma parte del grupo de frutas a las que en estos últimos años se les han encontrado numerosas propiedades rejuvenecedoras y salutíferas, como la granada, el açaí, goji, noni, etc., y que van llegando a los mercados europeos con más facilidad. En Occidente se consigue principalmente en forma de jalea. En todo caso vale la pena también, ya que se trata de una de las fuentes más ricas en vitamina C que se conocen: el zumo de amalaki contiene veinte veces más vitamina C que el zumo de naranja.

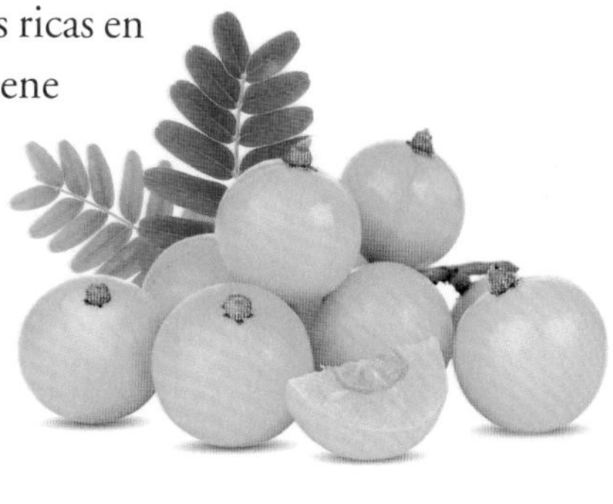

La grosella de la India

En sánscrito amalaki significa «niñera» o «madre» y es uno de los frutos nutritivos y curativos más pode-

Acciones de las sustancias adaptógenas de las plantes medicinales ayurvédicas

Los adaptógenos realizan en el organismo, entre otras funciones:

- **Estimulación de las glándulas suprarrenales**

Mejoran la respuesta ante el estrés porque regulan la secreción de adrenalina. También controlan la secreción de cortisol, una cortisona interna que regula el proceso de la inflamación y que carece de los inconvenientes que provoca el tratamiento con cortisona externa de la medicina convencional.

- **Tonifican el sistema nervioso central**

La mayoría de plantas adaptógenas clásicas se han utilizado tradicionalmente como tónicos y estimulantes nerviosos por este motivo.

- **Aumentan la resistencia física**

Algunas de las plantas adaptógenas más conocidas, como el ginseng o el eleuterococo, no sólo son estimulantes del sistema nervioso, sino que también aumentan la energía física. En general, favorecen que las células accedan a una mayor energía y estimulan la regularización de los ritmos biológicos.

- **Equilibrio del sistema inmunitario**

Es el efecto más reciente que se ha conocido y que coloca en primer plano el uso de algunos adaptógenos. Aumentan la capacidad natural de las defensas, tanto en lo que se refiere a inmunidad celular como humoral.

rosos y apreciados de la medicina ayurvédica. Desde hace miles de años se conocen sus virtudes rejuvenecedoras de los tejidos, así como su poder para aliviar las irritaciones del aparato digestivo y estabilizar las irregularidades de azúcar en la sangre que se manifiestan en forma de ansiedad descontrolada de comer. En Occidente ha crecido el interés por este alimento precisamente por esta virtud de moderar el ansia por la comida, que comenzó a divulgar el popular médico Deepak Chopra (ver bibliografía). Según la mitología, el viejo Chavan recibió de un rey la petición de que se casara con su hija. A Chavan le preocupaba no

- **Mejoría de la tolerancia a la glucosa**
Ninguna planta adaptógena posee un efecto específicamente antidiabético, pero sí que en cambio ayudan a mejorar el gasto energético del organismo. Como la glucosa es el combustible básico que nuestro cuerpo utiliza para proveerse de suficiente energía, los diabéticos se benefician indirectamente con la acción de las plantas adaptógenas.
- **Efecto anabólico**
A nivel muscular los adaptógenos favorecen el desarrollo y vitalidad de los tejidos musculares. Por eso los utilizan los culturistas, para favorecer este efecto. Recordemos que el anabolismo, una de las dos partes del metabolismo, se encarga de la síntesis o formación de moléculas más complejas a partir de nutrientes o de otras moléculas más sencillas, lo cual, a diferencia del catabolismo, requiere energía.
- **Protección del hígado y del metabolismo**
Las plantas adaptógenas ayudan al buen funcionamiento del metabolismo en general a nivel celular: ayudan a la célula a eliminar toxinas. De todas formas se desconocen todavía muchos de estos procesos; por ejemplo, se sabe que actúan en la proteción el hígado pero no cómo lo hacen.
- **Reforzar la resistencia propia del sistema inmunitario**
Algunas plantas adaptógenas pueden disminuir las lesiones derivadas de la acción de agentes químicos y físicos (por ejemplo las radiaciones) sobre la médula ósea. La médula produce precisamente células del sistema inmunitario. Pero de todas formas se necesitan más estudios para confirmar cómo se produce este fenómeno.

poder satisfacer las necesidades de su joven novia, pero en la meditación recibió el conocimiento de la fórmula a base de amalaki junto con otras hierbas que le devolvería la vitalidad de su juventud. A ésta se la llamó posteriormente *Chavanprash* o jalea de Chavan.

Medicina ayurvédica

El amalaki pertenece al grupo de los «rasayanas» (tónico de rejuvenecimiento) y es un ingrediente importante de la *Triphala choorna* (o *Trifala churna*), un medicamento que se toma para todo tipo de trastornos digestivos y que se prepara con otros dos frutos, el haritaki (*Terminalia chebula*) y vibheetaki (*Terminalia belerica*). En general lo valoran como uno de los tónicos ayurvédicos más potentes. Puede absorber el exceso de ácidos del estómago que, por otra parte, sus propiedades laxantes ayudan a limpiar fácilmente.

También ayuda al rejuvenecimiento general del organismo. Posee un efecto equilibrante y armonizante en los tres doshas y estimula la pureza y la energía. Según la antigua tradición india las bayas de amalaki surten también un efecto potenciador sobre otras sustancias vitales.

Como hemos dicho es un buen reconstituyente de los tejidos y por otra parte contribuye al aumento de células sanguíneas. Además ayuda al crecimiento del cabello, nutre y fortalece los huesos y limpia las caries dentales. Sus purificantes propiedades *sattvicas* garantizan, según la tradición hindú, fortuna, amor y longevidad.

El árbol de amalayaki crece sobre todo en India, Cachemira y Sri Lanka. De él solo se utilizan las bayas de color amarillento. Las bayas maduras por el sol se recolectan a mano en el momento de su mayor despliegue energético; a continuación se dejan secar al sol. Una vez secas y endurecidas se muelen en un paso posterior dando lugar al polvo de este fruto.

La jalea de amalaki

Puede conseguirse una jalea real ayurvédica con el nombre de «Chyawanprash» que contiene la fruta en una receta tradicional de más de 40 hierbas, adecuada incluso para los niños (está hecha con azúcar integral) y con un sinfín de virtudes. Provee energía y vitalidad a todas las células del cuerpo, nutre y refuerza el sistema inmunitario, actúa como potente antioxidante rejuvenecedor, promueve la digestión y estimula el metabolismo. Propiedades relajantes anti estrés (equilibra el sistema nervioso), efectivo en caso de resfriado y contra la tos y promotor general de mejoras en la salud. Regulador de los sistemas de eliminación del organismo, también mejora la suavidad y calidad de la piel. Se recomienda tomar una o dos cucharaditas de jalea de amalaki todos los días.

Las bayas amalaki contienen alrededor de un 17% de vitamina C natural, así como un complejo de bioflavonoides, sustancias amargas, oligoelementos y otras sustancias naturales, a las cuales la cultura ayurvédica de alimentación atribuye gran importancia.

Investigaciones

La investigación científica sobre el amalaki ha demostrado que posee propiedades muy beneficiosas para la salud, como la desintoxicación del cuerpo de los agentes cancerígenos, protección genética, reducción del nivel de colesterol y alivio de la acidez estomacal.

Contiene polifenoles, aminoácidos, oligoelementos, antioxidantes, taninos y bioflavonoides (en general se trata de sustancias que promueven el rejuvenecimiento celular).

El amalaki contiene también ácido elágico, ácido gálico y polifenoles de emblicanina. Puede ayudar a reducir el estrés oxidativo celular y apoyar la desintoxicación del cuerpo. La rutina (superóxido dismutasa de quercetina) que contribuye también en las cualidades antioxidantes, antiinflamatorias y promotoras de juventud del Amalaki.

Los estudios revelan también la presencia de ascorbaginas, unas moléculas de las que se cree que crean una unión protectora en la vitamina C propia del Amalaki, haciéndola más biodisponible que las variedades sintéticas.

ASHWAGANDHA O WITHANIA

(*Withania somnifera*)

• **Sabor:** amarga y astringente. • **Potencia:** caliente. • **Efecto a largo plazo:** dulce. • **Acción general:** es un tónico rejuvenecedor, actúa en la impotencia, aumenta los ojas, subsana la debilidad, reduce el estrés, equilibra el sistema inmunológico y es un antitumoral. • **Acción específica:** afrodisíaca y rejuvenecedora. • **Acción terapéutica:** reduce vata y kapha, buena para pitta en dosis moderadas, a menos que haya toxinas. • **Recomendable:** de 2 a 4 gramos a diario, con leche o agua tibia.

Originaria de las zonas más áridas de la India y de Sudáfrica, la ashwagandha también se conoce como el «ginseng indio» y se encuentra no sólo en India, sino también en Pakistán, Sri Lanka, sur de Europa, Norte de África y en la

Macaronesia (Madeira, Azores, Canarias y Cabo Verde). En la Península Ibérica se encuentra esporádicamente en el sur, más bien en la zona mediterránea.

Se trata de un arbusto que puede llegar a crecer a una altura de hasta 1,5 m. También da una flor amarilla y un fruto rojo como el tomate, de la misma familia, pero con la forma y el tamaño de una baya. La planta, de la familia de las solanáceas, recibe este nombre procedente del sánscrito cuya traducción literal es «aroma del caballo», por el particular olor que desprende, semejante a la orina. Tradicionalmente se dice también que quien la tome recibirá la fortaleza, la vitalidad y la energía sexual del caballo.

Ashwagandha y medicina ayurvédica

La withania o ashgawandha se ha utilizado como tónica y rejuvenecedora en la medicina ayurvédica. *Withania somnifera* alude a las propiedades sedantes de la raíz. Sin embargo, su uso principal es similar al del ginseng en la medicina tradicional china, es decir, se utiliza como adaptógeno, unas propiedades que pueden atribuirse en parte a sus efectos sobre las glándulas adrenales. Por eso en Occidente a veces se le da el sobrenombre de «ginseng de la India», si bien sus efectos en este sentido son bastante más suaves.

Es una planta que se utiliza (fundamentalmente la raíz, y a veces las hojas y semillas) para combatir el estrés y otros trastornos afines desde hace más de 5.000 años. Se encuentran referencias al uso de ashwagandha en el *Charaka Samitha*, el primer texto ayurvédico del que se tiene conocimiento y que fue escrito aproximadamente hace 2.800 años.

También ha sido usada desde hace siglos en casos de pérdida de memoria, parálisis, esclerosis múltiple, anemia e infertilidad. La ashgawandha es la planta

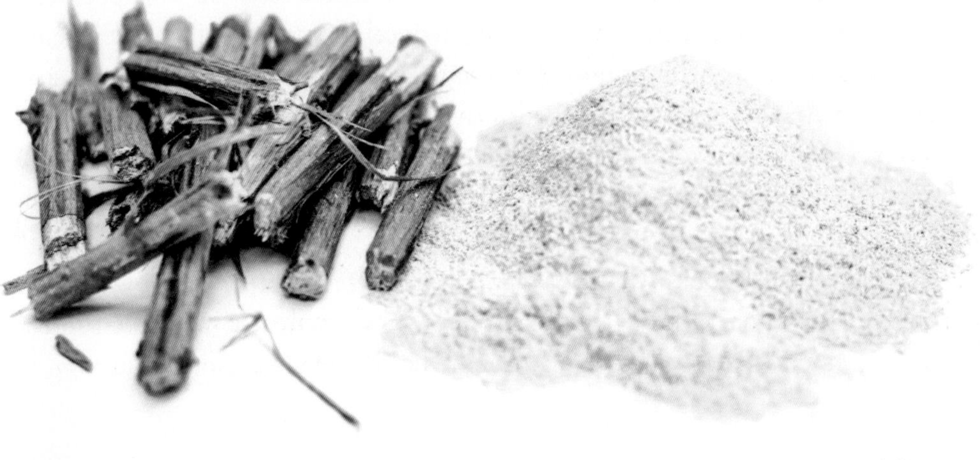

rejuvenecedora por excelencia para los músculos, la medula ósea y el aparato reproductor. Se usa también en caso de debilidad y carencias nutricionales en niños, ancianos, personas convalecientes o debilitadas por enfermedades crónicas, insomnio crónico y/o agotamiento mental.

En la medicina ayurvédica tiene un importante papel como tónico revitalizante: «protege al organismo de la enfermedad, manteniendo un saludable equilibrio de energías (físicas)», se dice, en uno de los textos clásicos. Por otra parte favorece la regeneración de los tejidos hasta tal punto que se emplea en caso de heridas o lesiones.

La ashwagandha es, por sus cualidades, una de las mejores plantas que existen sobre aspectos emocionales de la mente: promueve la claridad, la calma, y el sueño reparador. A veces se utiliza a nivel casero, combinada con otras plantas medicinales o en preparaciones únicas.

Como suplemento dietético se emplea para potenciar el rendimiento mental y físico, mejorar la capacidad de aprendizaje y disminuir el estrés y la fatiga.

Propiedades de la ashwagandha

La ashwagandha es rica en flavonoides, lactonas esteroides y alcaloides. Las lactonas esteroides han recibido el nombre de *whitanoloides*. Las raíces de *Whitania somnífera* presentan mas de treinta whitanoloides y veinte alcaloides. Se han investigado la mayoría de tales componentes para evaluar su actividad farmacológica.

La planta se está recomendando ya en Occidente para tratar los déficit de función cerebral propios de la edad senil y como estimulante no específico en caso de infecciones por virus, así como frente a la fatiga provocada por el estrés. Algunos componentes de la ashwagandha hacen que actúe como adaptógeno, ya que posee una acción relacionada con de la respuesta inmunitaria del organismo.

La mayor parte de trabajos científicos que existen son recientes, de poco más de treinta años. En estudios realizados en 1978 por el grupo del profesor Singh se demostró, con dosis diarias del vino medicado de raíz (ashwagandharista) durante 30 días la utilidad para tratar neurosis de ansiedad, con una mejoría en la sintomatología clínica de palpitaciones, temblores, cefaleas, anorexia, falta de concentración, fatiga e irritabilidad.

Diez años antes se había demostrado el efecto del polvo de raíz en 46 pacientes con artritis reumatoide suministrado durante 4 semanas con el siguiente resultado: 14 pacientes demostraron desaparición total del dolor y la inflamación, otros 10 tuvieron una mejoría considerable, mientras que en 11 pacientes tuvieron sólo una mejoría leve. Cuatro pacientes no tuvieron mejoría y 7 pacientes no completaron el estudio.

En 1991 se demostró su utilidad en el tratamiento de la osteoartritis en un estudio doble ciego controlado con placebo. Estudios similares se han desarrollado en la India en relación al tratamiento de artritis reumatoidea y de la poliomielitis con combinaciones de aceites medicados con esta hierba, tanto para el tratamiento interno como externo.

Que se sepa, y desde hace miles de años, la ashwagandha carece de toxidad en las dosis habituales para adultos. Solo se debe evitar su consumo si se están tomando barbitúricos o en caso de embarazo.

Antiaging y longevidad

Desde hace siglos en la India ya se utilizaba la ashwagandha con este fin en medicina tradicional ayurvédica, hoy tan apreciada en Occidente. Numerosos estudios farmacológicos han puesto de manifiesto que algunos de los principales componentes de esta planta poseen propiedades antiinflamatorias, antioxidantes y moduladoras del sistema inmunitario.

La ashwagandha contiene también otras sustancias, como varios sitoindósidos que aumentan los niveles endógenos de catalasa, superóxido dismutasa y ácido ascórbico, reduciendo la peroxidación de los lípidos. También contiene varios alcaloides (somniferina, somnina, anaferina y seudotropina) responsables de sus efectos antiespasmódicos y relajantes.

Su papel en caso de cáncer

Se han publicado numerosos estudios sobre la actividad antitumoral de la ashwagandha, aunque sólo en animales de laboratorio. Algunos de estos estudios han evidenciado una actividad antitumoral sobre numerosas líneas celulares, en particular, las derivadas del cáncer de colon humano, pulmón y mama. El extracto de ashwagandha es capaz de inhibir el crecimiento del fibrosarcoma inducido en el ratón y otros tumores (melanoma, carcinoma de piel, etc).

La actividad antitumoral de la ashwagandha parece que se debe a varios mecanismos: por un lado el aumento de la síntesis de catalasa y superóxido dismutasa contrarrestan los efectos inflamatorios y las lesiones oxidativas producidas por el tumor; por otro lado, la planta modula un gen supresor de tumores. En otras palabras, el tratamiento con extracto de ashwagandha impide el desarrollo de estas proteínas mutadas. Otros mecanismos por los que la planta tendría actividad antitumoral son sus efectos antiangiogénicos y moduladores sobre una proteína que regula el ciclo celular.

Sin embargo, más interesantes aun que las propiedades antitumorales y antioxidantes antes señaladas son las interacciones de esta planta con la radioterapia y quimioterapia. En estudios realizados con modelos en animales de diversos tipos de cáncer y radioterapia, la ashwagandha ha demostrado que no sólo no incrementa los efectos citotóxicos de la radiación sino que es capaz de reducir sus efectos secundarios.

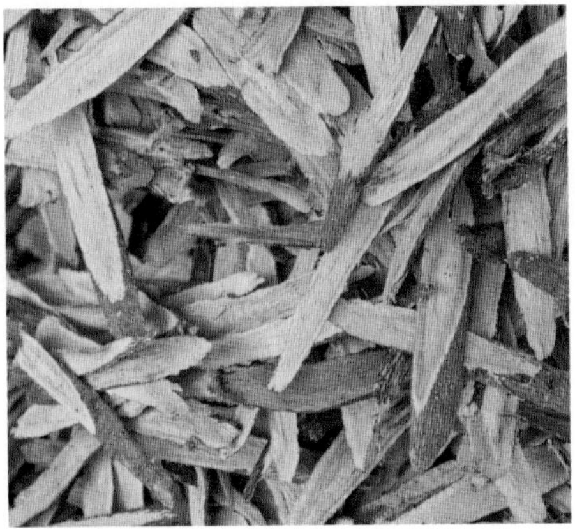

En el caso de la quimioterapia, la ashwagandha reduce la toxicidad de la ciclofosfamida sobre la médula ósea y el tracto urinario. Además el extracto de la planta aumenta la producción de interferón g , interleukina-2 y factor estimulante de colonias de granulocitos, que suelen desaparecer durante el tratamiento con ciclofosfamida.

Los estudios existentes señalan una larga serie de complejos detalles médicos con unas conclusiones muy optimistas y alentadoras. Cabe citar, en resumen, que la administración de 400 mg/kg de extracto de la raíz de la ashwagandha durante 4 semanas redujo los niveles de todos los marcadores de tumores (Y-glutamil-transpeptidasa, 5'-nucleotidasa, y lactato deshidrogenasa) en comparación con los controles. Estos marcadores de tumores están asociados a las lesiones pulmonares producidas por el cáncer de pulmón y su disminución es considerada como una prueba de respuesta positiva al tratamiento.

A pesar de los numerosos estudios de laboratorio (solo en 2007 se hicieron 58) no se conocen nuevos estudios clínicos que confirmen estas interesantes propiedades de la planta.

En algunos países, esta planta medicinal se puede encontrar comercializada en algunos productos en los que es asociada a otras plantas y para otras indicaciones (p.ej. para el tratamiento de la artritis reumatoide o como antiespasmódico).

BACOPA

(*Bacopa monnieri Pennell*)

La bacopa o brahmi es una planta de la familia de las escrofulariáceas originaria de la India, extendida por China y las islas del Índico, y asilvestrada en todos los trópicos. Es una planta acuática o de lugares húmedos.

Utilizada en la Medicina Ayurvédica durante milenios y conocida como «la planta del conocimiento», su nombre mismo nos indica la reverencia que se tiene a esta planta, relacionándola con el dios o señor Brahma.

La medicina ayurvédica califica la bacopa como un *rasayana* (rasa: primordial tejido or plasma; ayana: camino), especialmente como *medhya rasayana* (intelecto), aunque también la califican como ayushya (longevidad), *prajnasaktivardhana* (poder intelectual), *majjadhaty* (sistema nervioso), *balya* (fortaleza mental), *jivaniya* (energía de vida), *nidrajana* (sueño), *unmadhara* (locura), *dhana* (bienestar), *manasvikara* (desorden mental), *papa* (posesión demoníaca)... y muchas más.

Existe una cierta confusión entre la bacopa y la planta gotu kola (*Centella asiática*), ya que en muchas zonas de la India reciben el mismo nombre de brahmi.

Uso tradicional

La planta entera con su raíz es considerada una medicación primordial y forma parte de preparaciones clásicas destinadas a prevenir el envejecimiento, para la longevidad saludable, como preventivo de las enfermedades y fortificante del cerebro y la mente.

Composición

- Alcaloides (brahmina y herpestina)
- Flavonoides (glucuronil-7-apigenin, glucuronil-7-luteolina, luteolin-7-glucósido, luteolina)
- Saponinas (bacogeninas, bacósidos y bacopásidos), hersaponinas y bacopasaponinas.
- Contiene además monnierina, triterpenos, ácido betúlico, bacosina, B-sitosterol, estigmastanol y estigmasterol.

Acciones y enfermedades en las que se usa Bacopa

- Adaptógeno
- Antioxidante
- Alzheimer
- Actividades neuroprotectoras: concentración, memoria
- Ansiedad
- Demencia
- Depresión
- Colinérgico
- Diurético
- Laxante
- Tónico del corazón
- Vasoconstrictor

Además de su función sobre el intelecto, tiene muchas otras indicaciones como enfermedades de la piel (es clásica su utilización en la lepra), fiebre, edema, anemia, infecciones de la orina y diabetes.

Las hojas se recomiendan en la fatiga, y se hacen cataplasmas hirviendo sus hojas, muchas veces mezcladas con aceite de coco, para aplicar sobre el pecho de los niños con bronquitis o para aliviar el dolor de las parturientas. El jugo fresco se aplica como linimento en las articulaciones dolorosas y para tratar las quemaduras.

En algunas regiones de la India se consume la planta entera como una verdura más.

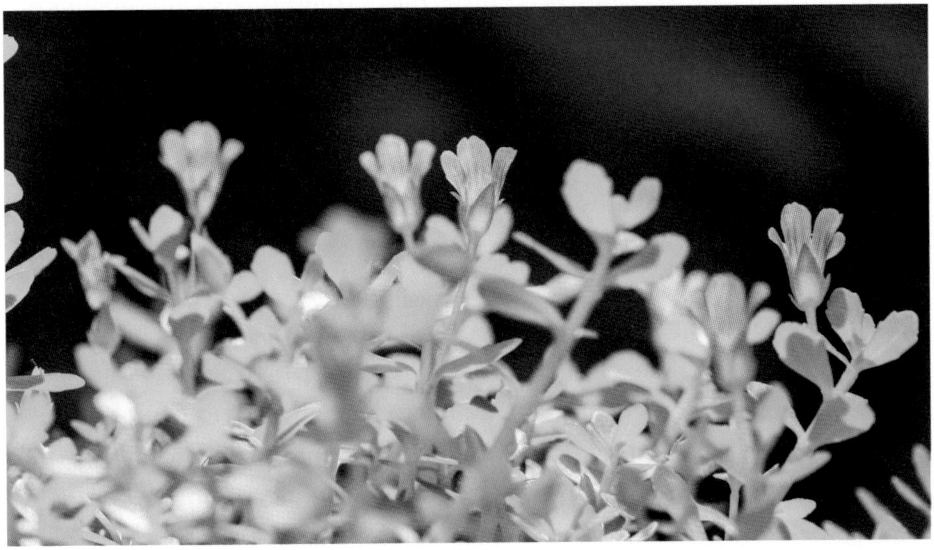

Planta medicinal

No se considera una hierba del tipo GRAS (generalmente reconocida como segura) por la FDA por un hecho evidente, su intensa acción sobre el sistema nervioso, y por ello la utilización tradicional como alimento no está permitida; pero sí lo está como complemento alimentario o planta medicinal, y las farmacopeas internacionales especifican que las hojas o tallos secos han de contener un mínimo del 2,5% de glucósidos triterpénicos (Bacósidos) y que su extracto seco tiene una relación de potencia 10 a 20:1 en comparación con la hoja.

Estudios científicos

En los últimos 10 a 15 años el conocimiento clínico de la Bacopa ha ido ofreciendo nuevos datos acerca de su actividad como nootrópico, como estimulante del conocimiento, de la memoria, de la capacidad cognitiva y de la salud del cerebro.

Se ha afirmado que el estímulo de la transmisión nerviosa es debida a los bacósidos. Posiblemente, los bacósidos ayudan en la reparación de las neuronas estimulando la actividad de la quinasa, la síntesis neuronal y la restauración de la actividad sináptica.

Muchos de estos estudios se han realizado sobre personas con Alzheimer u otros tipos de demencia, administrando dosis entre 200 y 600 mg diarios de su extracto seco, durante unos 3 a 6 meses. En general se ha observado un aumento de las funciones cognitivas e intelectuales como la atención, orientación temporo espacial, lectura, escritura o comprensión (Fig. 1).

Otros estudios se han centrado en la memoria o el tiempo de reacción a contratiempos, tanto en personas con Alzheimer como en personas sanas de la tercera edad. Sin conocer exactamente cual es su mecanismo de acción, se encuentran mejorías significativas de estas capacidades (Negi, 2000).

No solo eso, otros estudios se centran en jóvenes sanos, estudiantes de medicina que no consumían estimulantes nerviosos como tabaco, café u otras sustancias. Los estudiantes que tomaron 150 mg de bacopa al día durante seis semanas tuvieron una mayor capacidad de estudio que los que no lo tomaron, y se observó que en su sangre había un aumento ligero del calcio (Kumar, 2016).

Aunque no existen tantos estudios en este campo, Bacopa parece reducir los estados de ansiedad y depresión. En estos casos se observaron mejorías a las 12 semanas de tratamiento, pero no antes (Singh, 1980).

Bacopa puede producir una cierta somnolencia, y en algunos casos se ha considerado que su acción se parece a la de ciertas drogas psicotrópicas, y la sedación que produce se ha visto que potenciaba la acción de los barbitúricos (sedantes).

Comercialización y cultivo

De las aproximadamente 1.000 plantas medicinales que se usan en la India, Bacopa monnieri está entre las 100 más vendidas, consumiéndose solo en ese país unas 5.000 toneladas anuales. La mayoría de la bacopa comnercializada es recogida silvestre, aunque en Lucknow (India) se están desarrollado tres especies de cultivo llamadas subodhak, pragyashakti y jagriti, que pueden dar hasta dos cosechas anuales.

BIBHITAKI

(*Terminalia bellirica*)

• **Sabor:** astringente. • **Potencia:** caliente. • **Efecto a largo plazo:** combate la debilidad. • **Acción general:** estimulante digestivo, purgante, mejora la vista y el crecimiento del pelo y tiene efectos antivirales. • **Acción específica:** rejuvenecedor. • **Acción terapéutica:** reduce kapha y pitta y aumenta vata. • **Recomendable:** de 2 a 4 gramos a diario, con leche.

Bibhitaki se usa primordialmente para mejorar las enfermedades relacionadas con kapha y los trastornos respiratorios como la tos y la bronquitis.

Se considera que Bibhitaki cura las enfermedades gracias a su poderosa acción purgante en el organismo.

Puede expulsar cálculos u otro tipo de acumulaciones de kapha en los tractos digestivo, urinario y respiratorio. Es también un poderoso rejuvenecedor del cuerpo, especialmente de la voz y el pelo.

Investigaciones recientes demuestran que Bibhitaki reduce el nivel de los lípidos, un importante elemento dietético que no es soluble en agua. Contiene vitaminas y ácidos grasos esenciales. Puede reducir el exceso de grasa que se genera en los tejidos de todo el organismo y hace descender especialmente el nivel de lípidos en el hígado y el corazón.

Eso indica una importante capacidad para prevenir las enfermedades de hígado y corazón. Otros estudios señalan que Bibhitaki tiene efectos retrovirales, haciendo que los virus de los pacientes de leucemia retrasen su proliferación.

También resulta excelente como rejuvenecedor utilizado a diario y como agente preventivo, especialmente para los organismos de tipo kapha. Reduce el exceso de líquido y la grasa en el organismo, y, poco a poco, lo regenera a nivel de los tejidos. Para personas propensas a las infecciones víricas o que tengan un historial de leucemia en la familia, se recomienda como suplemento diario o como parte de la fórmula Trifala.

BOSWELLIA

(*Boswellia serrata*)

Es una de las plantas medicinales que ahora aparece destacada entre las terapias naturales. En la medicina ayurvédica han utilizado la boswellia durante miles de años y ahora se ha redescubierto como tratamiento contra la artrosis (la llamada artritis de «desgaste») y la artritis reumatoide, que provoca la destrucción del cartílago, la capa protectora que ayuda a amortiguar los huesos.

La artritis reumatoide puede causar dolor e inflamar las articulaciones y, en los casos agudos, debilita. No existe ningún remedio que cure los dos tipos de artritis, si bien suelen tratarse con fármacos antiinflamatorios no esteroideos.

El problema es que todos estos fármacos pueden provocar efectos secundarios, sobre todo problemas gástricos como las úlceras. Asimismo, la mayoría de las personas se encuentran con que los efectos beneficiosos de estos fármacos son de corta duración y han de cambiar de medicamento con frecuencia.

Los remedios naturales como la boswellia –«la planta del incienso»– pueden aliviar la artritis sin los efectos secundarios peligrosos de los antiinflamatorios no esteroides. La boswellia bloquea la síntesis de leucotrienos, unas sustancias corporales que pueden desencadenar la inflamación y propiciar la formación de radicales libres. También puede ser útil para el tratamiento de otras afecciones inflamatorias, como la psoriasis y la colitis ulcerosa.

Existen distintas fórmulas contra la artritis que combinan la boswellia con otras plantas antiinflamatorias utilizadas en ayurveda, como la cúrcuma y la ashwagandha.

Asimismo, la boswellia alivia la artritis y ayuda a prevenir las enfermedades cardíacas. Según los estudios indios, la boswellia, popularmente conocida allí como «Slai guggal», y aquí como «la planta del incienso», puede disminuir el nivel sanguíneo de colesterol alto y de triglicéridos, dos factores de riesgo para las enfermedades cardíacas y las apoplejías.

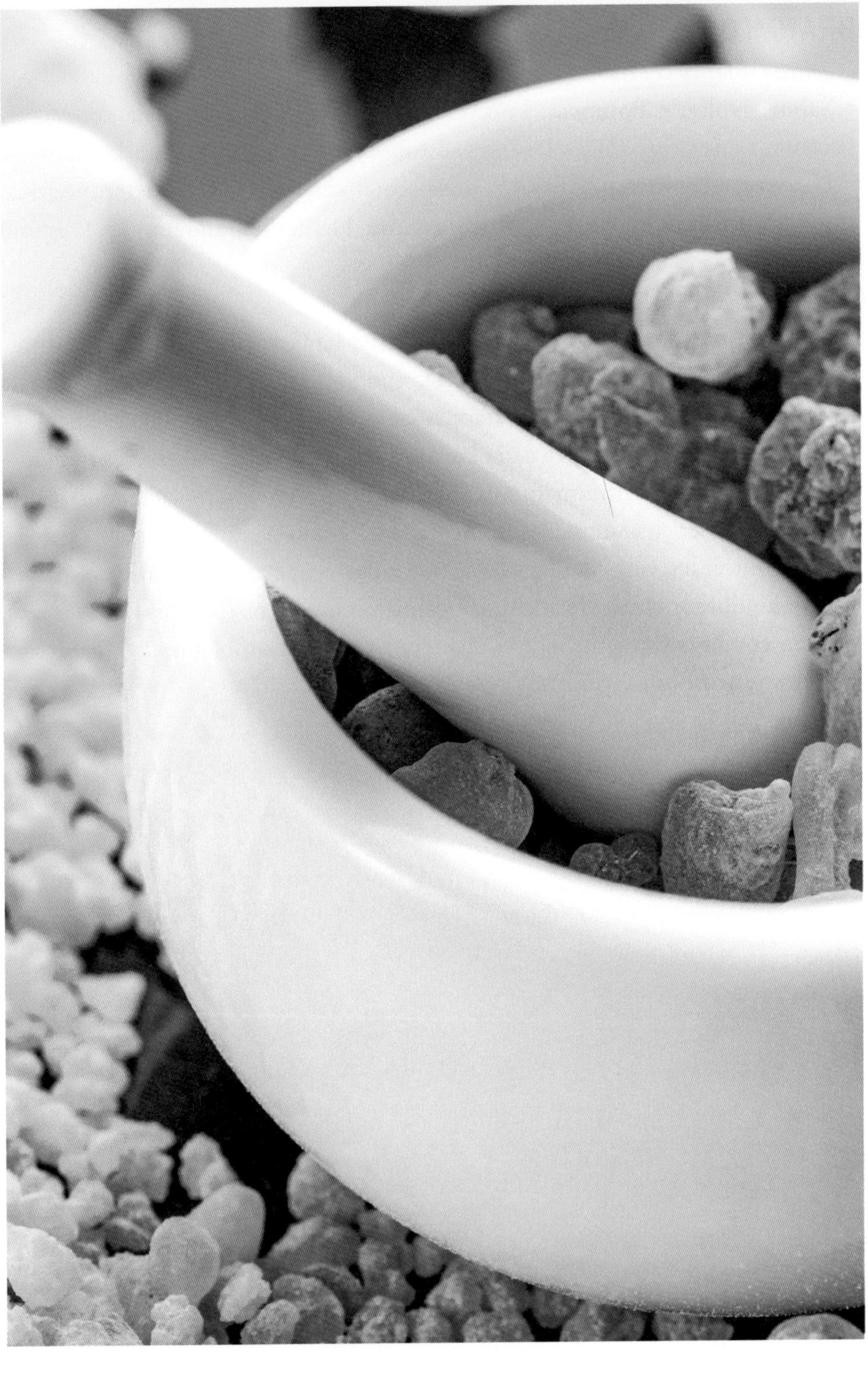

BRAHMI O GOTU KOLA

(*Centella asiatica* o *Hydrocotyle asiática*)

• **Sabor:** Dulce. • **Potencia:** Frío. • **Efecto a largo plazo:** Relajante, rejuvenecedor, tiene propiedades laxantes, estimula el intelecto, mejora la memoria y la voz. • **Acción específica:** Rejuvenece el cerebro. • **Acción terapéutica:** Equilibra los tres humores. • **Dosificación:** Desde 5 miligramos a 1 gramo diariamente.

¿Es una simple planta estimulante o algo más? La Centella asiática o «Brahmi» (como la conocen tradicionalmente en la India) es una planta medicinal que se usa en Oriente, en las medicinas tradicionales de China e India (ayurvédica). El historial sobre su uso terapéutico clásico es largo, especialmente en la curación de heridas y como medicamento para retrasar la progresión de la lepra. Por otra parte se considera que aumenta la energía y la potencia sexual, así como sus virtudes tonificantes, capaces de prolongar la vida, ya que es igualmente un magnífico tranquilizante, con efectos sedantes moderados. Los médicos del ayurveda lo usan con el tratamiento por excelencia en caso de problemas asociados a la mente y trastornos nerviosos.

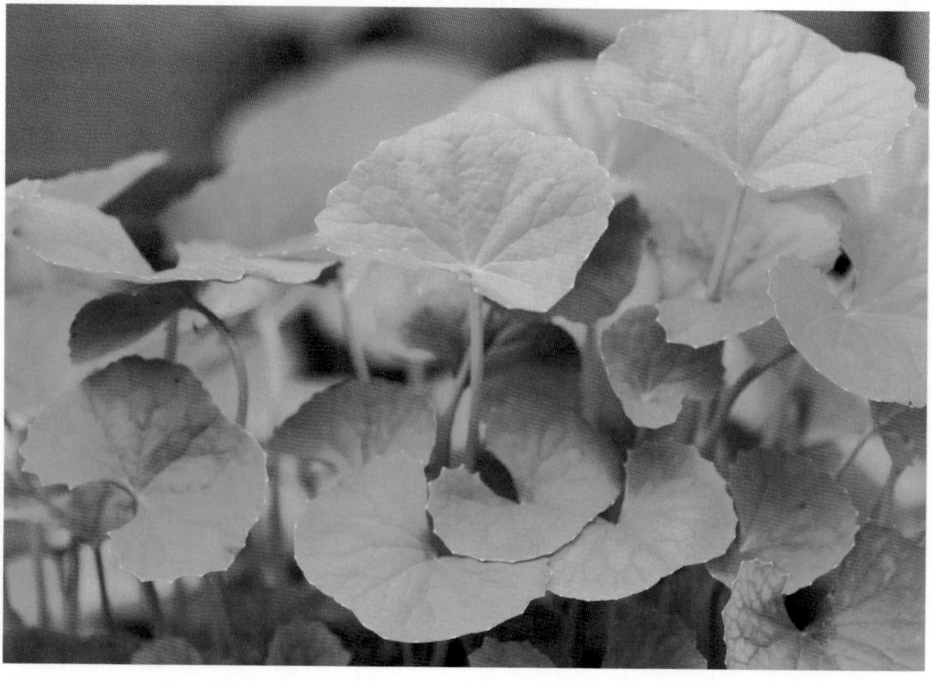

En Francia fue aceptada en 1880 y los médicos británicos, siguiendo la tradición, la utilizaron en África para el tratamiento de la lepra y de las heridas mal curadas de dicha enfermedad. En los años setenta del siglo pasado, investigadores italianos y europeos pudieron comprobar que el gotu kola mejora significativamente los síntomas de las hemorroides y venas varicosas. Es una planta de uso bastante común en India e Indonesia.

La planta

El gotu kola es una pequeña planta herbácea medicinal, de la familia de las Umbelíferas, que crece en extensas áreas húmedas, tropicales y pantanosas de la India, Paquistán, Sri Lanka, Indonesia, Australia, Madagascar y Sudáfrica. También aparece en zonas de la Europa Oriental.

El nombre común procede de algunos autores que la confundieron con la nuez de cola y le atribuyeron propiedades presentes en la cafeína que no se corresponden realmente con la planta, que sí es estimulante pero en otro sentido, mucho más saludable.

Tiene las hojas largas, verdes, con ápices redondeados y de textura suave, con vasos marcados que brotan en peciolos de 20 cm. Las raíces son rizomatosas de crecimiento vertical y de color crema, cubiertas de pelos radiculares. Las flores, rosadas y rojas, parcialmente encerradas en dos brácteas verdes. Las flores hermafroditas son diminutas (menos de 3 mm), con 5-6 corolas por flor, con cinco estambres y dos estigmas.

El cultivo está a punto de cosechar en tres meses. Toda la planta, con raíces, se cosecha a mano.

La planta como tal puede comerse; en algunos países de origen se toma en ensaladas. Usan el jugo de las hojas para la hipertensión arterial y también como tónico. En caso de llagas o úlceras se aplica una cataplasma hecha con las hojas.

En uso interno se puede preparar en infusión, con una cucharadita de café por taza (200 ml). No se recomienda tomar más de tres tazas al día.

Para la buena circulación

Se utilizan las hojas (tanto el extracto como molidas) y las raíces, a menudo de forma diferenciada, para curar heridas, quemaduras y úlceras de la piel, pero sobre todo en caso de endurecimiento de los tejidos de la piel (esclerodermia), varices e insuficiencia venosa crónica, en donde es uno de los recursos más eficaces.

La planta posee la capacidad para reducir el endurecimiento arterial en caso de aterosclerosis por acumulación de depósitos de grasa en el interior de las arterias y que a menudo aparece asociada a la obesidad, hipertensión, diabetes y otras alteraciones en el metabolismo.

Pero sus usos son realmente variados: como activador de la circulación en caso de vuelos de larga distancia, por ejemplo.

Excelente cicatrizante

El gotu kola posee una larga historia como cicatrizante por su poder de activación de fibroblastos, las células de los tejidos que sintetizan y segregan el procolágeno. Esta importante acción cicatrizante se debe al asiaticósido que contiene y que estimula dicha activación fibroblástica.

Por otra parte, su efecto reepitelizante estimula la producción de colágeno in vitro, una proteína clave en la curación de heridas. Además de estimular la síntesis de colágeno en diferentes tipos celulares, el asiaticósido aumenta la fuerza tensil de la piel nueva y favorece así la curación de heridas. También inhibe el proceso inflamatorio que podría provocar hipertrofia en cicatrices y mejora la permeabilidad capilar.

También se usa en caso de uñas frágiles o quebradizas y para estimular su crecimiento, así como para mejorar la circulación del tejido conectivo y algunas de sus complicaciones, como la esclerodernia.

La planta se ha sido utilizada en la prevención de cicatrices viciosas (queloides) después de una herida o en cirugía, así como para suavizar los queloides (cicatrices mal curadas, o hipertrofiadas y fibrosas, a veces derivadas de un simple acné, pero también por una infección, o tras una operación o un corte que cueste de cerrar). También se utiliza a menudo para mejorar la curación de heridas y quemaduras.

Un nootrópico para la memoria

Uno de los usos más populares del gotu kola hoy en día es como ayuda para fortalecer la memoria y sus funciones, así como para reducir

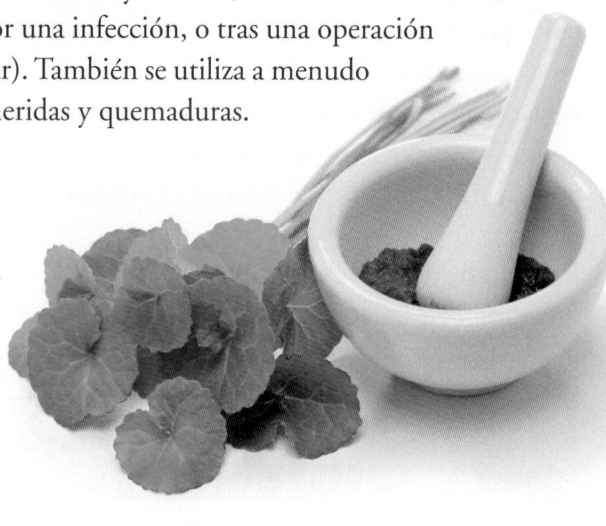

ligeramente los estados leves de ansiedad. En este sentido viene considerándose como una planta tranquilizante (debido a mecanismos colinérgicos) lo cual puede mejorar las funciones cognitivas y es asimismo una ayuda para combatir el estrés.

El gotu kola, al igual que el ginkgo y otros adaptógenos, puede ayudar de forma similar a una mejora de la circulación al cerebro, protegiéndolo de la oxidación y, por tanto, del envejecimiento. Por eso se cree que el gotu kola puede tener una acción similar a la del ginkgo.

Aumenta el nivel cerebral de ácido gama-amino butírico, lo que le confiere propiedades sedativas, hipnógenas y ansiolíticas, lo que explica su uso tradicional como ansiolítico.

La planta se ha utilizado en el tratamiento del síndrome de déficit de atención y en casos de retraso mental, pero todavía no se conoce su mecanismo de acción en estos casos.

¿Y para la líbido? La aumenta, aunque no se sabe de qué forma, pero suele usarse para estimular el deseo sexual en combinación con otras plantas y sustancias. Además de ser un buen tonificante y favorecedor de la circulación de la sangre se considera que es una de los nootrópicos más interesantes y prometedores. Los nootrópicos son las sustancias inteligentes que elevan las las funciones y las capacidades cognitivas del cerebro en los seres humanos.

Planta cosmética útil para la celulitis y las varices

A menudo podemos encontrar gotu kola asociado con otras plantas como el ginkgo (en preparados para aumentar la concentración en los estudios y hasta para fortalecer el cabello), o como el ginseng.

Se utiliza bastante en cosmética como ingrediente de cremas, jabones y gel para combatir la celulitis, porque activa la pared venosa (favorece el retorno venoso). La celulitis es consecuencia de cambios en el tejido de la piel, con alteraciones en la circulación y en las células grasas. Salta a la vista que lo más eficaz que se puede hacer en caso de celulitis es prevenir sus causas, y en este sentido es excelente el poder contar con la ayuda de plantas como el gotu kola.

Este poder de la planta hace que se utilice con éxito para fortalecer la dermis, pero también, como hemos dicho, en caso de varices y de insuficiencia venosa crónica. También se está usando en caso de psoriasis.

Es por otra parte un suave diurético en uso interno.

Tratamiento de enfermedades más severas

En Sri Lanka lo relacionaron como planta que podría prolongar vida, al observar que las hojas las comen habitualmente los elefantes. Pero más allá de esta anécdota, la comunidad científica está cada vez más formalmente interesada en el gotu kola, porque también puede contribuir favorablemente al tratamiento de esclerosis múltiple.

El extracto de gotu kola se puede emplear también por vía oral en el tratamiento de úlceras gástricas y duodenales por estrés. Se considera que posee principios activos inmunomoduladores que actúan a nivel gastrointestinal. Posee además una clara actividad antitumoral; sus propiedades inmunoestimulantes producen citolisis inmunológica (rompe la célula descomponiéndo la membrana celular y perdiéndose sus procesos), lo que explica los beneficios observados en pacientes con cáncer.

El gotu kola se usa clínicamente en oftalmología (úlceras corneales, etc.).

Uso de preparados de gotu kola

En extracto para uso interno se usan normalmente de 10 a 30 gotas, tres veces al día. Como cicatrizante, de 1 a 2 g diarios, también por vía oral, en tres tomas.

Prevención de problemas circulatorios en pacientes con problemas venosos que han de realizar vuelos de media y larga distancia: 180 mg al dia en tres tomas, dos días antes del vuelo, el día del vuelo y el día después.

En caso de trastornos notables o bien en un uso intensivo, continuado, o en dosis altas debe hacerse un seguimiento seguido por un buen terapeuta.

GUDUCHI o AMRITA

(*Tinospora cordifolia*)

• **Sabor:** picante, astringente y amargo. • **Potencia:** caliente. • **Efecto a largo plazo:** dulce. • **Acción general:** estimulante inmunológico, ayuda digestiva y regeneradora. • **Acción específica:** rejuvenecedor. • **Acción terapéutica:** baja pitta, equilibra todos los humores. • **Dosificación:** de 1 a 2 gramos dos veces al día.

Guduchi está considerada como una de las principales hierbas regeneradoras. En la mitología hinduista, se la conoce como un elixir que otorga salud e inmortalidad; en otras palabras, es un rejuvenecedor comestible y una de las mejores hierbas utilizadas por el Ayurveda para curar y rejuvenecer.

Las investigaciones modernas indican que es un poderoso estimulante inmunológico, con una fuerte acción desintoxicante de los efectos de los fármacos que se usan para tratar el cáncer, con propiedades que potencian la inmunidad e incluso puede prevenir esta enfermedad.

Otros estudios demuestran que tiene la capacidad de reducir los niveles de azúcar en sangre, lo que se ha comprobado en animales diabéticos, al mismo tiempo que resulta eficaz para reducir complicaciones reumáticas. Guduchi es una hierba excelente para aumentar las defensas y como tónico general.

GUGUL

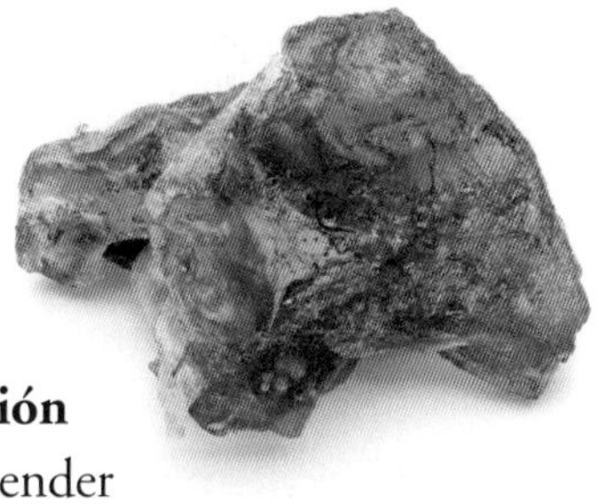

(*Commiphora mukul*)

• **Sabor:** amargo, astringente y dulce. • **Potencia:** caliente. • **Efecto a largo plazo:** picante. • **Acción general:** afrodisíaco, fomenta la resistencia en general, estimulante digestivo, regula el metabolismo y combate el colesterol. • **Acción específica:** rejuvenecedor. • **Acción terapéutica:** hace descender kapha y vata y no agrava pitta, salvo si se toma en grandes dosis durante largos períodos. • **Dosificación:** dos tabletas de 450 mg con las comidas tres veces al día.

Se trata de la resina gomosa del árbol *Commiphora mukul.* En Occidente el gugul se presenta como una planta que puede prevenir las enfermedades cardíacas, porque disminuye el nivel excesivo de colesterol nocivo y triglicéridos en la sangre.

Los médicos de medicina tradicional de la India consideran el gugul como una planta de poderes mucho más amplios que puede reforzar el cuerpo de muchas maneras distintas, y temen que su reputación como limitador de grasas haya eclipsado sus otras virtudes. Por ejemplo, el gugul refuerza la función inmunitaria, como lo demuestra su capacidad para reforzar los leucocitos. Por su efecto antiinflamatorio y analgésico está indicado en caso de artritis reumatoide. En ensayos clínicos con pacientes afectados de artritis reumatoide se demostró su propiedad antiinflamatoria y analgésica, con una efectividad similar a la de la fenilbutazona y el ibuprofeno.

Y en hipercolesterolemias y demás trastornos relacionados con la presencia del colesterol nocivo en sangre su éxito se considera atribuible a las gugulesteronas. En la India a menudo prescriben gugul añadido a otras fórmulas destinadas a reforzar y fortalecer distintas partes del organismo.

HARITAKI

(*Terminalia chebula*)

• **Sabor:** astringente, dulce, agrio, picante y amargo. • **Potencia:** caliente. • **Efecto a largo plazo:** muy dulce. • **Acción general:** Estimulante digestivo, laxante, rejuvenecedor, afrodisíaco, antibacteriano, antitumoral, antiviral y antioxidante. • **Acción específica:** rejuvenecedor. • **Acción terapéutica:** equilibra los tres humores, muy bueno para el exceso de vata. • **Dosificación:** De 2 a 5 gramos diariamente.

También se conoce como el «rey de las medicinas» y siempre aparece en primer lugar en las listas de *Materia Médica*, por sus extraordinarios poderes de curación. En Ayurveda se considera que acaba con todas las enfermedades y elimina todos los residuos del organismo y, al mismo tiempo, es conocida por estimular el crecimiento de los tejidos y curarlos.

Muchas fórmulas ayurvédicas contienen Haritaki en diversas proporciones. Se utiliza para tratar trastornos digestivos, urinarios, diabetes, problemas de piel, infecciones por parásitos, enfermedades del corazón, fiebres irregulares, flatulencia, estreñimiento, úlceras, vómitos, dolor de cólico y hemorragias. Si se toma después de las comidas, previene el desequilibrio de cualquiera de los humores que puedan causar la comida o la bebida de mala calidad. Favorece la sabiduría y la salud física e intelectual.

La ciencia moderna ha descubierto que Haritaki tiene un poderoso efecto contra el virus del herpes, acción anti bacteriana y propiedades cardiotónicas. También contiene antioxidantes, lo que indica que puede aumentar la vida de los tejidos.

Su actividad antitumoral está demostrada y se ha visto que tiene un efecto considerable para debilitar el virus VIH. Por sus propiedades regeneradoras y purificadoras es excelente para el sistema digestivo. Como suplemento preventivo tiene un importante poder antiviral, como se demuestra por su acción anti tumoral y contra el VIH. También ayuda a las personas de constitución vata, porque actúa directamente sobre el prana que se encuentra en el colon. Forma parte de la fórmula Trifala, como buen equilibrante digestivo y ayuda a rejuvenecer.

KUMARI

(*Aloe barbadensis, Aloe vera*)

• **Sabor:** amargo, astringente y picante. • **Potencia:** refrescante. • **Efecto a largo plazo:** dulce. • **Acción general:** tónico, purgante, afrodisíaco y rejuvenecedor.

• **Acción específica:** rejuvenecedor. • **Acción terapéutica:** equilibra los tres humores, el polvo seco agrava vata y produce estreñimiento. • **Dosificación:** 2 tabletas de gel dos veces al día o media tacita por la mañana.

Aloe vera en Oriente. Kumari significa 'muchacha joven', una palabra para reflejar las importantes propiedades rejuvenecedoras de esta planta. Es buena para muchas cosas (es un buen tónico para las mujeres), pero en exceso crea problemas hepáticos vinculados a pitta. Es mejor combinarla con Shatavari para que su efecto sea más equilibrado. No obstante, no se recomienda durante el embarazo.

Tradicionalmente, el Ayurveda ha utilizado Kumari para tratar las lombrices intestinales, los desequilibrios hepáticos y del bazo, como laxante y como tónico para el útero. Es útil en todo tipo de enfermedades pitta, tales como úlceras e inflamaciones, tanto internas como externas.

Se considera afrodisíaca y es buena para tratar enfermedades venéreas. Modernos estudios han demostrado su eficacia para tratar la dispepsia, la flatulencia, los cólicos intestinales, la debilidad general, la tos y el asma, y también ayuda al crecimiento del pelo. Kumari es bien conocido en Occidente y tiene numerosas utilidades; se destaca en el tratamiento del aparato reproductor femenino y las dolencias del hígado y el bazo.

KUTKI o KATUKI

(*Picorhiza kurroa*)

• **Sabor:** picante. • **Potencia:** fría. • **Efecto a largo plazo:** amargo. • **Acción general:** tónico para el hígado, purificador de la sangre, antioxidante, antiasmático y equilibrador del sistema inmunológico. • **Acción específica:** equilibra el sistema inmunológico, tónico para el hígado. • **Acción terapéutica:** reduce pitta y kapha. • **Dosificación:** 1 a 2 gramos dos veces al día, cuando sea necesario.

Katuki se usa en el Ayurveda para los tratamientos del hígado y las enfermedades pulmonares. También se ha utilizado para curar los vómitos y la fiebre. Es fundamentalmente conocido como remedio eficaz contra el asma.

Varias fórmulas ayurvédicas lo utilizan para tratar esa enfermedad. Ha habido una ingente cantidad de estudios sobre Katuki. La mayoría se han centrado en su capacidad de protección del hígado, o en sus comprobadas cualidades antiasmáticas.

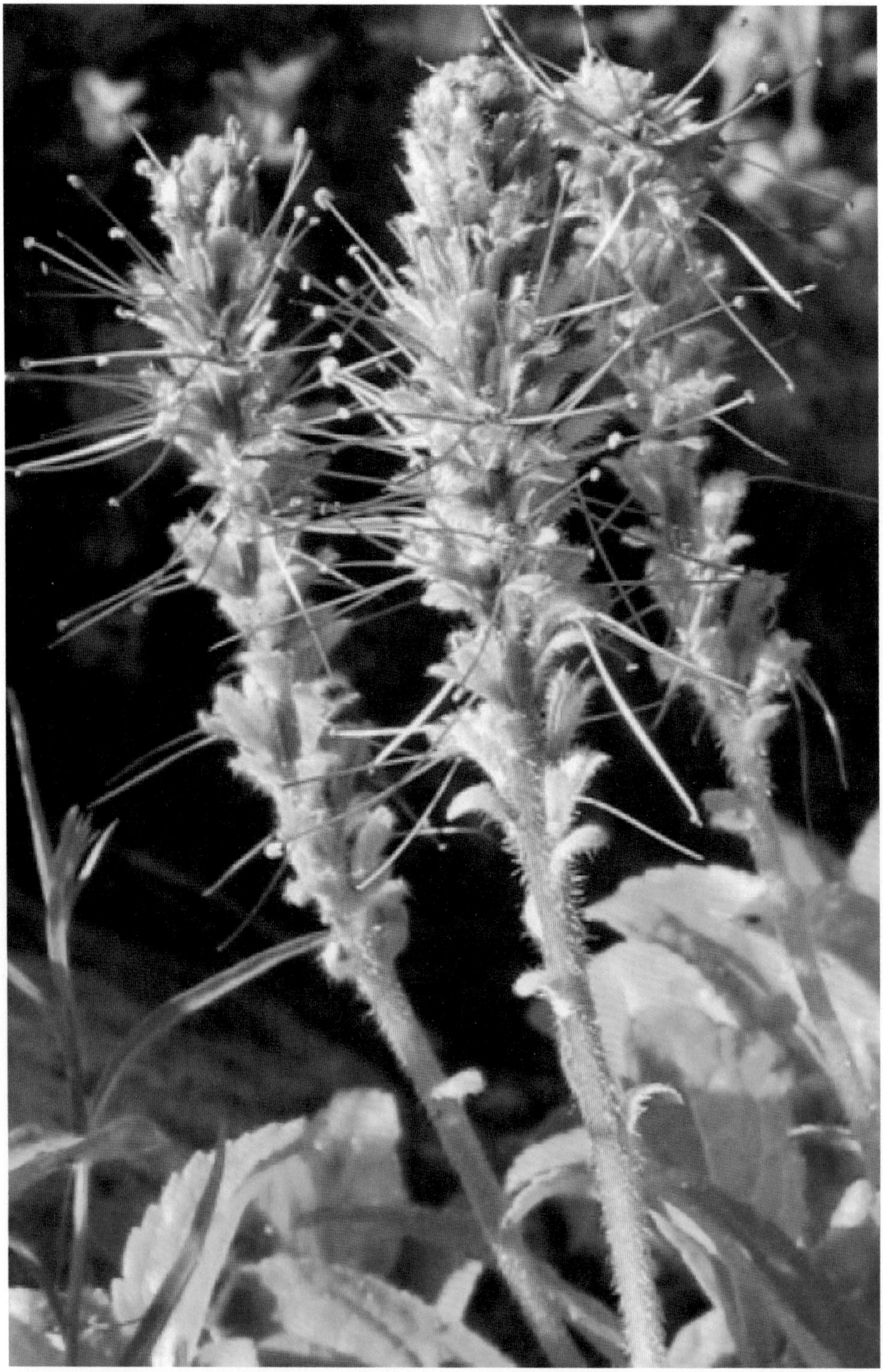

Los científicos han sido capaces de aislar el principio activo de Katuki, que combate la disfunción hepática. No sólo tiene la propiedad de proteger el hígado, sino que se cree que puede tener significativos efectos cuando se trata de revertir los daños producidos en ese órgano, lo que se ha comprobado en diversos estudios que despertaron un importante interés entre las compañías farmacéuticas.

En muchos estudios, los extractos naturales de Katuki fueron más eficaces que las medicinas comúnmente usadas para el hígado. Uno de ellos demostró que revierte los efectos hemotóxicos de fármacos como el paracetamol, lo que beneficia al metabolismo y reduce muchos efectos secundarios causados por los medicamentos actuales.

Recientes investigaciones incluso confirman las propiedades antiasmáticas de Katuki. Una de ellas lo describe como el compuesto más eficaz en la prevención de alergias y la obstrucción bronquial, provocadas por la contaminación.

Los estudios indican que cuando se ha sometido a un control, su efectividad se sitúa por encima del 80%. Hay muchos más estudios que han llegado a las mismas conclusiones. Katuki actúa liberando vitaminas directamente en los pulmones, lo que le haría prevenir el asma. Lo que es más interesante para la mayoría de la gente es su acción antioxidante. Esta hierba es antioxidante y actúa como un verdadero depredador de los radicales libres.

Conocidos antioxidantes como las vitaminas C y E ha demostrado sus excelentes cualidades rejuvenecedoras, debido a su capacidad para combatir los radicales libres.

Katuki ha demostrado sus propiedades inmunológicas y también es valiosa por sus cualidades antiinflamatorias. Las pruebas, asimismo, confirman que su uso es seguro, ya que no tiene acción cancerígena asociada. Katuki es un excelente tónico para el hígado, un antiasmático y regulador del sistema inmunológico. Debido a su naturaleza amarga, no debe tomarse a diario, salvo que la fórmula esté equilibrada. Si no es así, generará agotamiento al cabo de varios meses.

MANJISHTHA

(*Rubia cordifolia*)

• **Sabor:** amargo. • **Potencia:** frío. • **Efecto a largo plazo:** picante. • **Acción general:** purificador de la sangre, antitumoral, antibacteriano, ayuda a la circulación, se usa para tratar problemas del aparato reproductor femenino, la voz, la piel y el tracto urinario. • **Acción específica:** purificadora de la sangre. • **Acción terapéutica:** reduce pitta y kapha y aumenta vata. • **Dosificación:** de 1 a 2 g, dos veces al día.

Manjishtha es una de las mejores hierbas para reducir los problemas de las personas del tipo pitta y equilibrar sus sistemas. Es útil para la circulación sanguínea y mejora las menstruaciones. Es buena para toda clase de inflamaciones y puede utilizarse tópicamente en forma de pasta para curar la piel.

Como purificador de la sangre, ejerce una potente acción sobre el cutis, limpiándolo de toxinas y realzando su brillo natural. Manjishtha desintoxica y fortalece el hígado, el bazo y los riñones. Estudios recientes demuestran que tiene propiedades antitumorales y antibacterianas. Es una hierba excelente para las mujeres y se usa en los trastornos de la sangre en las personas del tipo pitta.

NIM o NEEM, NIMBA, LILA INDIA

(*Azadirachta indica*)

• **Sabor:** amargo. • **Potencia:** frío. • **Efecto a largo plazo:** picante. • **Acción general:** mejora la digestión, antiinflamatorio, y cura la piel, la boca y los dientes. • **Acción específica:** antiséptico. • **Acción terapéutica:** reduce pitta y kapha, aumenta vata. • **Dosificación:** De 500 mg a 1 g dos veces al día.

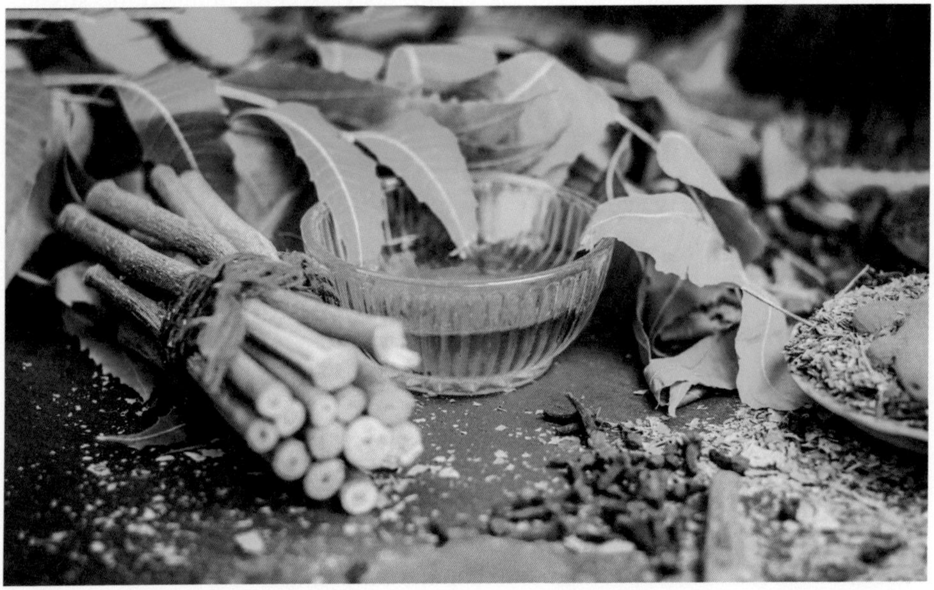

Según la mitología hindú, el nim (*Azadirachta indica*, o también *Melia azedearach*) o «neem», en inglés, se convirtió en un árbol sagrado bendecido con el don de curar todas las enfermedades. Existe un relato muy popular que nos relata como el rey Indra bajó del Cielo con una olla de oro llena de Ambrosía (Artemisa) que había arrebatado a los demonios; algo de la ambrosía derramó sobre un árbol de nim, bendiciéndolo y convirtiéndolo en un árbol de propiedades milagrosas para curar toda la eternidad.

Las primeras indicaciones del uso del nim como medicamento se remontan a más de 4.500 años. La cultura india harappa estaba en su apogeo. En excavaciones hechas en Mohenjo-Daro, al Noroeste de la India (actualmente en Paquistán) que se identifican con ese periodo se encontraron entre las ruinas preparados terapéuticos con hojas de nim.

Entre los textos más antiguos el nim aparece casi cien veces para el tratamiento de una gran variedad de enfermedades y síntomas, muchos de los cuales permanecen hoy en día.

Muy valorado desde siempre por sus cualidades curativas, el nim estuvo cerca de convertirse en un programa de salud desde la cuna hasta la muerte y era parte de la rutina diaria en casi todo la India hasta nuestros días. En los textos se recomendaba que los bebés fueran untados con aceite y hierbas, recostados sobre una sábana de seda y abanicados con una rama de nim con hojas anchas.

Si el niño enfermaba se le administraban pequeñas dosis de aceite y se le bañaba con té de nim en caso de cortes, heridas o varicela. El cepillado diario con ramitas de nim masticadas ayudaban tanto a niños como adultos a mantener sanos la boca y los dientes.

Se dice que el árbol del nim es «la farmacia del pueblo» para los herboristas y curanderos tradicionales de la India y del Sudeste asiático.

El árbol farmacia

Se trata de un árbol tropical siempre verde, emparentado con la caoba, que puede llegar a los 15-20 metros de altura. Originario del Este de la India y de Birmania (Myanmar), se puede encontrar en gran parte del Sudeste asiático y también en África (Kenia, Tanzania). Recientemente se han realizado plantaciones en el Caribe y varios países centroamericanos. Sobrevive a temperaturas de hasta 50° C y puede llegar a vivir 200 años.

Sus pequeñas flores blancas poseen un aroma dulce parecido al jazmín. Su fruto es ovoide (1,7 cm de largo). El árbol comienza a dar frutos (unos 50 kg al año) a los 3-5 años de edad.

Es un árbol tropical que en climas fríos puede ser cultivado en macetas grandes, dándole el mismo cuidado y tratamiento que el ficus. Como planta es ideal para interiores, puede desarrollarse con un mínimo de cuidados. Conviene colocarlo cerca de una ventana soleada y sacarlo al sol durante el verano. Pero podrá sobrevivir en el interior, aún de que no reciba luz natural.

Los árboles de nim son siempre verdes, pero tras una sequía prolongada o después de una helada pueden perder su follaje; sin embargo revivirá enseguida con un riego bien drenado y el calor del sol. Entre los pocos males que pueden atacarlo está el exceso de agua o de riego, o el exceso de fertilizante, que amarilleará las hojas. Lo más aconsejable, en todo caso, es el cultivo ecológico.

Es un árbol del que se aprovecha todo. Por ejemplo, las hojas frescas se guardan con cuidado para sus usos, como ahora vamos a ver, pero también se pueden deshidratar secándolas. En este caso, del polvo resultante al molerlas se elaborarán extractos y tinturas en alcohol.

Cuando cambian de color, del verde al amarillo, se recogen los frutos para extraer el aceite. La cáscara y su almendra que queda se lavan para eliminar la pulpa sobrante. La pulpa se puede comer y también se elabora una especie de jalea o mermelada añadiéndole azúcar y agua hervida. El siguiente paso es quitarle la cáscara, quebrándola con un palote de amasar entre dos trapos de algodón bien limpios. Finalmente guardamos las almendras en un recipiente en el refrigerador. Las cáscaras van al jardín como abono.

Con esas almendras se extrae el aceite en una prensa hidráulica, si bien existen varios métodos (mecánico por presión y también usando disolventes) y también se pueden macerar en aceite de sésamo durante dos semanas. Esta mezcla de aceite se usa como loción.

En la actualidad el nim se prepara de múltiples formas y de las almendras, las hojas, la resina o la corteza cada vez se pueden encontrar más y más formas de presentación: extracto seco, hojas (para preparar un té o tisana), lociones, cremas, champú, lociones, en pasta para cataplasmas, resinas, aceites (se aplica sólo y también se suele mezclar con aceite de sésamo)

Antiguamente el aceite de nim alimentaba las lámparas durante la noche, y la madera se usaba como combustible para la cocina diaria de cereales y legum-

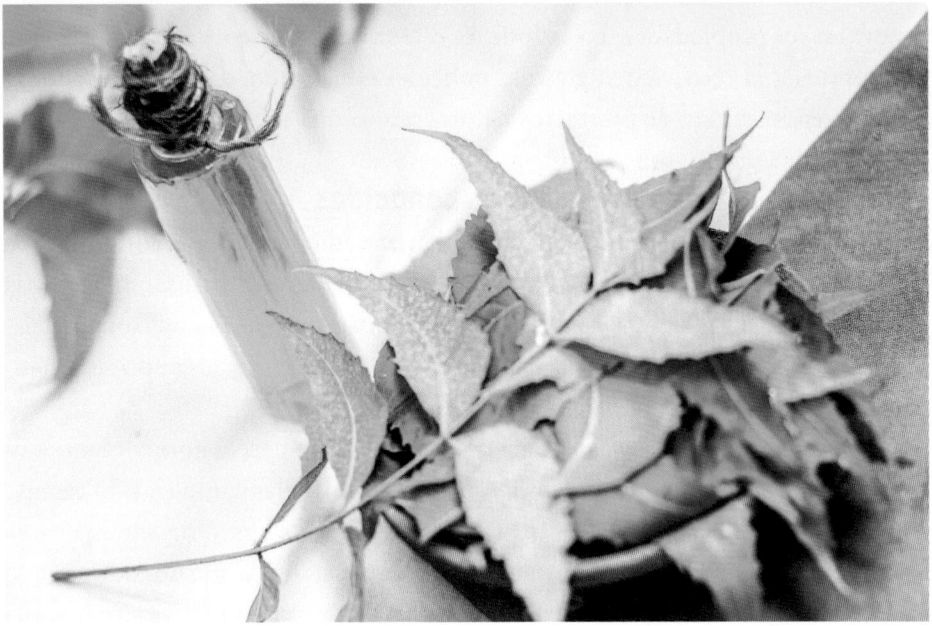

bres, que además podían almacenarse libres de insectos al añadirles una fina capa de aceite u hojas de nim.

Una planta entre miles

Todavía hoy más de la mitad de los medicamentos modernos, desde la aspirina hasta los nuevos fármacos para el tratamiento del cáncer de mama tienen su origen en las plantas medicinales y los ingredientes que de ellas se obtienen. Vale la pena recordar que la India es uno de los países en donde el conocimiento médico relacionado con las plantas es más amplio, gracias al conocimiento que les brinda la tradición médica ayurvédica.

En Occidente existen ya estudios científicos que demuestran la efectividad de una buena parte de los tratamientos de esta medicina tradicional; entre éstos sobresale el uso de –literalmente– miles de plantas medicinales, entre las cuales destaca el nim, un árbol del que se obtienen muchos ingredientes importantes en los preparados ayurvédicos.

El nim es una ayuda para que el organismo pueda combatir todo tipo de enfermedades, incluso crónicas, a lo largo de los siglos. Ahora bien, conviene hacer muy buen uso de este regalo de la naturaleza, ya que se trata de una especie protegida e insuficiente para abastecer la demanda provocada por el creciente interés en sus propiedades. En la India se está tratando de concienciar a la gente para proteger la relativamente escasa población de árboles de nim que, al estar presente en infinidad de productos ha provocado una subida de precios.

Principales ingredientes activos conocidos

Encontrar exactamente como actúa una planta medicinal y cuáles compuestos o combinación de compuestos la hacen actuar es una tarea difícil si está formada por cientos de ingredientes, algunos activos y otros no. Las plantas son analizadas generalmente por sus ingredientes activos más potentes, aislando sistemáticamente cada ingrediente para determinar su estructura.

Con esto se sabe a qué clase de grupo químico pertenece y normalmente nos indica el tipo de efecto que podemos esperar en moléculas complejas. El tiempo invertido es largo, caro y a veces frustrante, los árboles de nim tienen una gama realmente amplia y compleja de ingredientes activos, de los que no todos se han identificado. Los ingredientes conocidos más comunes y más analizados del nim son los siguientes:

- *Nimbi.* Antiflamatorio, antifiebre, antiestamínico, antihongos.
- *Nimbidin.* Antibacterial, antiulceras, analgésico, antiarrítmico, antihongos.
- *Nimbidol.* Antituberculoso, antiprotozuario, antifiebre.
- *Genudin.* Vasodilatador, antimalaria, antihongo..
- *Nimbinato de sodio.* Diurético, espermicida, antiartrítico.
- *Quercetina.* Antiprotozoario.
- *Salannin.* Repelente de insectos.
- *Azadirachtin.* Repelente, inhibidor del apetito, antihormonal (todo en insectos).

Las hojas, la resina y la corteza

La concentración mayor de ingredientes activos del nim se encuentra en la semilla (la almendra ya comentada) y el aceite; sin embargo también se encuentran en la hoja y en la corteza, en menor proporción.

Las hojas de nim se componen de un 20% de fibra, 50% de carbohidratos, 15% de proteínas, 8% de minerales y oligoelementos, 5% grasas, 2% de calcio y contiene además, carotenos, ácido ascórbico y aminoácidos esenciales (entre los conocidos, alanina, aspargina, ácido aspártico, triptófano, taurina, valina).

En la resina obtenida directamente del tronco del árbol aparece una cantidad importante de aminoácidos y proteínas: lisina, histidina, arginina, treonina, serina, ácido glutámico, prolina, glicina, alinina, cisteína, vanina, metionina isoleucina, tirosina, leucina, fenilalanina y glucosamina.

La corteza se compone de 3,43% de proteínas, 0,68% de alcaloides y 4,16% de minerales. Los aminoácidos de la proteína que se han encontrado son: arginina, aspargina, cisteína, ácido glutámico, isoleucina, metionina, fenilalanina, norleucina, triptófano y asimismo, entre otras sustancias, ninbosterol y el amargo principal margosina, un alcaloide.

El aceite

El aceite de nim es un excelente humectante compuesto por ingredientes medicinales bien conocidos y reconocidos. En cosmética, el uso de este aceite ha estado limitado por su fuerte olor y su color oscuro. Como ingrediente para jabones ha tenido mayor aceptación. Por eso las hojas han sustituido al aceite para el uso cosmético y medicinas. La almendra de la semilla de nim es rica en ácidos grasos, hasta un 50% del peso de la almendra. El aceite de nim es muy amargo y tiene un olor entre azufrado y de ajo; contiene vitamina E y los aminoácidos esenciales. En los análisis de componentes se han encontrado estos porcentajes en ácidos grasos: ácido oleico, 52,8%; ácido esteárico, 21,4%; ácido lineólico, 2,1%; otros ácidos grasos: 2,3%. De todas formas dichos porcentajes suelen variar según sea la recolección y características de las semillas.

En resumen, puede decirse que las diferentes proporciones y combinaciones del caudal de componentes del nim (hojas, aceite, resina, corteza...) asegura sus extraordinarias propiedades.

Un torrente de virtudes y aplicaciones

El nim es, como decimos, una de las plantas más antiguas, conocidas y usadas en el mundo. Sin embargo, en Occidente las investigaciones científicas son muy recientes. Algunos estudios han podido verificar enseguida bastantes de los efectos beneficiosos tradicionales, sin embargo en otros casos todavía es demasiado pronto para confirmar la validez de algunas de las aplicaciones que, por otra parte crecen, ya que los analistas, asombrados con sus propiedades, le siguen encontrando nuevas posibilidades.

Los compuestos hallados en la semilla, corteza y hojas del árbol han sido probados como antiséptico, antifebriles, antiinflamatorios, antivirales y fungicidas. Éstas son, brevemente, algunas de las aplicaciones más interesantes del nim:

- **Diabetes:** El extracto de hoja de nim, en dosis orales, redujo la necesidad de insulina entre un 30-50% para los pacientes con diabetes (*Diabetes mellitus*) tipo I.
- Algunos institutos de salud, en diferentes países, han dado a conocer resultados muy prometedores de pruebas in vitro del nim como agente antiviral.
- **Cáncer.** No puede decirse que «cura el cáncer» (!), sin embargo en diversos estudios se deduce que son los polisacáridos y limonoides que se encuentran en la corteza, hojas y aceite del nim lo que, en diversas pruebas que se están realizando, reducen los tumores sin efectos secundarios indeseables.
- **Enfermedades del corazón.** Los extractos de nim tienen la capacidad de retardar la formación de coágulos en la sangre, combatir arritmias y taquicardia, reducir el trastorno del ritmo cardíaco (palpitaciones) y la hipertensión. El todos estos casos suele tomarse en forma de tisana (allí se llama «té de nin») varias veces a la semana.
- **Trastornos del riñón.** Se usa en forma de tisana (con agua de cebada) o en cápsulas.
- **Problemas digestivos.** El nim es un gran protector del estómago y del sistema digestivo. En caso de acidez, indigestiones o gastritis se tomará en forma de té. Los extractos de nim son una protección eficaz en caso de úlceras pépticas y úlceras duodenales y a la vez acelerarán la curación en caso de lesiones gástricas. Se recomienda seguir un régimen de treinta días; tomar una taza de té de nim entre las comidas, con una cucharadita de algún producto comercial que tenga bismuto para el tratamiento de la indigestión.
- **Reumatismo.** Procesos inflamatorios (se toma en tisana de las hojas o de la corteza), artritis, reumatismo (aplicado en crema, de forma local)
- **Hemorroides.** Si las hemorroides ya están presentes, las cremas o los extractos de hojas y corteza de nim aplicados externamente en forma local externas ayudarán a desinflamar y a eliminar el picor y el sangrado. Durante las erupciones es conveniente tomar además té de nim dos veces diarias.
- **Herpes y problemas dentales.** En Alemania se hicieron unas pruebas para demostrar que los extractos de nim combaten eficazmente el virus del herpes, producen un rápido alivio en la zona y ayudan a la curación de las llagas.

Igualmente han afirmado que los extractos de nim previenen las enfermedades periodontales. No deja de ser curioso que uno de los componentes de la rama («datun») se esté estudiando en algunas facultades de odontología de importantes universidades de los EE.UU. para aislar los componentes activos que previenen las caries y enfermedades de las encías en los que usan dichas ramitas como cepillo de dientes.

Desde hace unos treinta años se están probando, por otra parte, para reducir las caries y la piorrea con muy buenos resultados.

- **Alergias.** El nim es un antihistamínico natural que ayuda a inhibir las reacciones alérgicas, tanto si se aplica externamente o en forma de supositorio.
- **Dermatología.** El nim es altamente eficaz en el tratamiento del acné, eccemas, caspa y las verrugas. Por eso en la India se utiliza en la composición de jabones y champúes.
- **Ulceras.** En extracto, el nim es una excelente ayuda para reducir las molestias y sanar las ulceras gástricas y duodenales.
- **Parásitos (externos), hongos y candidiasis.** Las propiedades bacteriológicas del nim no sólo dejan la piel fresca, sino que eliminan rápidamente los parásitos. Una decocción de hojas de nim es tan segura y efectiva como cualquier tratamiento convencional para eliminar piojos y sama. Por otra parte, ataca los hongos que causan el pie de atleta o la tiña, e igualmente la candidiasis, causante de infecciones vaginales.

El extracto de nim contiene *nimbidine*», cuya eficacia equivale a 800 unidades de penicilina o a 0,5 gramos de estreptomicina (sulfato).

- **Lombrices intestinales.** El tomar té de nim dos veces diarias por una semana, es el tratamiento tradicional para eliminar estos parásitos del cuerpo. Para los niños, aplicar en el ano crema de nim para alivio de la comezón.

Enfermedades de transmisión sexual

El nim se ha usado tradicionalmente para tratar enfermedades de transmisión sexual e infecciones vaginales han sido tratadas con agua de hojas de nim o aceite de nim. Los hombres siguen un tratamiento a base de tomar té de nim y bañarse con agua hervida de hojas de nim. La mujer se trata tomando té de nim y duchas vaginales de agua hervida de nim. En ambos casos se recomienda aplicar aceite de nim en las áreas afectadas.

La crema de nim resuelve las infecciones de clamida (Chlamydia Trichomatous) entre 1-3 semanas. Se tomará una ducha vaginal hecha con agua hervida y 50 hojas de nim, que en este caso actuará como bactericida.

Igualmente en caso de herpes y verrugas genitales o vaginales y candidiasis. Junto a la aplicación local en la zona afectada se tomarán dos vasos de tisana de té de nim al día durante una semana para atacar la infección internamente. De todas formas, en caso de infección de las vías urinarias no es necesario alargar el tratamiento una semana, ya que generalmente se resuelve en dos o tres días.

Psoriasis

Los extractos de aceite y hoja de nim son un buen recurso para el tratamiento de los síntomas de la psoriasis. Alivian el dolor y los picores, reduciendo las escamas e inflamación en las áreas afectadas. Es, como mínimo, tan eficaz como el alquitrán y la cortisona y sin los efectos secundarios de ésta.

En una prueba hecha a un paciente con psoriasis severa se le administró un extracto de nim (nimbidin) tres veces al día y la piel fue tratada con nimbidin mezclado con aceite de coco. El tratamiento fue la completa desaparición de la enfermedad. La recuperación es más rápida si se exponen las áreas afectadas al sol.

El lavarse la piel con jabón de nim (o champú de nim, si el área es muy sensible) para remover las células muertas y matar la bacteria es un buen primer paso. Para aliviar la piel también es bueno tomar baños completos en agua tibia que contengan al menos veinte hojas de nim. Después de secar se aplica crema o loción de nim en las áreas afectadas. Tomar también la tisana de nin o el extracto en forma oral acelerará el efecto curativo.

Ni que decir tiene que, además de ser capaz de curar una psoriasis, el nim es eficacísimo en caso de eccemas, acné, piel seca, verrugas y demás enfermedades o alteraciones de la piel.

Botiquín de primeros auxilios

- **Cortes, rascadas en la piel, quemaduras…** Se lava primero la zona con jabón de nim, luego se aplica el aceite (de nim, naturalmente) y se cubre la herida; como antiséptico y cicatrizante es igualmente muy bueno. Si se trata de una herida grande se pueden tomar además cápsulas de polvo de nim, que –como buen adaptógeneo que es– estimularán el sistema inmunitario.
- **Golpes, torceduras** (uso externo e interno); **dolor de cabeza** (efectos similares a los de la aspirina, por eso no se recomienda en este caso en niños pequeños); **dolor de oídos...** El nim actúa en los receptores que producen el dolor, desinflama y mata la bacteria que ocasiona el dolor de oídos.
- **Receta:** calentar clavo de olor y ajo en una cucharada de aceite de sésamo, agregar dos gotas de aceite de alcanfor y cinco gotas de extracto de hojas de nim

o de aceite de nim, poner una gota de la medicina en cada oído y limpiar el exceso con un poco de algodón.

- **Reduce la fiebre**, alivia rápidamente la garganta irritada (tanto si se trata de infección de origen viral o bacteriano), tuberculosis (eficaz en las nuevas cadenas de bacterias resistentes a los antibióticos), varicela (con pasta de hojas de nim), minimiza los efectos del resfriado e influenza (se toma en forma de tisana).
- **Trastornos nerviosos, fatiga crónica, insomnio** (se toma una tisana una hora antes de ir a dormir)...

Otros usos del nim

- Desde una conjuntivitis... ¡al mal aliento!
- Como repelente de insectos es mucho más eficaz que los productos habituales y además no es tóxico.
- También es un excelente insecticida en la agricultura (previene plagas de más de 200 insectos), aprobado por las autoridades más exigentes (EPA y otras), ya que no es tóxico para las aves ni los animales de sangre caliente.

Cosmética

El champú de nim ayuda a controlar la caspa y los picores en el cuero cabelludo, además de que deja el cabello suave y sano, brillante y fácil de peinar. Es un ingrediente habitual de los buenos geles, jabones, mascarillas, cremas, sales... En los niños se utiliza una mezcla de polvos de nim y de tulsi con almidón se usa como talco en niños y adultos para las rozaduras.

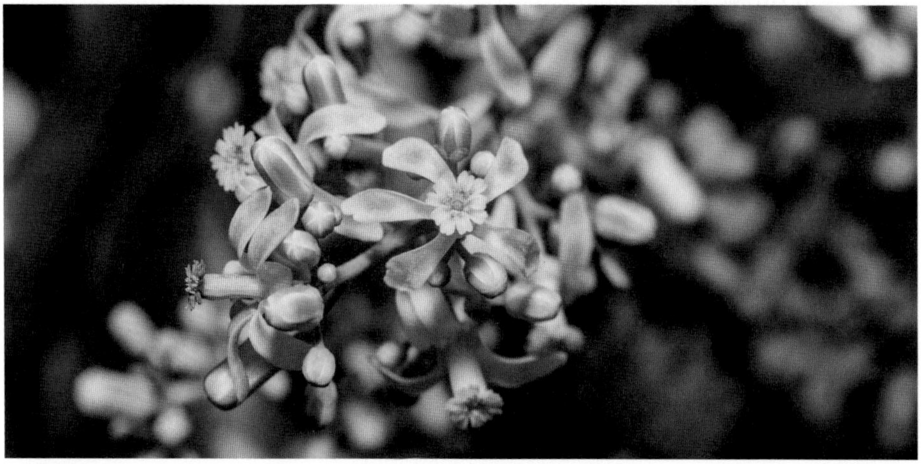

PIPPALI, PIMIENTA DE CAYENA

(*Piper longum*)

• **Sabor:** picante. • **Potencia:** muy caliente. • **Efecto a largo plazo:** dulce. • **Acción general:** estimulante digestivo, afrodisíaco y rejuvenecedor. • **Acción específica:** rejuvenecedor. • **Acción terapéutica:** reduce kapha y vata e incrementa pitta. • **Dosificación:** de 450 mg a 1 g en cada comida.

Pippali está muy bien considerada en el Ayurveda por los efectos tónicos que ejerce en el organismo a largo plazo. Al mismo tiempo que es una excelente estimuladora digestiva, destaca por su acción prolongada. Como estimulante de la digestión, es ideal para las personas del tipo kapha y vata. Porque vata puede reducirse fácilmente y kapha, normalmente, aumenta con los tratamientos rejuvenecedores, pero las hierbas usadas para esos fines pueden provocar una retención indeseada de líquidos. Pippali se toma sola, al mismo tiempo que se realizan esos tratamientos, pero también se incluye en muchas fórmulas ayurvédicas estimulantes y rejuvenecedoras. La fórmula más famosa con Pippali es Trikutu, que combina esta hierba con pimienta negra y jengibre como ayuda para equilibrar la digestión. Pippali es un excelente suplemento para las personas de tipo kapha.

REGALIZ, MULETIH, YASHTIMADHU

(*Glycyrrhiza Glabra*)

• **Sabor:** dulce y agrio. • **Potencia:** frío. • **Efecto a largo plazo:** débil. • **Acción general:** favorece la resistencia, rejuvenecedor, fortalece los pulmones, es tónico y estimulante del sistema inmunológico. • **Acción específica:** rejuvenecedor. • **Acción terapéutica:** puede aumentar kapha, reducir pitta y vata. • **Dosificación:** De 1 a 2 g en infusión dos veces al día.

El regaliz tiene una larga historia en el Ayurveda. Ejerce una acción rejuvenecedora en el organismo y en las fórmulas herbales. Es un muy buen . tónico pulmonar conocido por su efectividad para combatir las bronquitis. Se considera un estimulante de la inmunidad y potencia la paz mental. El regaliz tiene la capacidad de reducir las infecciones y combatir la proliferación de los virus. También incrementa los anticuerpos en la sangre. Son muchas las personas que pueden beneficiarse del uso regular de regaliz, por su potente acción antiulce-

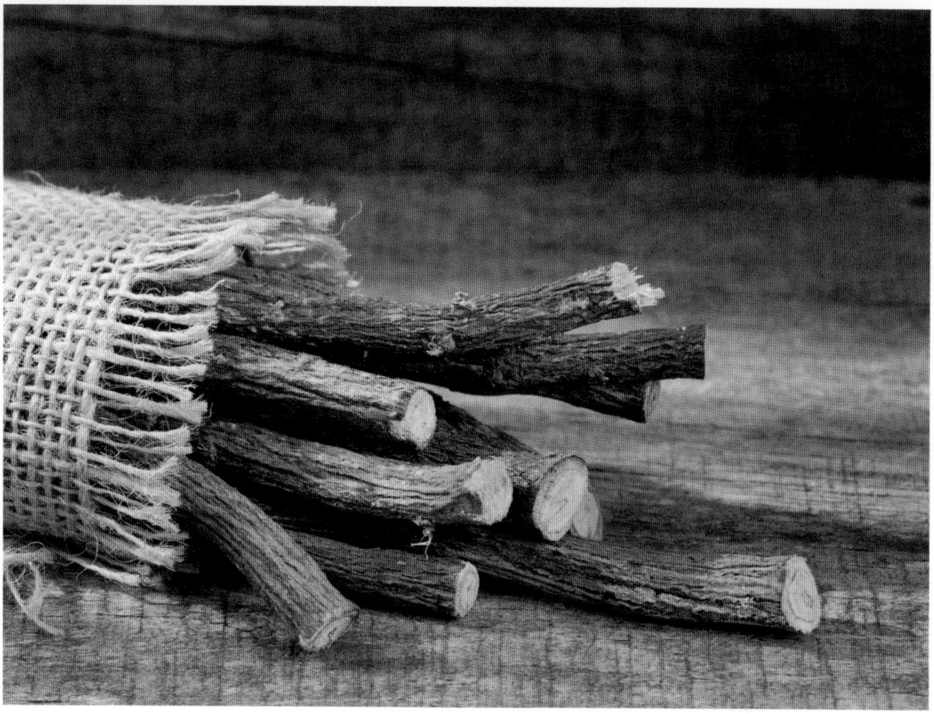

rosa y su efecto general de suavizante del sistema digestivo; excepto si se tiene exceso de kapha o si los pacientes sufren hipertensión. Es una excelente hierba rejuvenecedora para las personas del tipo pitta y kapha.

SHATAWARI

(*Asparagus racemosus*)

• **Sabor:** dulce. • **Potencia:** frío. • **Efecto a largo plazo:** dulce. • **Acción general:** afrodisíaco, estimulante del sistema inmunitario, anticancerigeno y rejuvenecedora. Aumenta la resistencia y cura úlceras. • **Acción específica:** rejuvenecedor. • **Acción terapéutica:** aumenta kapha y reduce vata y pitta. • **Dosificación:** de 2 a 6 gramos diarios en la comida.

Se trata de un miembro de la familia de los espárragos («la reina del espárrago», proclaman sus defensores). *Shatawari* significa literalmente «que tiene 100 esposos». Es un tónico popular célebre por reforzar la vitalidad sexual en la mujer. Esta planta la utilizan mujeres de todas las edades, desde la flor de la juventud hasta la menopausia, para normalizar las hormonas. También se receta como

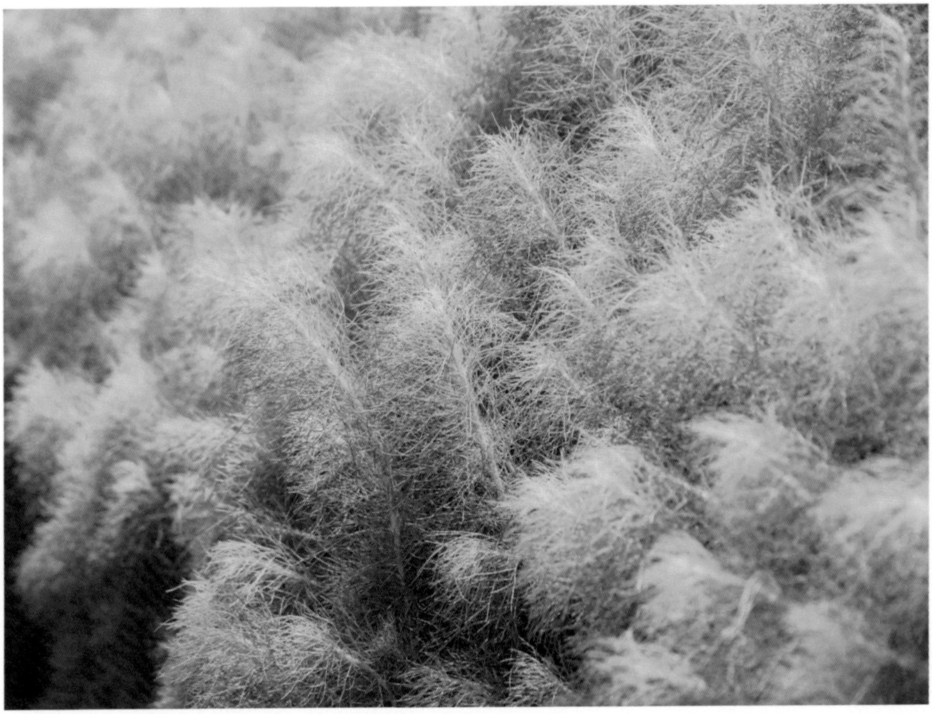

tratamiento para la diabetes en ambos sexos, y se conoce bastante bien su virtud como reforzante favorable pero se le atribuyen tantas propiedades que probablemente pronto los análisis y pruebas clínicas la confirmarán como sustancia adaptógena.

SHILAJIT

(*Asphaltum punjabianum*)

• **Sabor:** picante, amargo. • **Potencia:** caliente. • Efecto a largo plazo: picante. • **Acción general:** rejuvenecedor, tónico urinario, afrodisíaco, antidiabético y antiparasitario. • **Acción específica:** rejuvenecedor. • **Acción terapéutica:** dependiendo de la variedad y, de acuerdo con diversos textos ayurvédicos (*Materia Médica*, *Charak Samhita*), puede incluso tener un efecto equilibrante de los tres doshas, pero generalmente se reduce kapha y vata e incrementa pitta.
• **Dosificación:** De 1 a 2 g dos o tres veces al día, con leche o agua.

Shijalit es uno de los compuestos ayurvédicos principales para rejuvenecer el organismo. Tiene un efecto especial sobre los riñones, el sistema urinario y los órganos reproductores. También está incluido en muchas fórmulas diferentes, ya que potencia el efecto de cualquier otra hierba con la que se combine.

En Ayurveda se utiliza para tratar la diabetes y los problemas de debilidad urinaria. También en tratamientos para el asma, los problemas de riñón, las hemorroides, la anemia, la epilepsia, las dolencias de la piel y las infecciones por parásitos. Útil, asimismo, para la impotencia y la infertilidad y como tal se considera afrodisíaca.

En el Ayurveda se cree que Shijalit es de origen mineral, un producto procedente de ciertas piedras del Himalaya, pero hay importantes evidencias acerca de su origen vegetal. Es una especie de betún negro y marrón que se filtra a través de algunas rocas del Himalaya sólo durante el verano.

Esta planta es muy rica en látex. Se extrae de las rocas, hirviéndolas, y después se cuece con Trifala. Para experimentar sus efectos rejuvenecedores debe utilizarse durante un mes por lo menos.

SUNTHI, SOANTH, JENGIBRE SECO

(*Zinziber Officinale*)

• **Sabor:** picante. • **Potencia:** caliente. • **Efecto a largo plazo:** dulce. • **Acción general:** estimulante digestivo, rejuvenecedor, carminativo y afrodisíaco. • **Acción específica:** afrodisíaco. • **Acción terapéutica:** reduce kapha y vata e incrementa pitta. • **Dosificación:** De 250 a 500 mg con las comidas, cuando se necesite.

Sunthi es una variedad seca del jengibre y ligeramente distinta del jengibre fresco. Esta variedad es más caliente y más seca que la fresca. Se utiliza para reducir kapha y su efecto como estimulante de la digestión es excelente. El jengibre fresco o Adhraka es bueno para los resfriados, la gripe, la tos y otros problemas de tipo kapha. Es, asimismo, beneficioso para otros problemas como la garganta irritada. Cuando padezcas esa dolencia, simplemente toma un trozo de jengibre fresco y succiónalo hasta que se te pase la irritación.

Las personas de tipo pitta pueden necesitar tener algo en sus estómagos para prevenir la acumulación de bilis y quizás tengan que tomar cinco comidas al día. El jengibre tiene una larga historia de valor medicinal. Probablemente es una de las plantas más usadas en la historia de la humanidad y es buena para todo, excepto para los problemas de pitta alto, como las inflamaciones y las úlceras.

Debido a su acción a largo plazo, el jengibre en pequeñas dosis no agravará pitta. Proporciona al organismo un efecto rejuvenecedor y nutritivo. Es muy conocido por su utilidad en los tratamientos de enfermedades respiratorias, la artritis y las dolencias relacionadas con el corazón. Si se toma fresco con miel, antes de una comida, se considera excelente para las personas de tipo kapha.

Está incluido en muchas fórmulas ayurvédicas para actuar como estimulante, lo que significa que realmente hace que la fórmula funcione mejor. La más famosa de las que contienen Sunthi es Trikutu, una fórmula digestiva.

El jengibre se considera muy eficaz para tratar las hemorroides.

Es una buena bebida para las personas de tipo kapha y, con un poco de regaliz, es inmejorable para gente de tipo vata y pitta.

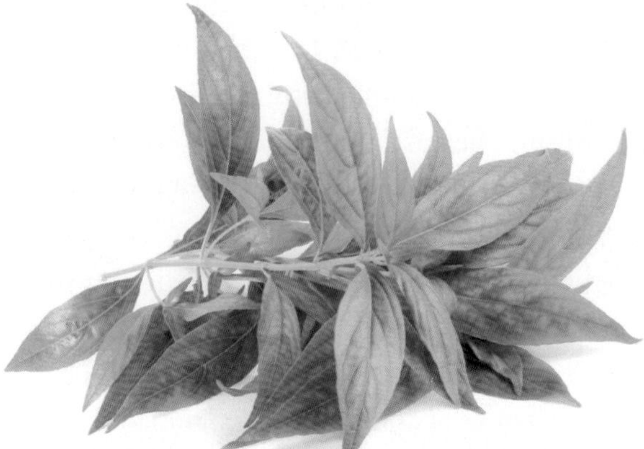

Alimentación ayurvédica

LAS CUALIDADES NATURALES DE LOS ALIMENTOS

Los alimentos tienen cualidades manifiestas y sutiles que actúan sobre su cuerpo físico e influyen en sus doshas. Podemos considerar de entrada tres pares opuestos de cualidades naturales, que resultan muy útiles para analizar someramente los efectos de los alimentos. Son: ligero-pesado, líquido/oleoso-secante; calentante/caliente - refrescante/frío (esto último se refiere tanto a la temperatura como a su efecto energético).

Elija aquellos alimentos que tengan las cualidades naturales apropiadas a los efectos que desee conseguir. Si, por ejemplo, su cuerpo está seco (de lo cual serían síntomas la sequedad de la piel o las heces demasiado duras y secas), evite los alimentos y sabores secantes. Vea también que puede cambiar las cualidades de los alimentos: cociendo las verduras, en lugar de tomarlas crudas, o aliñándo-

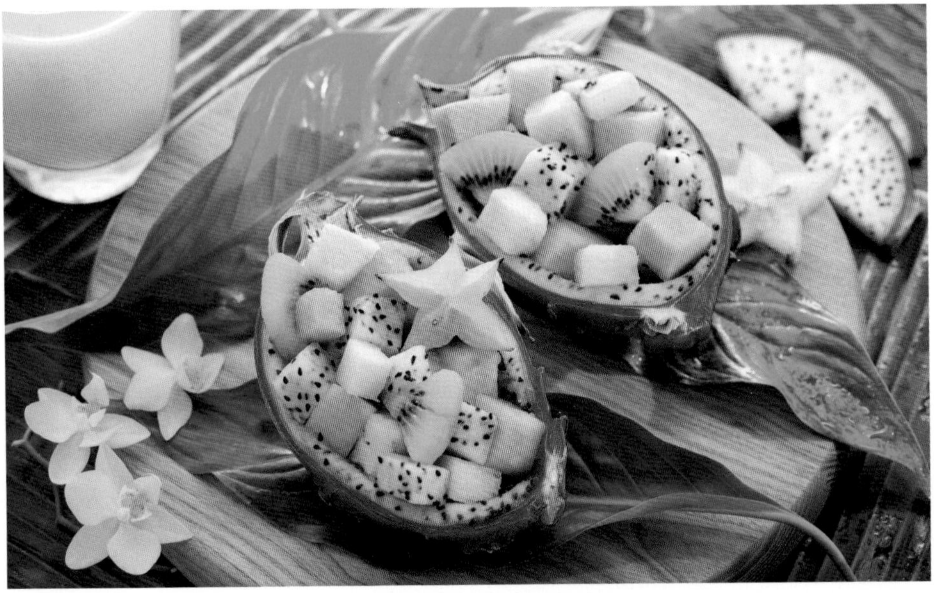

las con aceite. Si en su cuerpo hay un exceso de calor (que podría manifestarse a través de sarpullidos o erupciones), suprima los alimentos «calientes», es decir, los que aumentan pitta.

A menudo se aconseja tomar alimentos crudos porque añaden fibra a la dieta. Si usted padece estreñimiento, notará con ellos una mejoría inicial. Pero, a largo plazo, el exceso de alimentos crudos podría acentuar vata y provocar más estreñimiento.

En el recuadro vemos ejemplos de las cualidades de algunos alimentos corrientes. En realidad, sólo podemos notar los efectos de esas cualidades después de haber estado tomándolos regularmente durante algún tiempo. Y aun así no siempre es fácil relacionar los cambios de nuestro cuerpo con los alimentos.

CAMBIAR LAS CUALIDADES DE LOS ALIMENTOS

Es posible cambiar las cualidades naturales de los alimentos de diversas maneras, unas evidentes, como es cocinándolos, y otras sutiles como son las actitudes de todos los implicados en el proceso de producir, preparar y comercializar el alimento.

Cualidades naturales

Pesado

Leche - Trigo - Arroz integral - Pescado - Carnes rojas - Aceite de sésamo

Ligero

Habas de soja - Arroz basmati - Verduras de hoja

Refrescante/Frío

Leche - Aceite de girasol - Trigo - Manzana - Helado - Coco

Calentante /Caliente

Pescado - Aceite de sésamo - Cebolla - Huevos - Carne - Guindilla

Líquido /Oleoso

La mayoría de frutos secos - Pescado - Huevos

Secante

Muchas hortalizas - Pera - Mijo

La cocción altera las cualidades del alimento. Unos, de naturaleza fría, pasan a ser calientes; otros, secos, se transforman en húmedos u oleosos. El muesli, por ejemplo, añadido a la leche fría, es seco, frío y pesado, cualidades que aumentan vata y kapha. Pero los copos de avena preparados en forma de gachas constituyen un desayuno más adecuado para quien quiere seguir una dieta moderadora de kapha, porque esa preparación les da humedad y calor.

Prana y alimentos frescos

Aunque no cabe establecer una clasificación de los alimentos atendiendo a su prana, hay que decir que la falta de prana en los que uno toma determina baja vitalidad y, en su caso, fatiga. Los modernos métodos de producción, tratamiento, envasado y distribución reducen el prana de los alimentos, en general, y la cocción con microondas puede destruirlo. Algunos contienen sustancias para hacerlos agradables a los sentidos. Estas sustancias, mucho más que sumarles nutrientes susceptibles de ser empleados por el cuerpo para formar tejidos sanos, pueden confundir la inteligencia natural del cuerpo y ser fuente de ama. Y despiertan también en la mente un deseo de alimentos inadecuados.

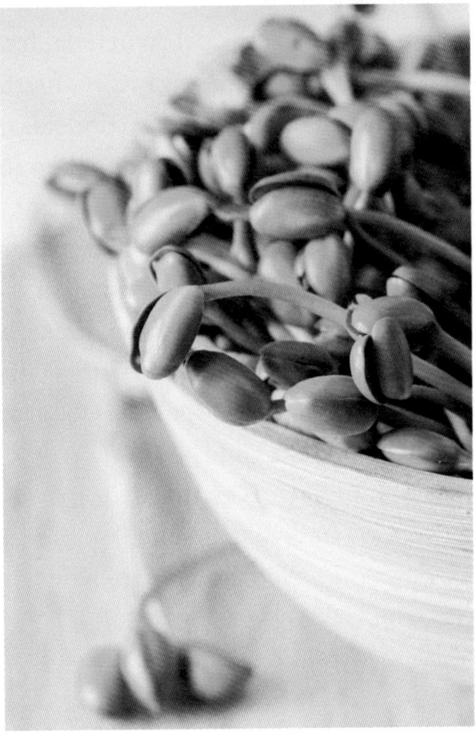

El Ayurveda enseña que existen influencias sutiles que nos afectan, y que las actitudes y emociones de quienes preparan los alimentos se comunican a éstos. En realidad desconocemos las cualidades sutiles de muchos alimentos producidos industrialmente y todavía más los efectos a largo plazo de su empleo habitual.

Sí está claro que cualquiera tomado en exceso o en circunstancias inadecuadas será «malo», y que el exceso o inadecuación depende de cada persona y de su equilibrio dóshico presente. Hasta los alimentos «saludables» pueden ser objeto de mal uso y crear ama; la miel cruda, por ejemplo, es beneficiosa en pequeñas cantidades, pero si se cocina no la asimilamos y produce ama.

En resumen, elegiremos alimentos frescos que hayan sufrido una transformación comercial mínima. Es más que probable que algunos productos manufacturados, concebidos para remplazar alimentos que hoy suelen considerarse «malos» para la persona (como el azúcar y la mantequilla, sustituidos por edulcorantes de la industria química y por grasas dudosas), no puedan ser transformados por el cuerpo en tejidos sanos. Si el cuerpo no los elimina, se transformarán en ama y bloquearán sus canales.

Combinar los alimentos

Según las enseñanzas del Ayurveda, hay alimentos concretos que no deberían tomarse juntos porque su mezcla fuerza los procesos de la digestión. Se trata una visión similar sobre las conocidas compatibilidades de los alimentos de la medicina naturista que (con tablas incluidas) hemos visto varias veces en la revista.

Todas las sustancias, en efecto, tienen sabores y efectos energéticos y posdigestivos propios, que determinan su forma de ser digeridos y utilizados. Las diversas exigencias de cada uno, juntados en la misma comida, pueden suponer un esfuerzo adicional para el sistema digestivo, que consume agni. En cambio, los mismos alimentos, tomados separadamente, se digieren sin dificultad y son excelentes para la salud.

Como todo en el Ayurveda, las cosas son relativas y las reglas generales han de aplicarse individualmente. Valga decir que, si usted no digiere muy bien, ha de poner más cuidado en combinar los alimentos que si tiene una capacidad digestiva alta.

Es esencial que aprendamos a entender no sólo lo que nos dice el cuerpo, sino también cuál es el estado de nuestro agni o capacidad de digestión, que varían con el tiempo. Todos conocemos algún alimento que nos siente del todo bien o que unas veces sí y otras no. La propia observación es una excelente guía.

Según el Ayurveda, cocinar juntos alimentos de diferentes sabores y efectos energéticos y posdigestivos en la misma cazuela, reducirá sustancialmente los efectos adversos de las combinaciones de alimentos incompatibles. Tal sistema de preparación es excelente para compensar las irregularidades del exceso de vata sobre la digestión.

Algunas reglas generales acerca de la combinación de alimentos

- No debemos tomar en la misma comida alimentos que tengan distintas características energéticas. Por ejemplo, no mezclar la leche, que a nivel de energías sutiles enfría, con pescado o carne, que generan calor.
- No tomar en la misma comida alimentos crudos y guisados. Los crudos son más difíciles de digerir.
- La fruta conviene comerla sola. No comeremos fruta con otros alimentos.
- No tomar leche y yogur a la vez.
- No juntar leche o yogur con cítricos o frutas ácidas, pescado, carne, huevos, tomates, berenjenas o féculas.
- No mezclar distintos tipos de proteínas, como huevos y queso.

¿Cuánto hay que comer?

La cantidad que comemos debe ajustarse, ante todo, a nuestra capacidad de digestión. No deberíamos comer ni demasiado ni demasiado poco. Imagina el proceso de la digestión como si se trata de una hoguera. Un fuego reducido a rescoldos se apagará si le echas encima una gran cantidad de leña. Pero podrás avivarlo fácilmente con unas cuantas astillas, que alzarán llamas y te permitirán añadir más combustible. Por contra, el fuego que no recibe suficiente combustible acaba apagándose. Procura siempre comer la cantidad que restaure o mantenga una digestión regular.

Tu capacidad digestiva está relacionada con su constitución. Los tipos vata tienden a comer poco o anárquicamente, lo que determina una digestión irregular; los kapha tienden a comer en exceso, lo cual retarda la digestión. Los tipos pitta están mejor dotados para una digestión eficaz, aunque el abuso de picantes o especias puede provocarles ardor gástrico.

El consejo que dan los textos ayurvédicos sobre la cantidad óptima varía entre un tercio y la mitad de la capacidad del estómago para alimentos sólidos, y de un cuarto a un tercio de su capacidad para líquidos, dejando siempre vacía una

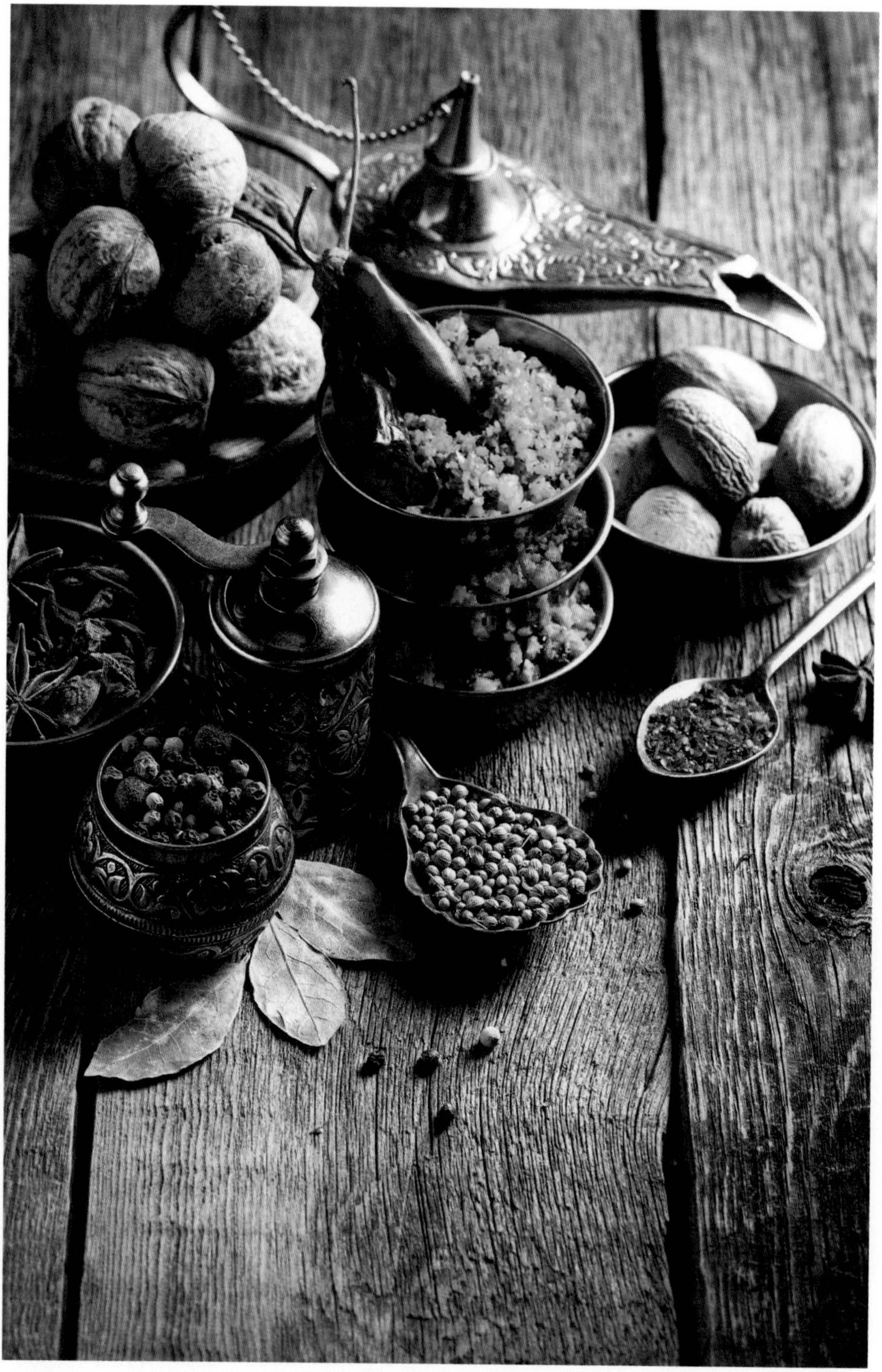

cuarta o una tercera parte. Conviene que descubras lo que te va bien; en general, los tipos vata deberían tomar más líquidos que los kapha.

Los líquidos contribuyen a la digestión y absorción de los alimentos y ha de quedar espacio libre suficiente para que se mezclen adecuadamente con los jugos digestivos. En general, cuando estés enfermo debes ayunar si hay fiebre, o bien comer menos de lo que satisfaría su apetito.

En porcentajes

Para el Ayurveda, una dieta bien equilibrada debería contener 40-60% de cereales, 10-20% de proteínas y 30-50% de hortalizas y fruta. Para los kapha, la dieta debería incluir como mínimo el 40% de hortalizas, porque son, en general, más ligeras. Los vata, en cambio, deberían tomar más cereales que hortalizas. Para todas las doshas, la proporción de fruta no debería bajar del 10%, aunque sin mezclarla con otros alimentos.

El Ayurveda no recomienda incorporar regularmente la carne a la dieta, porque es de digestión pesada. Sin embargo, se tolera tomarla cuando se considere necesaria, preparándola de manera que facilite su digestión, por ejemplo en potajes y estofados.

Otros factores que determinan la cantidad correcta de alimento son la edad, el nivel de actividad, la ocupación, la estación del año y la hora del día. Si llevas tiempo comiendo de más o de menos, no modifiques bruscamente la cantidad: reduce o amplíala poco a poco, a lo largo de varias semanas.

El lugar

La cualidad propia de un alimento, y las cualidades concomitantes, resultan afectadas por el lugar donde creció o fue producido. Trate de conseguir alimentos provenientes de un medio saludable: por ejemplo, de un lugar no contaminado por la polución, de suelo fértil, y producidos por personas que se consagren gustosamente a esa tarea.

Cuando se escribió el *Charaka Samitha*, hace unos 3.000 años, la mayoría de los alimentos crecían y se preparaban en el seno de la misma comunidad que los consumía. Hoy hemos de considerar los efectos de productos originados en otras partes del mundo, así como la acción que tienen sobre ellos las energías sutiles que determinadas por los sistemas de producción modernos. Por ejemplo, las condiciones en que viven y son sacrificados los animales influyen sobre los productos que consumimos elaborados a partir de sus canales. Y con lo que comemos podemos ingerir residuos de las sustancias químicas que se emplean en los actuales métodos agrícolas.

Energía sutil

Las cualidades sutiles de un alimento crecido en un suelo naturalmente fértil diferirán de las del cultivado en una tierra estéril con ayuda de abonos químicos: las energías sutiles de estos abonos perturbarán las funciones normales de las doshas y seguramente crearán ama. Y el clima del medio en que vivimos debería servirnos de guía a la hora de elegir los alimentos. Si, por ejemplo, vives en un clima árido, no te sentarán bien los que tengan cualidades ásperas o fuertes; como tampoco te sentarían bien los alimentos pesados y fríos si vivieras en un lugar frío y húmedo.

Cuando te traslades de un ambiente a otro, también tu cuerpo necesitará algún tiempo para adaptarse. El clima y la ubicación geográfica tienen estrecha conexión y poseen cualidades dóshicas. Los lugares al nivel del mar y los que gozan de climas fríos y húmedos tienen fuertes cualidades kapha. Los altos y de escasa pluviosidad o muy ventosos tienen fuertes cualidades vata. La luz solar aporta cualidades pitta. El clima ideal sería el de un lugar como Hawai, donde ninguna cualidad dóshica está presente en exceso.

Las Cuatro Estaciones

El curso natural a través de las edades de la vida, los cambios estacionales y la hora del día son factores externos a nosotros que no podemos controlar. Todos tienen cualidades susceptibles de influir sobre nuestra salud y comprenderlas nos brinda la posibilidad de reducir sus eventuales efectos adversos mediante la incorporación a nuestra vida de las cualidades contrarias. Ya lo haces cuando te pones un abrigo grueso en invierno, o un sombrero para protegerte del sol en verano. Conociendo los ciclos de estos factores externos, en relación con las cualidades de VPK, podrás planear mejor tu régimen de vida y tu dieta para conformarlos a tus necesidades dóshicas.

Ajusta pues tu dieta a la etapa que vives, en especial si estás en la edad vata (a partir de los 55 años), en la que deberías tomar sólo muy de vez en cuando los alimentos crudos y secos. Y ajústala también a las estaciones y a sus efectos sobre tus doshas. Toma en invierno alimentos más calientes y pesados que en verano, a menos que te aconseje actuar en contrario algún desequilibrio dóshico o constitucional. En general, las ensaladas son adecuadas en verano para sosegar pitta; y uba tisana con jengibre en invierno para aumentar vata y kapha.

Las tres doshas y las estaciones

De forma natural, cada dosha aumenta durante la estación que tiene cualidades semejantes a las suyas. Debería tener en cuenta estos cambios estacionales a la hora de planear su dieta, en especial durante la estación que agrava su dosha predominante.

- **Vata.** La estación vata es el otoño y las primeras semanas del invierno. La savia se retira del follaje, que se seca y es llevado por el viento.
- **Pitta.** La energía pitta aumenta a final de la primavera, cuando suben las temperaturas y, a través del verano, cuando el tiempo es más caluroso y los días más largos y soleados.
- **Kapha.** La etapa más fría del invierno, cuando la naturaleza se hiela y solidifica, altera de forma natural kapha. La cualidad líquida de esta dosha influye poderosamente a principios de primavera, con la fusión de los hielos y la subida de la savia.

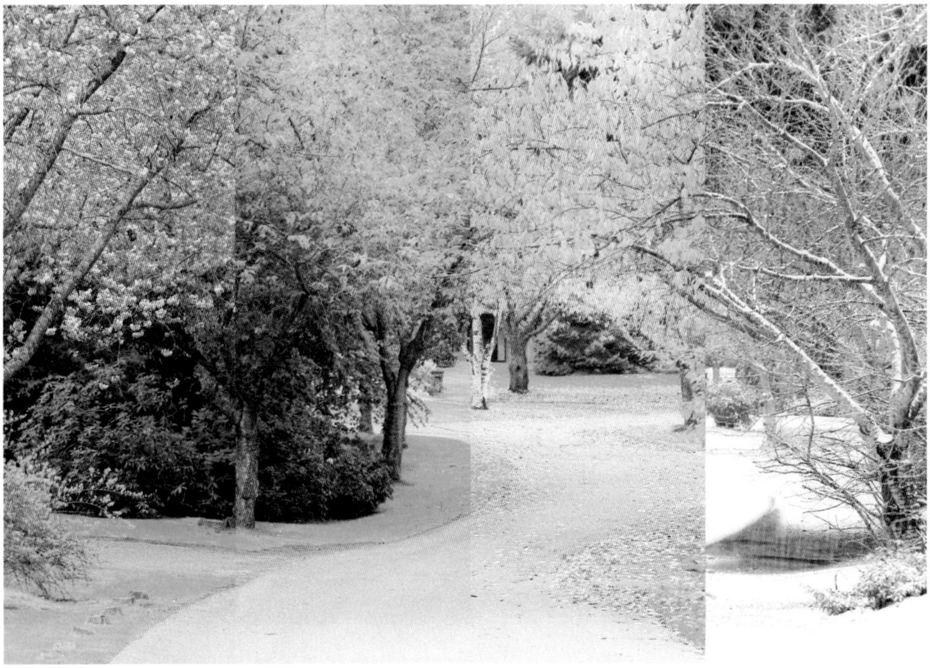

La hora del día

La hora de las comidas influye también sobre sus cualidades dóshicas. Es aconsejable no cenar demasiado tarde por la noche y dejar pasar al menos dos horas antes de acostarse , para dar tiempo a la digestión. Si tiene usted una constitución kapha, o está siguiendo una dieta para sosegar esta dosha, recuerde que comer a las horas kapha del día aumentará la pesadez de la digestión. Por la misma razón se recomienda no desayunar a las personas de constitución kapha . En todo caso, atienda a sus circunstancias individuales. Si sigue una dieta para reducir kapha, desayune antes de las 7 de la mañana y cene pronto, antes de las 7 de la tarde.

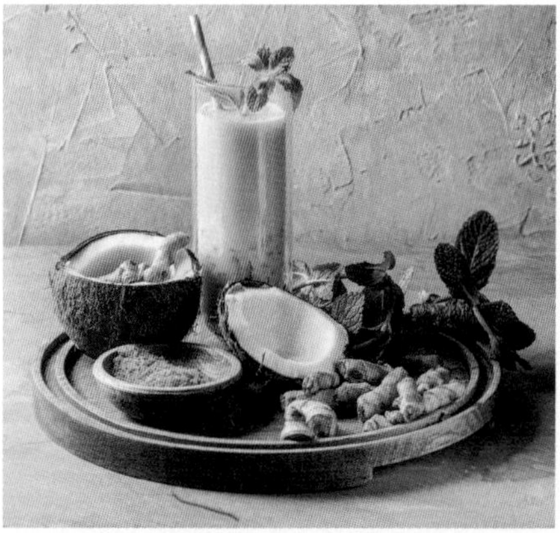

Las personas de constitución pitta deberían hacer la comida principal de la jornada hacia mediodía, cuando el sol, pitta y agni están en su cenit. Si tiene usted un exceso de pitta, se sentirá probablemente más quisquilloso hasta después de haber comido.

Las primeras horas de la mañana son el tiempo predominante de vata. La tarde y el anochecer son también horas vata, el «otoño» del día. Si tiene usted que hacer frente a un exceso de vata, o si tal es su constitución, lo más importante es que coma a horas fijas. Desayunar a eso de las 8, almorzar a las 12:30, y cenar hacia las 6 de la tarde es, tal vez, lo mejor para usted. Aunque quizá puede ser conveniente para ti hacer cuatro o hasta cinco comidas más ligeras al día.

Ritmos diarios

Los ritmos del día tienen sus propias cualidades VPK. El amanecer, cuando comienzan el movimiento y la actividad, es la principal hora vata. La parte central del día es el tiempo pitta. El sosiego y el sueño llegan al final de la jornada, que constituye la principal parte kapha del día. Pero las energías de las tres doshas tienen también, en menor medida, otros momentos culminantes. La medianoche, por ejemplo, es la hora secundaria de pitta. Por eso, si hay exceso de pitta se puede dar un malestar cuyos síntomas empeoran a mediodía o medianoche.

REGLAS GENERALES SOBRE LA DIETA

Los principios bosquejados en las páginas anteriores te orientarán sobre la cantidad, la hora, y la elección de los alimentos que no trastornan sus doshas o agni. Digamos, en síntesis, que conviene procurar tomar alimentos que sean compatibles con tus doshas y de fácil digestión, absorción y asimilación; que satisfagan las necesidades de tu cuerpo para formar los tejidos; y, finalmente, que sean agradables para tus sentidos.

Todas estas orientaciones generales se ajustarán a tus doshas. Pero cabe indicar algunas reglas del buen comer que se aplican a casi todo el mundo... y que en su mayoría son de sentido común.

- ¿De dónde proviene tu deseo de comer? ¿De tu cuerpo o de tu mente ? Come sólo cuando tu cuerpo lo necesite.
- No comas hasta que tu estómago haya acabado de digerir la comida anterior.
- No comas bajo los efectos de una emoción, un enfado, una preocupación, porque esto perturba tu agni.
- Evita las combinaciones de alimentos incompatibles.
- No comas en exceso ni demasiado poco.
- Toma alimentos saludables y apetitosos para los sentidos.
- Evita los alimentos que no le gustan, porque no satisfarán su mente.
- Evita alimentos poco cocinados, demasiado cocinados o quemados.
- No comas frutas verdes o demasiado maduras.
- Evita tomar sobras o alimentos recalentados: tendrán poco prana.
- No bebas agua helada antes, durante o inmediatamente después de comer. El frío violenta el cuerpo, inhibe el agni y crea ama. Si quieres beber en la comida, toma líquidos tibios o un poco de vino, que facilita la digestión.
- Come en compañía agradable o en un silencio acogedor.
- Mientras comes, no hables demasiado, no leas, ni pongas la televisión o la radio. Estas actividades distraerán sus sentidos de la comida que toma y harán que no adviertan ni respondan a las indicaciones de su cuerpo.
- Deje de comer cuando sienta saciado su cuerpo.

Conviene considerar diversos factores para decidir tu dieta personal más correcta:

- Tu constitución
- Cualquier desequilibrio dóshico
- Tu edad
- Tu poder o capacidad de digestión
- Tu régimen de vida

Decidir cambios en la dieta

Decidirse por una dieta adecuada es, a menudo, uno de los aspectos más dificultosos de adoptar los principios del Ayurveda. No es cuestión sencilla, pero lo importante es que los cambios no resulten bruscos ni espectaculares. Así tendrás tiempo para familiarizarse con la clasificación dóshica de los alimentos y para ser más consciente de los efectos que tienen sobre su dieta habitual. Si sólo cambias un pequeño elemento cada vez, experimentarás cómo afecta a tu bienestar.

Los cambios pueden consistir en tomar diferentes alimentos, en distintas combinaciones, o preparados por diversos métodos. Porque, si vas a introducir nuevos alimentos, has de ver cómo los incorporas a tu dieta. En general no resulta fácil renunciar a lo que se toma habitualmente; al principio te costará pensar en otras alternativas. Tu sistema digestivo estará adaptado a los alimentos que consumes y cualquier cambio notable o repentino podría desequilibrar el sistema y provocar problemas digestivos o de otro tipo. Cambia gradualmente, a lo largo de semanas y meses.

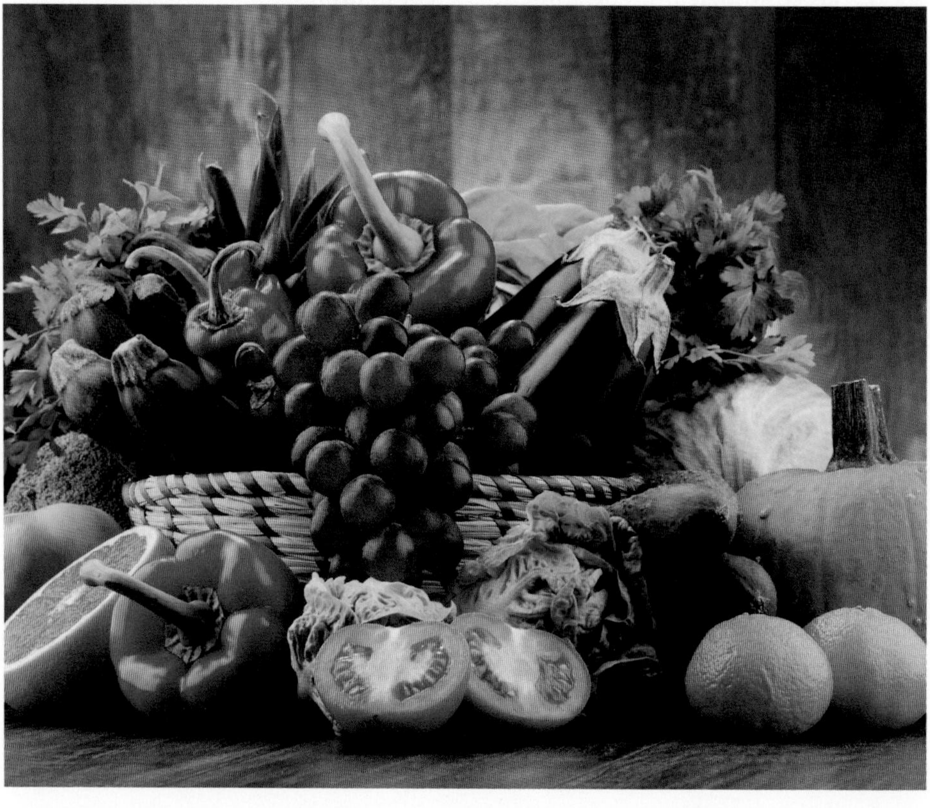

Sosegar las doshas

Los cuadros siguientes resumen las principales reglas para las dietas que calman las diferentes doshas. Tendrías que elegir, además, los alimentos que figuran en la columna SÍ de las Tablas de alimentos que sosiegan cada una de las doshas y evitar los de la columna NO.

Los fallos ocasionales no importan, lo que daña es la repetición habitual.

Sosegar Pitta

SÍ = Tomar ensaladas. Emplear sólo hierbas y especias refrescantes

NO = Evitar alimentos ácidos, salados y con especias. Evitar el alcohol. Evitar la carne. Evitar los fritos.

Sosegar Vata

SÍ = Sazonar con especias. Comer alimentos pesados, calientes, oleosos y húmedos. Comer a horas fijas.

NO = Evitar alimentos crudos. Evitar alimentos secos. Evitar verduras de hoja. Evitar los alimentos fríos. Evitar los alimentos congelados.

Sosegar Kapha

SÍ = Comer muchas hortalizas. Comer ensaladas. Tomar alimentos secos y ligeros. Sazonar con especias.

NO = Evitar alimentos dulces y salados. Evitar productos lácteos. Evitar los alimentos fritos. Evitar los alimentos congelados.

QUÉ DIETA ELEGIR

Una vez que conocemos cuál es nuestra constitución, podremos elegir los alimentos que tiendan a rebajar su dosha predominante, puesto que es la que tiende a dispararse con mayor facilidad. Disminuirla te permitirá obtener una vitalidad mayor al crear un equilibrio mejor de la energía dóshica existente en tu estructura constitucional. Pero, antes de adoptar una dieta sosegadora de tu dosha predominante, has de considerar las otras doshas que intervienen en el equilibrio.

Si tu constitución es bipolar, necesitarás una dieta que no aumente ninguna de tus doshas predominantes. Así, si tienes una constitución pitta-kapha, deberías elegir alimentos que no incrementen excesivamente ninguna de esas doshas. Además, deberás hacer los ajustes estacionales adecuados, de manera que te irá bien una dieta reductora de pitta en la estación pitta (es decir, en verano), y una dieta reductora de kapha en invierno.

Selección de una dieta reductora

Consulta los cuadros siguientes para identificar tu estado dóshico y sigue luego la dieta que encabeza cada una de las listas. Por ejemplo: si tienes una constitución vata con exceso de pitta, sigue una dieta reductora de pitta. En las tablblas encontrarás los alimentos que te convienen.

Dieta reductora de vata para:

- Una constitución vata sin ninguna otra dosha aumentada
- Una constitución vata con exceso de vata
- Una constitución pitta con exceso de vata (pero procurando no aumentar pitta)
- Una constitución kapha con exceso de vata (pero procurando no aumentar kapha)

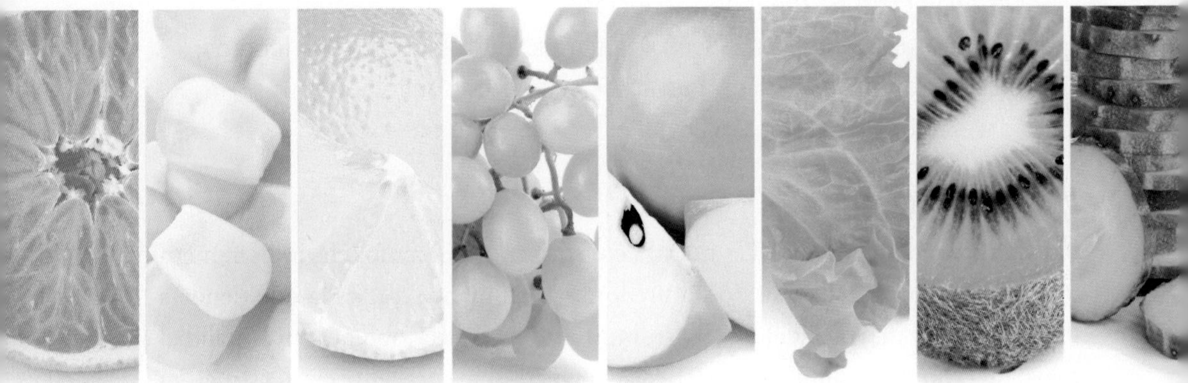

Dieta reductora de pitta para:

- Una constitución pitta sin ninguna otra dosha aumentada
- Una constitución pitta con exceso de pitta
- Una constitución vata con exceso de pitta (procurando no aumentar vata)
- Una constitución kapha con exceso de pitta (procurando no aumentar kapha)

Dieta reductora de kapha para:

- Una constitución kapha sin ninguna otra dosha aumentada
- Una constitución kapha con exceso de kapha
- Una constitución vata con exceso de kapha (procurando no aumentar vata)
- Una constitución pitta con exceso de kapha (procurando no aumentar pitta)

Con todo, si alguna de tus doshas que no sea la predominante está presente en exceso, tendrás que seguir una dieta que la rebaje hasta conseguir la vuelta al nivel del equilibrio constitucional. Pero al propio tiempo deberá evitar que

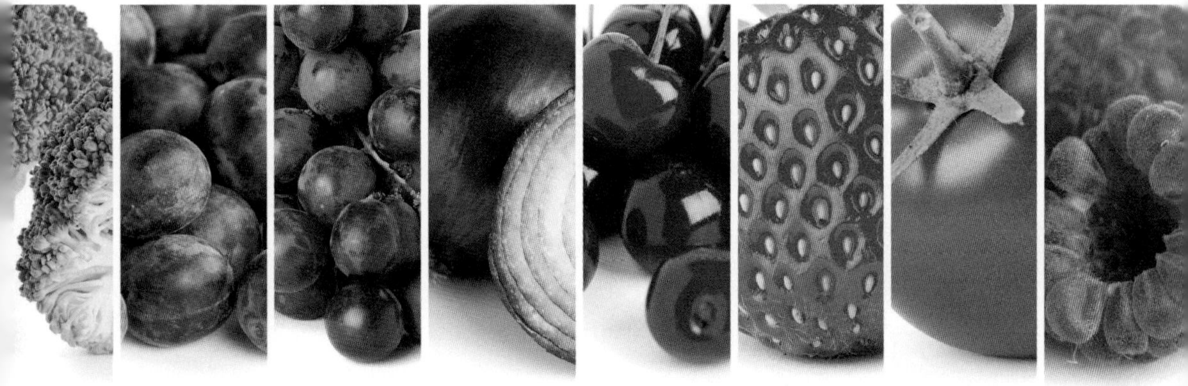

aumente su dosha predominante. Por ejemplo, si tienes una constitución pitta pero tu vata es excesiva, sigue una dieta para rebajar vata evitando, al mismo tiempo, tomar demasiados alimentos que acrecienten pitta. Vigila las señales de exceso de dosha en tu mente y en tu cuerpo; y una vez devuelto vata al nivel normal, sigue una dieta para rebajar pitta.

Preparación de los alimentos para la familia

Antes de empezar...

Si todos los de la casa siguen la misma dieta para reducir una dosha concreta, quien organice las comidas podrá planificarlas con los ingredientes y principios adecuados. Pero si los requerimientos dóshicos de cada uno de los miembros de la familia son diferentes, el fijar un menú a propósito puede ser realmente complicado. No trates, pues, de cambiar las comidas hasta que te hayas impregnado bien de los principios generales..., porque, si no, se te hará una montaña empezar ¡a menos que optes por preparar comidas distintas para cada uno!

Antes, pues, de hacer ningún cambio, clasifica los alimentos que llegan a tu cocina en vata , pitta y kapha. Si se trata de rebajar dos doshas diferentes, mira en las listas qué alimentos se desaconsejan para las dos, y sustitúyelos si es posible. La variedad de acompañamientos en la cocina india es una forma muy útil de conseguir comidas equilibradas respecto de las tres doshas. Otro recurso es preparar con frecuencia los alimentos por el sistema de cocción conjunta.

A medida que progreses en tu conocimiento del Ayurveda, también lo hará tu seguridad en la preparación de comidas equilibradas.

Y recuerda que el alimento es para disfrutarlo, así que no dejes que tus ansiedades por acertar te estropeen las comidas. La buena digestión, las percepciones claras, la buena compañía y el que los alimentos sean frescos y estén cocinados con amor te permitirá experimentar su bondad natural y satisfacer las necesidades de tu cuerpo y tu mente.

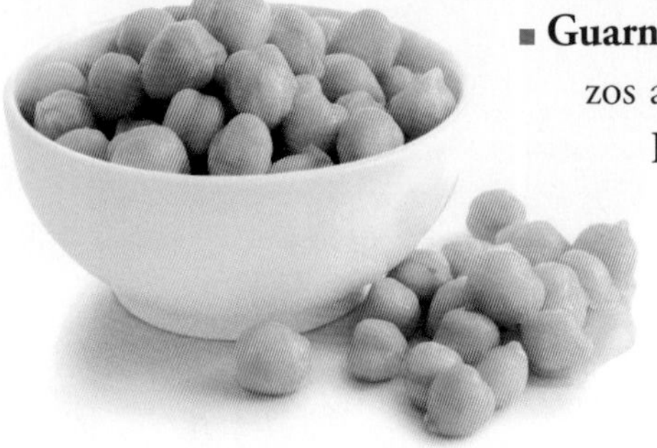

- **Guarniciones.** Puedes añadir guarniciones o aderezos adecuados individualmente para cada dosha. Para los pitta, por ejemplo, hojas de cilantro o coriandro, menta, raita (un condimento con base de yogur) o coco rallado; para los vata y kapha, pimienta fresca molida o jengibre encurtido.

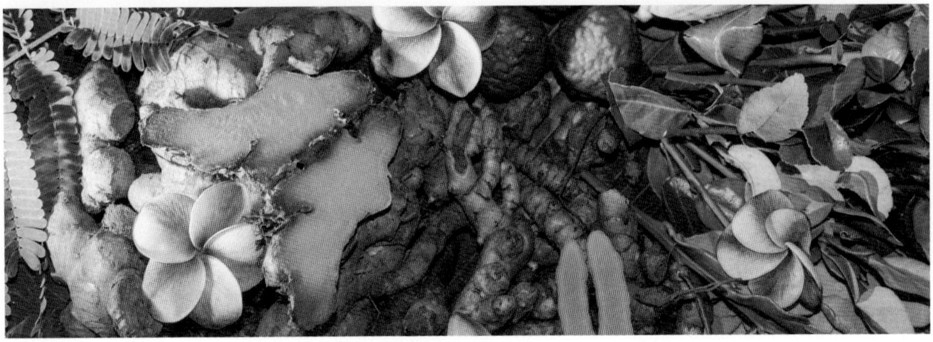

VALORACIÓN DE LAS MOLESTIAS

A estas alturas las interacciones de las doshas en el cuerpo son complejas. Aprende bien primero las cualidades que puede manifestar cada dosha y a determinar tu constitución, así podrás empezar a indagar si te afecta alguna energía dóshica en demasía. Recuerda que es una habilidad que se adquiere mediante la práctica.

A medida que progreses en tu conocimiento del Ayurveda, más precisos serán los análisis de tu estado dóshico. Pero para comenzar, fíjate en el malestar o síntoma que sientas más intenso, persistente o crónico. Una vez determinado tu desequilibrio dóshico, pasa a describir la molestia que experimentas y responde a las siguientes preguntas que te ayudarán a captar sus cualidades y relacionarlas con vata, pitta o kapha:

- ¿Qué cualidades predominantes experimentas?
- Describe la cualidad del dolor, si sientes alguno
- ¿Cuándo comenzaron los síntomas?¿A qué edad, en qué estación y clima?
- ¿Cambian tus síntomas con las estaciones, climas, o a diferentes horas del día o la noche?
- ¿Ocurrió algún acontecimiento importante en su vida antes de que se iniciaran los síntomas?
- ¿Qué pasos has dado para aliviar los síntomas? ¿Qué cualidades tienen esas medidas? ¿Cuáles han sido sus efectos?

Con la práctica irás mejorando tu habilidad para ajustar la dieta y tu forma de vida, de forma que conserves el equilibrio dóshico. Si lo restauras, no habrá exceso ninguno de dosha que origine síntomas de la mala salud.

EJEMPLO DE PERFIL AYURVÉDICO: LUIS

Edad: 30

Estatura: 1,90 m Peso: 95 kg

Constitución: Kapha, con pitta como dosha secundaria

Tras concluir la enseñanza obligatoria, Luis comenzó a trabajar en una oficina; su dieta era a base de comida basura; bebía lo suyo, fumaba y consumía alguna droga por diversión. A los 22 años se casó y completó tres años más de estudios. Redujo su ingestión de alcohol y sólo recurrió a las drogas en situaciones de estrés. Pero siguió con una dieta rica en lácteos, dulces y fritos. Acabados sus estudios se empleó en un departamento de personal, donde trabaja aún. Hace cinco años murió su abuelo, con quien estaba muy unido. Su mujer le abandonó hace un año, y todavía siente el dolor de esa ruptura.

De niño, Luis tuvo paperas, sarampión, y tos ferina, pero no ha padecido ninguna enfermedad seria desde entonces. Durante años ha venido sufriendo congestión de los senos nasales, que empeora en invierno y primavera. Tiene a menudo las manos frías y recientemente ha venido bebiendo más líquidos y orinando con mayor frecuencia.

Hace un año, Luis empezó a toser, expulsando mucosidad de los pulmones. La expectoración empeora por las noches. Le gusta dormir mucho, y duerme profundamente. A menudo siente pesadez después de comer. Sus movimientos intestinales son regulares pero lentos, y sus heces son blandas y pegajosas, con alguna mucosidad.

Interpretación: Las molestias de Luis tienen características kapha: obstrucción, frialdad, pesadez, mucosidad excesiva y deseo de tomar

Especias y hierbas

En la cocina occidental las especias y hierbas se emplean en pequeña cantidad, principalmente para dar sabor. El Ayurveda las considera con criterios más amplios. Además de comunicar deliciosos sabores a los alimentos, las especias y hierbas estimulan el apetito y favorecen la digestión aumentando la secreción de los jugos digestivos y la absorción intestinal, reduciendo los gases e influyendo más líquidos. La bebida, el tabaco y las drogas pueden haber originado puntos débiles en su hígado, pulmones y cerebro, respectivamente.

La dieta. Luis tiene una constitución kapha y sus alimentos preferidos tienden a aumentar esta dosha. Debería evitar los fritos, los lácteos y los alimentos con azúcar, eligiendo de entre los incluidos en la columna SÍ para rebajar kapha.

Resumen de su dieta, según su registro semanal

Desayuno. Cereales bañados en azúcar con leche fría. Pan tostado con mantequilla y mermelada. Café. Los fines de semana, desayuno inglés con huevos, panceta frita, tomates y pan.

Almuerzo de mediodía. Bocadillos de queso o pizza o camarones y patatas fritas. Pastas danesas u otros postres. Cerveza.

Cena. Empanadas a base de carne y riñones, o rosbif o pollo, con hortalizas hervidas o asadas. Le gusta tomar postre casi siempre, a veces con nata.

Tentempiés. Galletas de chocolate, té, zumos y bebidas gaseosas.

Sugerencias para ajustar su dieta y ayudarle a rebajar kapha

Desayuno. Antes de las 7:30, desayuno ligero a base de muesli (sin trigo) y zumos en vez de leche fría (de manzana, por ejemplo).

Almuerzo de mediodía. Sopas o ensaladas, pero con muy poco aliño de aceite. Lassi.

Cena. Pescado de agua dulce o pollo, hortalizas hervidas. Platos con arroz basmati o mijo. Manzanas asadas con clavo y canela.

Tentempiés. Fruta. Zumo de manzana, mosto, tisanas con plantas medicinales.

sobre las doshas. Hay algunas que no deberían faltar nunca en la casa. Si no has probado todavía la cocina con especias, las diez que aquí aparecen constituirán una excelente base.

El efecto energético, calentante o refrescante de cada una se indica bajo el nombre, así como su acción sobre las tres doshas, VPK, con + o -, según la incremente o reduzca.

Pimienta negra
Calentante V- P+ K*
Aumenta el apetito y el agni. Ayuda a la digestión de los productos lácteos. En exceso, causa irritación y sequedad. Utilizarla recién molida.

Coriandro
Refrescante V- P- K
Ayuda a contrarrestar los efectos de los alimentos picantes. Elimina gases y tonifica el sistema digestivo. Usar la semilla entera o en polvo.

Cardamomo
Calentante V- P- K-*
Modera el agni sin aumentar pitta, a menos de emplearla en exceso. Reduce la formación de mucosidad propia de los productos lácteos. Añadir al café para contrarrestar algunos efectos de la cafeína. Emplearla en polvo o la semilla entera.

Cúrcuma
Calentante V- P-* K-*
Fortalece la digestión y mejora el metabolismo en general. Ayuda a digerir las proteínas. La raíz se emplea molida. Tiene muchas aplicaciones en la cocina india y da colorido a los platos. Puede manchar las ropas, las superficies de trabajo y la porcelana. Contiene curcumina, una valiosa sustancia anticancerígena.

Canela
Calentante V- P- K*
Estimula el agni. No tiene tanto efecto irritante de pitta como el jengibre. Emplearla en polvo o en rama.

+ Aumenta la correspondiente dosha
- Reduce la correspondiente dosha
* Salvo si es empleada en exceso

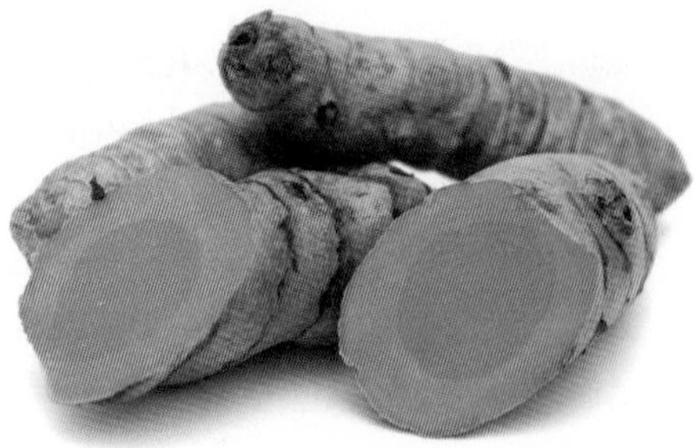

Comino

Levemente calentante V- P- K-*

Sosiega vata y kapha sin aumentar pitta, a menos de usarla en exceso. Ayuda a elimina r ama y gases excesivos, y tonifica el sistema digestivo. Emplear las semillas enteras o en polvo.

Hinojo

Refrescante V- P- K-

Eleva el agni sin aumentar pitta. Ayuda a prevenir los gases. Masticar algunas semillas después de comer o añadirlas a las hortalizas que tienden a producir gases cuando se comen cocinadas. Emplear las semillas enteras o en polvo.

Clavo

Calentante V- P+ K

Estimula el agni y favorece la absorción. Usar entero o molido.

Jengibre

Calentante V- P+ K-

Muy estimada en el Ayurveda. Actúa sobre todos los tejidos, en especial el digestivo y el respiratorio. Estimula el agni; ayuda a eliminar los gases y el estreñimiento, y la indigestión por vata o kapha. No emplearla si se tiene exceso de pitta, fiebre, hemorragias o úlceras. Usar la raíz, fresca o seca. La primera es mejor para vata; la seca para kapha.

Nuez moscada

Calentante V- P+ K-

Ayuda a la absorción de los alimentos. Es calmante. Usarla molida, con parsimonia.

BEBIDAS DE HIERBAS Y ESPECIAS

Sé flexible en el uso de hierbas y especias; elígelas según tus necesidades y las estaciones del año. Si tienes exceso de calor en tu cuerpo (por ejemplo, las personas de constitución pitta o con exceso de pitta), no te sentarán bien las especias calientes o picantes. Pero puedes usar con moderación la pimienta negra, el cardamomo, la canela y la cúrcuma.

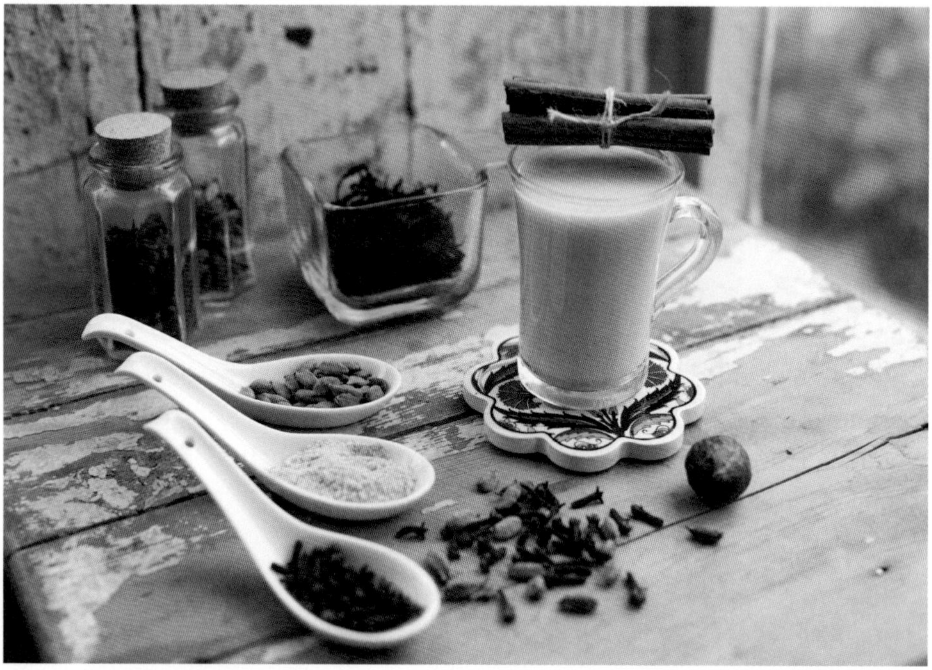

El coriandro y el hinojo son refrescantes y, por lo mismo aconsejables para ti. Las personas de naturaleza fría (las de constitución vata o kapha) pueden usar todas las especias. Las que aportan calor, como el jengibre, la pimienta negra y el clavo, son especialmente útiles en los meses de invierno.

Sea cual sea tu constitución, asegúrate de que en su cocina haya siempre una selección de especias.

Un buen sistema para familiarizarse con el gusto de especias y hierbas es preparar bebidas con ellas. Disfrute haciendo sus propios tés adecuados a sus necesidades específicas, y tómelos como alternativa al habitual café o té. Las cantidades que se indican a continuación son orientativas ; ajústelas a sus preferencias.

Té de jengibre

Es una bebida que aporta mucho calor, preparada con jengibre fresco o seco. Para un tazón, emplea, **o bien** una cucharadita de jengibre fresco rallado o picado muy fino, **o bien** un cuarto de cucharadita de jengibre seco. Añade agua hirviendo. Déjalo reposar cinco minutos. Cuélalo antes de beberlo. Endúlzalo con miel o bien azúcar integral de caña.

Bebida para calentar

A base de una mezcla de cinco especias molidas. Lo más fácil es preparar primero una pequeña cantidad de mezcla, que se puede conservar en un tarro. Las proporciones son: una parte de pimienta negra, por cuatro partes de cardamomo, de canela, de clavo y de jengibre. Experimenta hasta ver si son tus proporciones favoritas, pero vigila no pasarte con la pimienta negra, que se impondría sobre las demás.

Para hacer luego una taza de té, emplea un cuarto de cucharadita de la mezcla, añadiéndole agua caliente y dejándola reposar unos minutos. Añádele al gusto miel o azúcar integral de caña una vez haya reposado. También podrías añadir un pellizco o dos de esta mezcla a una taza de té corriente..., sólo por variar.

Bebida para enfriar

Esta tisana es *enfriante* por sus propiedades energéticas más que por su temperatura, y excelente para todos los tipos de constitución. Se prepara con proporciones iguales de semillas de comino, coriandro e hinojo. Usa una cucharadita de semillas mezcladas por tazón. Añade agua caliente y déjalo reposar antes de filtrarlo y beberlo.

Una forma cómoda de prepararlo es mezclar previamente las semillas y conservar la mezcla en un tarro; a la hora de hacer la bebida, introduce las semillas en una bolsita de malla fina de las que se usan para preparar infusiones.

Leche con especias

Pon en una taza unos buenos pellizcos (un cuarto de cucharadita) de jengibre molido, cardamomo, canela y una pizca de nuez moscada. Llena con leche caliente. Una vez se haya enfriado un poco, añade miel (opcional). Remueve bien.

Es una bebida excelente para antes de ir a dormir, pues sosiega vata e induce al sueño. Puedes probar con diferentes proporciones o especias, empleando por ejemplo clavo en vez de canela.

Lassi

Esta bebida cambia las cualidades naturales del yogur y se recomienda al final de las comidas para facilitar la digestión. Elige las especias según tu constitución. Los tipos vata y kapha podrían añadirle comino, jengibre, cardamomo y/o pimienta negra. La pimienta negra te dará mucha fuerza, así que úsala con cuidado. Los tipos pitta podrían elegir coriandro o hinojo. Mezcla yogur y agua a partes iguales y añade, en total, de media a una cucharadita de las especias elegidas. Puedes poner, al gusto, una pequeña cantidad de endulzante, como miel o jarabe de arce, si lo desea.

Kitchari

El kitchari es un guiso a base de arroz, judías o habas, especias y, a menudo, hortalizas variadas. Puede adaptar éstas y las especias a tus gustos y necesidades dóshicas. Nutritivo y muy fácil de digerir, se recomienda para quienes tienen digestiones irregulares.

Si ponen dos partes de arroz por una de judías, el contenido total de proteínas asimilables por el organismo será mayor que si toma ambas cosas por separado. Si tu capacidad digestiva es escasa, cocina el kitchari hasta darle una consistencia semejante a la del puré de patatas.

Ingredientes:

Aceite, especias, arroz basmati, soja amarilla (mungo) desgranada, agua, hortalizas al gusto. Puedes variar la elección de especias y también las cantidades que uses.

- Para empezar prueba con una cucharadita por persona de comino, coriandro y semillas de hinojo, y media cucharadita de polvo de cúrcuma. Así obtendrás un plato excelente para todo tipo de constitución. Si quieres hacerlo más calentante, añádele jengibre.
- Pon un puñado de arroz basmati por persona (unos 30 g), y la mitad de habas de soja. Mezcla el arroz y las habas y lávalos en agua fría.
- Funde en una cazuela una cucharadita de ghee (mantequilla clarificada) o pon aceite y añade las semillas. Rehógalas durante un minuto.
- Luego añade las especias molidas y el arroz y la soja escurridos, rehogándolos también en el aceite. Añade agua, un volumen doble del total de arroz y soja, llévalo a ebullición y déjalo hervir a fuego lento, removiendo de vez en cuando. Asegúrate de que la cazuela no se queda sin agua, y añade más si es necesario.
- Puedes añadir, si lo deseas, hortalizas cortadas a dados: si son raíces, al poner el arroz; si son verduras de hoja, hacia el cuarto de hora de cocción. Elige las verduras apropiadas para sus doshas (ver las tablas de alimentos).
- El guiso estará listo cuando pueda aplastar fácilmente un grano de arroz entre

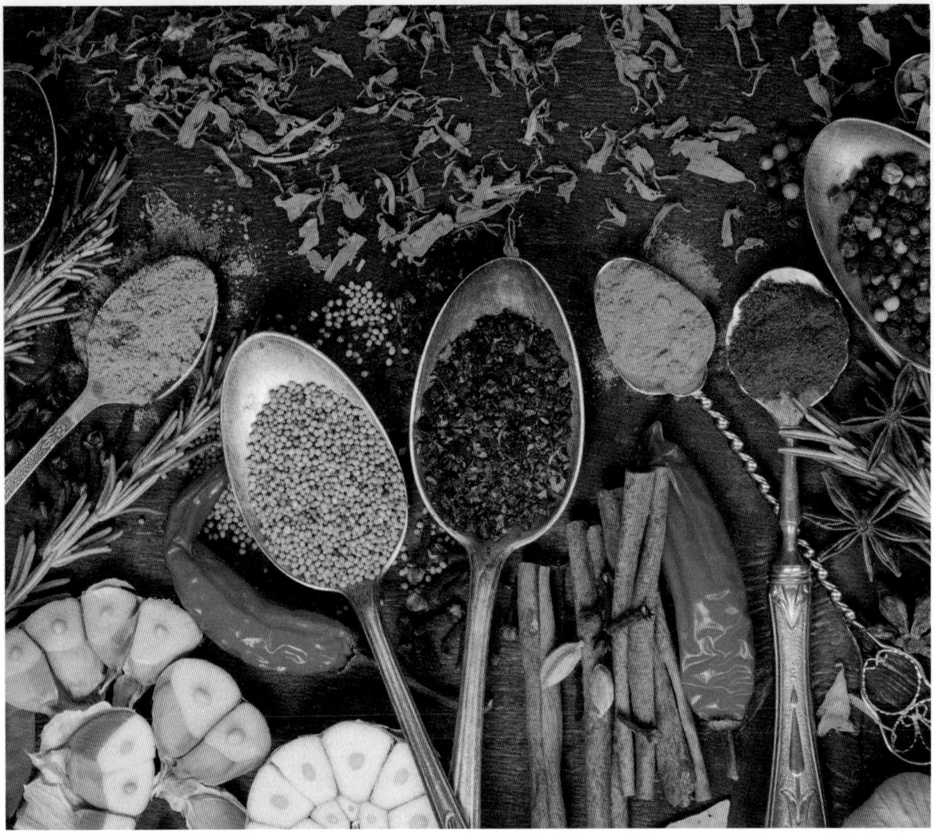

el pulgar y el índice. La mayor parte del líquido se habrá absorbido o evaporado. El kitchari puede servirse acompañado de chapatis (pan hindú sin levadura). Los pitta podrían añadir una guarnición de hojas de coriandro. Los vata y kapha algún encurtido.

Hortalizas y verduras

Las verduras y hortalizas deberían totalizar del 20 al 40% de su dieta. Come más si tienes una constitución kapha, porque en general son ligeras. El Ayurveda no aconseja comer vegetales crudos, porque son fibrosos y difíciles de digerir. Sólo serán excelentes si los digieres bien.

Las ensaladas convienen más en verano que en invierno, porque sosiegan pitta pero aumentan vata. Si estás en la edad vata (más de 55 años), tómalas sólo ocasionalmente y con un aliño de aceite. Los tomates crudos alteran todas las doshas, así que evita consumirlos con regularidad.

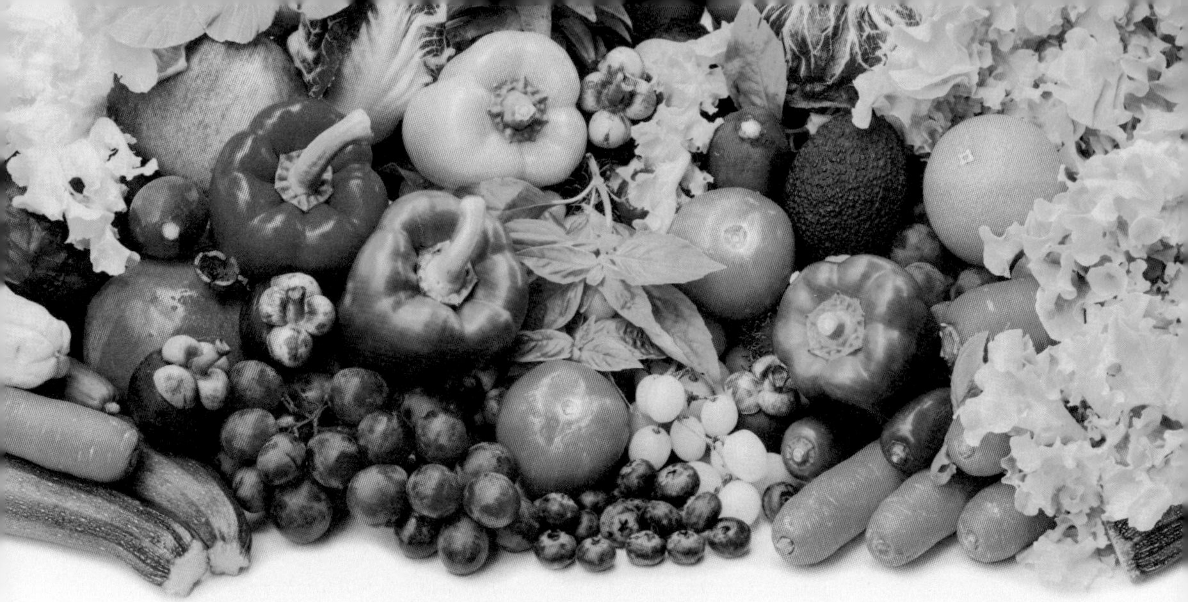

Las hortalizas crudas tardan más en ser digeridas que las cocinadas; no las combines, pues, en la misma comida.

A la hora de decidir cómo cocinar tus hortalizas, piensa en las cualidades que les sumarás la cocción. Si las salteas, el aceite aumentará kapha y pitta, pero no vata. Si las dejas un poco duras y crujientes, tenderán a aumentar vata y serán más difíciles de digerir.

Las patatas son vatagénicas y asarlas las seca más aún. La piel les añade otra cualidad vata, la aspereza, y complica su digestión. Así que disfrútalas sólo cuando no tengas problemas de vata. Puedes reducir esas propiedades vatagénicas cocinándolas como te proponemos.

Las verduras cocidas al vapor conservan su sabor y son mucho más fáciles de digerir.

En la medida de lo posible, compra hortalizas frescas de cultivo ecológico («bio» u «orgánicas»: es lo mismo), que estén en sazón y hayan sido cultivadas de kilómetro cero preferiblemente. O mejor aún, come las que tú o tus amigos hayáis cultivado con amor.

La cocción

Cocinar las hortalizas cortadas a dados con especias y con poca agua es lo mejor para todos los tipos dóshicos. Puedes probar con distintas combinaciones de especias y verduras. Elige una o más, adecuadas a tus necesidades dóshicas (ver tablas de alimentos). Lávalas y córtalas a dados del tamaño de un bocado. A veces. un poco de creatividad a la hora del corte mejorará la apariencia del plato.

- Usa una cazuela poco honda, con tapa, de fondo grueso y preferiblemente de acero inoxidable. Con fuego moderado, pon en ella 2-3 cucharadas de aceite; no te pases con el aceite si tienes una constitución kapha.
- Luego añade las especias escogidas para que beneficien tu agni y tus doshas, según tus preferencias en aromas y sabores. Si cocinar con especias es nuevo para ti, comienza con media cucharadita de semillas de comino y otro tanto de semillas de mostaza (las negras son más fuertes que las amarillas).
- Si empleas las semillas enteras, rehógalas en el aceite hasta que comiencen a hincharse. Luego añade una selección de especias molidas (cúrcuma o hinojo, por ejemplo) y sigue rehogando unos instantes antes de poner las hortalizas cortadas.
- Remueve durante un minuto para que liguen bien con las especias y el aceite y añade agua en cantidad suficiente, la menor posible.
- Llévalo todo a ebullición, coloca la tapa y déjalo a fuego lento o moderado hasta que queden bien cocidas. La cantidad de agua necesaria dependerá del tipo de hortalizas que guises, las de raíz requieren más que las blandas, como los calabacines, y del tamaño en que las hayas cortado. Lo principal es que no quede agua una vez listas para comer; puedes añadir más agua durante la cocción, si es preciso.

El kitchari y las hortalizas cocinadas como decimos, con guarniciones adecuadas a tus doshas y con chapatis u otro tipo de pan sin levadura, seguido todo de un vaso de lassi, compondrán un alimento nutritivo, de fácil digestión, gustoso y barato, compensado para todas las doshas.

ALGUNOS ALIMENTOS EN EL AYURVEDA

Los alimentos como medicina

El *Kashtangapragaya* dice: «Come menos de lo que realmente requieras. Come un tercio de lo que requieras, bebe un tercio y deja un tercio para lo divino». Comer alimentos calientes ayuda a las enzimas para una fácil y rápida digestión, estimulando a apana, a vayu y eliminando kapha. No obstante, cuando la comida está muy cocida, los nutrientes se pierden. Freír mucho y con demasiado aceite puede debilitar el fuego digestivo. La comida es mejor tomarla hervida o al vapor, en lugar de muy cocida, ya que de esta forma es mucho más nutritiva. Además, si una persona emprende un camino espiritual practicando sadhana, es decir, meditación y siguiendo a un gurú, generalmente debe tomar una comida muy ligera.

Tomar la comida cruda provoca aspereza en el sistema y puede causar la aparición de lombrices en el intestino. Es verdad que los alimentos crudos tienen enzimas y eliminan toxinas, pero no generan tejidos de forma apropiada. La comida es mejor cuando es fresca y está hervida. Los microondas dañan la fuerza vital de la comida. Es muy importante recordar que cocinar sobre una llama es mejor que hacerlo en una cocina eléctrica.

Alimentos puros (sáttvicos)

Los alimentos sáttvicos son frescos, están cultivados a la manera tradicional casera y son ecológicos. No es bueno comer alimentos crudos, demasiado maduros, recocinados, rancios, enlatados, artificiales o que contengan aditivos, conservantes o colorantes sintéticos. No deben tomarse los congelados que contienen esteroides y productos químicos. Cuando sientas hambre, come sólo después de que hayas digerido la comida anterior. La comida sin digerir se mezcla con la reciente, agravando instantáneamente todos los doshas.

El fuego digestivo o las enzimas de la comida tienen que actuar durante cierto período de tiempo. El organismo necesita tiempo para restaurar el fuego digestivo o las enzimas. Si una persona come nuevamente antes de digerir la comida anterior, ésta no se digerirá adecuadamente, sino que, solamente, será empujada hacia el otro extremo del tracto digestivo.

Combinar verduras con frutas o leche también puede causar problemas digestivos. Es importante ser cuidadosos al comer y al elegir los alimentos. Hay diversas combinaciones que pueden ser dañinas. La mejor combinación es entre vata y pitta.

Las especias son deliciosas y mejoran la digestión de forma saludable. Son fáciles de digerir y ayudan a *apana vayu*. El uso de especias estimula la secreción de las enzimas digestivas. Debe evitarse salar demasiado o demasiado poco, así como los aderezos agrios. Los alimentos muy condimentados aumentan los rajas. Los demasiado sosos causan tamas. A vata le van bien las especias ricas y moderadamente fuertes, mientras que pitta sólo necesita especias suaves. Para kapha lo mejor son los alimentos ligeros y muy condimentados.

- La actitud. Una mente serena y relajada potencia la buena salud. Toma tu comida en un entorno sereno y silencioso. Las horas con luz diurna son las mejores para comer. Come siempre lentamente, así se consume menos comida. Mastica bien los alimentos para absorber y digerir sus nutrientes.

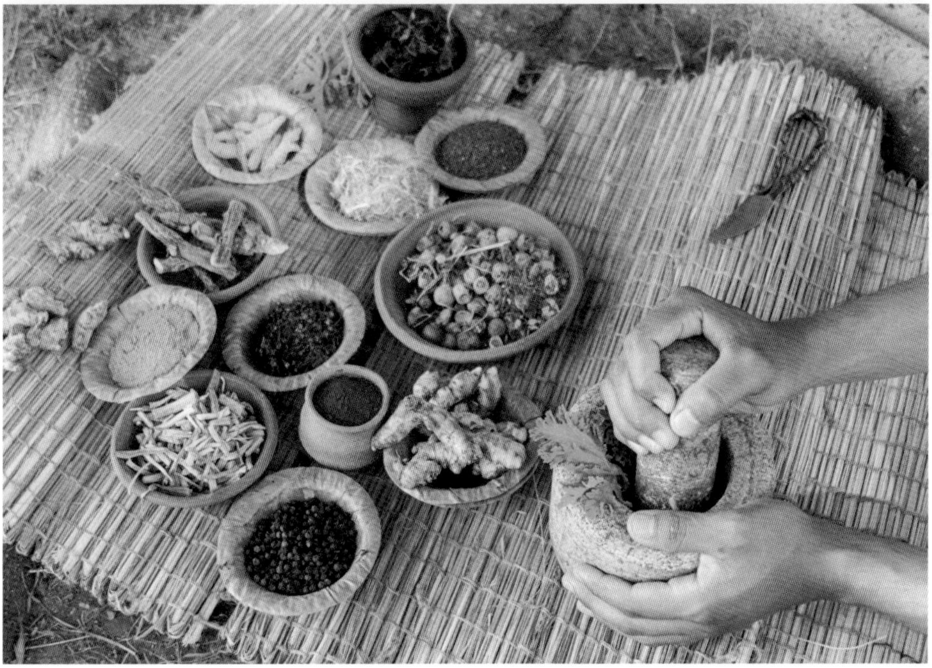

Calabaza amarga

(*Mordic charantia, karela*)

Se ha descubierto que el zumo de la fruta *Mordic charantia* ha mejorado significativamente la tolerancia a la glucosa del 73% de los pacientes que sufren una diabetes avanzada. Bien conocida en el Ayurveda, *Mordic charantia* es una fruta comúnmente consumida en la India y las investigaciones indican que tiene la capacidad de estimular la producción de insulina, reducir la presión arterial, ayudar al tejido respiratorio y la síntesis de glicógeno en el hígado y los músculos, además de reducir la grasa del cuerpo.

Ajo

(*Allium sativum*)

Se han usado extractos concentrados de ajo como agentes de control de PCP (quiste neumónico), neumonía y en infecciones de los senos nasales, complicaciones comunes de quienes padecen sida. Los extractos de ajo son muy eficaces para combatir infecciones virales y fúngicas y también se usan para tratar la candidiasis del tracto gastrointestinal, así como las variadas formas de diarreas no identificadas.

Curcuma longa

(cúrcuma)

La cúrcuma se usa con frecuencia en la preparación de la comida india porque tiene el poder de acabar con los microorganismos infecciosos, especialmente bacterias. Aún es tradicional la práctica de las mujeres en la India de aplicarse una pasta de cúrcuma en el cuerpo para eliminar el vello.

También se usa como antiséptico para el hogar y suele incorporarse a menudo en productos farmacéuticos comerciales, además de incluirse en preparados cosméticos, ya que previene el crecimiento innecesario de pelo y la formación de arrugas, de manera que puede emplearse también como mascarilla para el rostro.

Hojas de curry

Las hojas de curry, si se preparan de acuerdo con la siguiente receta, son muy buenas para el dolor menstrual. Mezcla una taza de hojas de curry con media taza de semillas de comino y cinco tazas de agua. Hierve hasta que la preparación quede reducida a dos tazas. Tómala tres veces al día.

Pimienta negra

Para la diarrea, mezcla una cucharadita de pimienta negra, dos dientes de ajo, una cucharadita de semillas de comino, entre cinco y diez hojas de curry, una pizca de sal y cuatro tazas de agua. Hierve la preparación hasta que quede reducida a dos tazas. Tómala tres veces al día.

Ghee

(mantequilla clarificada)

Para picaduras de abejas o avispas, fricciona ghee en el área afectada. Para pies doloridos o jaquecas, masajea el cuerpo con ghee. Como alternativa, báñate en leche fresca.

Karela

(melón o calabaza amargos)

Es bueno para la diabetes leve, no dependiente de la insulina. Hierve y corta Karela en pequeños trozos y cómelos junto con las semillas. Hazlo por la mañana y al atardecer.

Limones

Para los mareos, añade el zumo de un limón a medio vaso de agua con gas. Agrega un poco de hielo picado, si lo deseas, y bébelo a pequeños sorbos.

Devadaru, cedro del Himalaya

Devadaru es bueno para vata y neutro para pitta y kapha. Es beneficioso para los problemas de circulación y respiratorios, para inflamaciones, parálisis, cálculos renales, heridas externas y también es antiespasmódico. La corteza se utiliza para tratar la bilis, la diarrea, la disentería y la fiebre intermitente. En forma de polvo se aplica a las úlceras. Como aceite oscuro, la trementina se aplica para curar úlceras de la piel y otras dolencias cutáneas.

Dhanyar

(coriandro o cilantro)

Dhanyar es bueno para las personas de tipo vata, pitta y kapha. Se usa para curar los cólicos flatulentos, el reumatismo, las neuralgias, las indigestiones, los vómitos, las irritaciones de garganta, las alergias, la fiebre del heno y también para los trastornos de pitta y las hemorroides. Elimina el exceso de kapha, cura la conjuntivitis, alivia el calor interno y la sed; es bueno para los sarpullidos, el sistema urogenital, el ardor de la uretra y las infecciones.

Eranda o vatari

(planta de aceite de ricino)

Eranda es buena para las constituciones pitta y kapha y tiene un efecto neutro sobre la gente de constitución vata. Se utiliza para curar cólicos, jaquecas, trastornos abdominales, y también es un coagulante sanguíneo.

Sus frutos se utilizan para tratar el hígado grande y el bazo, y la corteza para curar enfermedades como el reumatismo y la lumbalgia.

Si sus hojas se calientan y se aplican en el pecho de una madre que está amamantando, actúa como galactógeno. Y, sobre el estómago, facilita la descarga del flujo menstrual. También alivia el dolor de las articulaciones, aplicado sobre las que están doloridas.

Si se consumen las hojas, es un buen purgante. Sus semillas en decocción son buenas para el lumbago y la ciática. Su aceite es un buen purgante y beneficioso para cualquier trastorno asociado a vata.

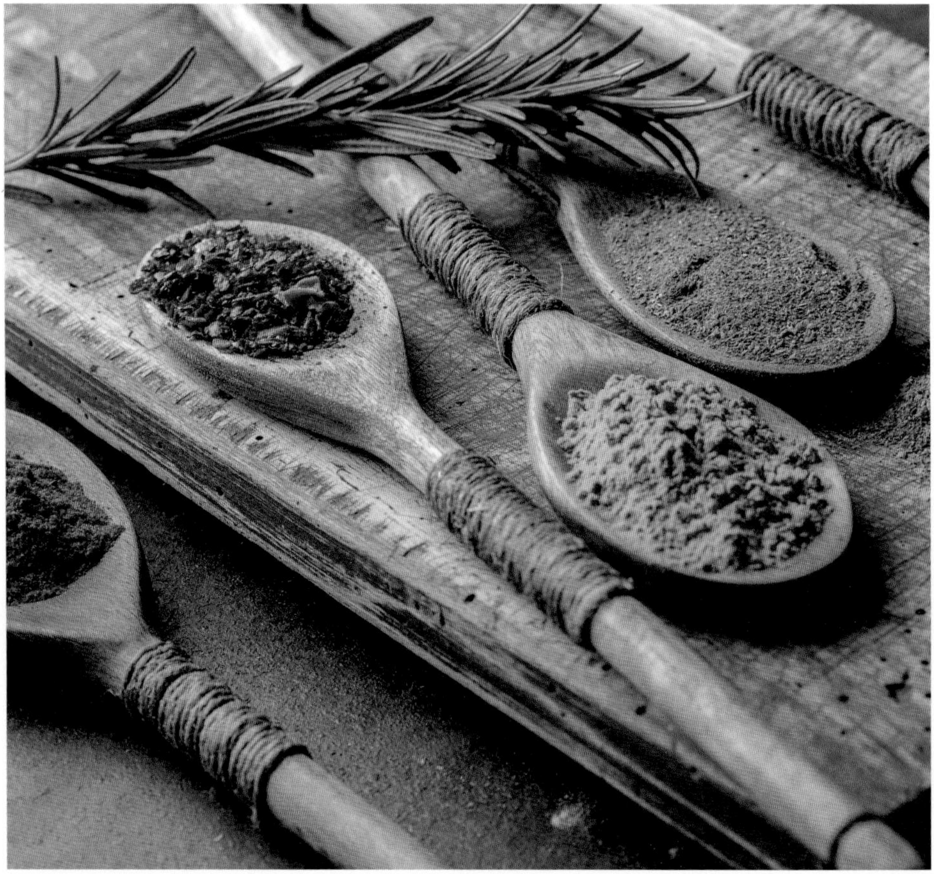

Ela, elachi

(cardamomo)

Las semillas de cardamomo se usan para curar problemas de tipo pitta. En los individuos vata y kapha tiene un efecto neutro.

El cardamomo favorece la absorción de nutrientes y trata el asma, la bronquitis, los resfriados, la tos, los dolores de estómago, la ronquera y la indigestión. Ayuda a curar las enfermedades del bazo y el páncreas y también reduce el kapha de los pulmones y el estómago. Estimula la mente, elimina la cafeína del café y es bueno para el sistema nervioso y la digestión. Cura los vómitos y las jaquecas, expulsando vata y gases del colon. También se utiliza para tratar problemas respiratorios y pérdidas de orina.

Podemos hacer un polvo de Elachi, o un jarabe en infusión (pero nunca deben hervirse las semillas) para tratar los intestinos inflamados y la diarrea infantil o facilitar la deposición normal de un niño. Este jarabe también es útil para las madres después del parto y para tratar la ictericia, la disentería, la inflamación de los órganos urinarios y el reumatismo. Se receta para los problemas del recto y las hemorroides, porque suaviza las heces y lubrica el canal. Se usa como laxante para el estreñimiento. También para tratar la conjuntivitis.

lspaghula o semillas de spogel

(*Plantago ovata*}

lspaghula o ishabgol es bueno para las personas tipo vata, pita y kapha. Es excelente para el estreñimiento cuando se toma con agua tibia y, con agua fría, cura la diarrea.

Sus semillas aumentan de tamaño cuando se sumergen en agua y al atravesar el intestino delgado sin digerir, forman un revestimiento que protege la mucosa. Puede prevenir el aumento anormal de los intestinos, ya que la espesa jalea absorbe toxinas y bacterias. Es útil para tratar los catarros, la disentería crónica, la vejiga, el riñón y los problemas relacionados con la uretra, incluidos inflamaciones y ardor, desórdenes digestivos y fiebre.

- **Preparación.** Remueve en agua fría o tibia de una a dos cucharaditas hasta que adquiera consistencia de gel.

Jatamansitic

(raíz de almizcle)

Es buena para las personas de tipo vata, pitta y kapha. Ayuda a mejorar el aspecto del cutis y la pigmentación de la piel. Es también buena para tratar los cálculos renales, la ictericia, las impurezas de la sangre, la histeria espasmódica y otras dolencias nerviosas o convulsivas.

Asimismo puede curar las palpitaciones, las jaquecas nerviosas, las convulsiones epilépticas, las enfermedades respiratorias y digestivas, los problemas cutáneos, de tiroides, los desórdenes gástricos y la debilidad seminal. Incrementa la agudeza mental.

Kapikacchu

Se utiliza para personas de tipo kapha y tiene un efecto neutro sobre las de constitución vata y pitta. Sus semillas son un excelente tónico y afrodisíaco. Curan las dolencias relacionadas con el sistema reproductor, la indigestión, la debilidad provocada por los cólicos, el edema, la impotencia, la infertilidad, la leucemia, la menorragia, las lombrices y la espermatorrea, e incluso trata la enfermedad de Parkinson.

Su usa con amalaki, ashwaganda, shatavari, gokshura y con muesli blanco y negro para elaborar píldoras y jaleas. Sus raíces tratan el edema, la elefantiasis y los desórdenes nerviosos, incluida la parálisis facial.

Kum kuma, azafrán o keasar

Es bueno para las personas de tipo vata, pitta y kapha. Puede curar la amenorrea, la anemia, el asma, los resfriados, la tos, la depresión, la diarrea, la indigestión, la impotencia, la infertilidad, la jaqueca, los trastornos gastrointestinales, el dolor menstrual, el hígado grande, el lumbago, la menopausia y la neuralgia. Kum kuma reduce el reumatismo, es un regulador del bazo y un estimulante del crecimiento de los tejidos.

- **Preparación:** Se puede preparar en infusión, en jarabe con leche, o en polvo.

Laghupata, Jal Jamni

Se usa en el tratamiento de la fiebre, la diarrea, la indigestión ácida, la inflamación renal, el flujo uretral y las dolencias urinarias y de la vejiga. La pasta de

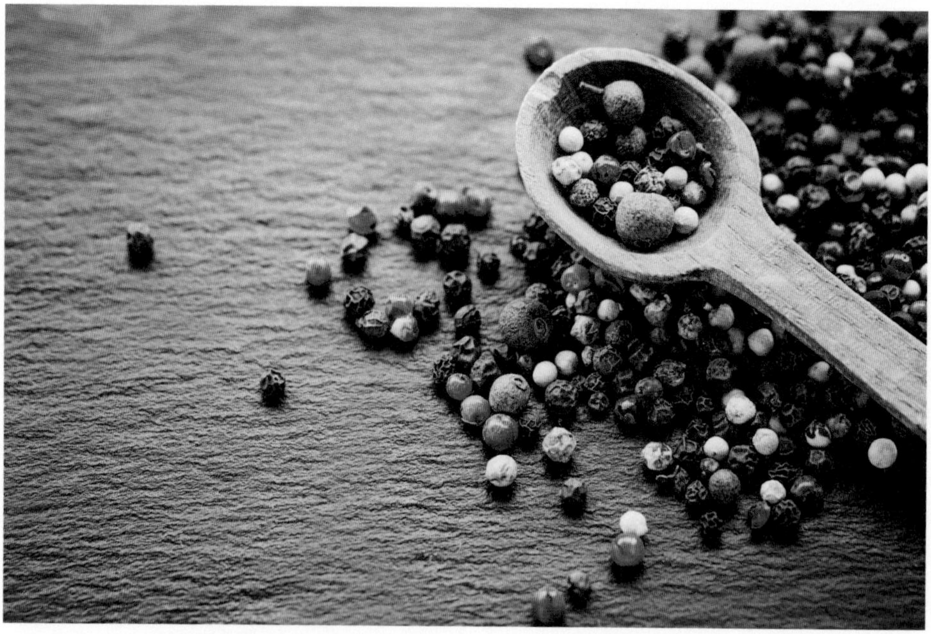

sus hojas y raíces, mezclada con un aceite suave, se usa para tratar irritaciones, picores y también los sinusales.

- **Receta.** Una receta para cólicos es: cuatro partes de Laghupata, cinco partes de pimienta, tres partes de asafétida y seis partes de jengibre, todo ello mezdado con miel para formar una píldora. La dosis de la píldora es de 3 a 5 gramos.

Mamaria

(Mishamitita-hilo de oro)

Se usa para tener apetito, restaurar la digestión y para tratar los gases, la obstrucción visceral, la inflamación crónica de la vesícula biliar, la debilidad, las enfermedades debilitantes y las formas leves de la fiebre intermitente. Elimina los trastornos del pitta excesivo, cura las infecciones vaginales y las dolencias inflamatorias de la piel y puede aplicarse tópicamente en irritaciones, incluidas las bucales. El uso prolongado de Mamaria agrava al bazo y al estómago.

Mancha - Pimienta negra

Se utiliza para curar el asma, la indigestión crónica, la obesidad, la congestión sinusal, la fiebre, los problemas del colon, el cólera, las dolencias gástricas, los gases, la diarrea y las lombrices. También elimina las toxinas del colon. En forma de pasta se aplica para tratar forúnculos y los problemas de la piel.

Musta, Mustakn, Nutgrass

Es buena para las personas de tipo vata y tiene un efecto neutro sobre las de constitución pitta y kapha. Es útil para aumentar el apetito, tratar candidiasis, diarrea, gastritis, indigestión, bazo, mucosidad y la presión arterial. Puede reducir los tumores de mama.

Pippali - Pimienta de Cayena

Es buena para las personas de tipo vata, pitta y kapha. Se usa para curar tumores abdominales y mejorar el fuego digestivo, mientras que también trata trastornos de kapha, asma, bronquitis, resfriados, tos, epilepsia, gases, gota, laringitis, parálisis, dolores reumáticos y lombrices. Es también beneficiosa para el sistema inmunológico. Puede tomarse en infusión, en polvo o como aceite (para aplicación tópica). (verla también en el apartado de plantas medicinales.

Rasonam, Lashuna, ajo

(véase ajo, pág. 195)

El ajo es bueno para las personas de tipo vata, pitta y kapha. Se utiliza para ayudar a los pacientes que sufren arteriosclerosis, asma, resfriados, cólicos, convulsiones y tos. Es un purificante de la sangre y de la linfa, además de un buen rejuvenecedor y ayuda a generar los tejidos nervioso y óseo; reduce el colesterol.

Se usa tópicamente para curar problemas de oído, dolencias cardiacas, hemorroides, hipertensión, histeria e impotencia; es un antiséptico bronco-pulmonar y ayuda a la memoria debilitada, la parálisis, la tuberculosis, los tumores y las lombrices. Es eficaz en los parásitos de los perros.

Salam-Mishri, Salep, orquídea

Es buena para kapha y neutra para pitta y vata. Ayuda a quienes sufren diabetes, diarrea crónica, disentería, debilidad estacional, hemiplejía, parálisis, debilidad general e impotencia.

- **Preparación:** Pon una cucharadita de raíz en polvo en una taza de leche de soja hervida.

Snuhi, Thuhor, Milk Hedge

Se usa para las personas de tipo pitta y tiene un efecto neutro sobre las de tipo vata y kapha. Su jugo lechoso es bueno para ayudar a aliviar el dolor de oído y tratar los trastornos del bazo y el hígado, los problemas de la piel, el asma y la tos. También elimina las verrugas.

Su aplicación tópica, mezclada con el hollín de una lámpara de ghee, actúa como un bálsamo para los ojos en casos de oftalmia y también es útil para prevenir la formación de pus y la supuración de heridas y úlceras. Para curar las hemorroides se aplica encima de éstas, mezclado con cúrcuma.

Tagara-valeriana india

Es buena para las personas de tipo vata, pitta y kapha. Reduce la irritación cerebral y de la médula espinal; trata las palpittaciones, las migrañas, los problemas crónicos de la piel, el vértigo, la debilidad nerviosa, los fallos en los reflejos, los espasmos, los calambres, el insomnio y el agotamiento nervioso.

Es una de las mejores hierbas para los gases y los problemas nerviosos, ya que limpia las toxinas indigestas del colon, las articulaciones y los nervios. También

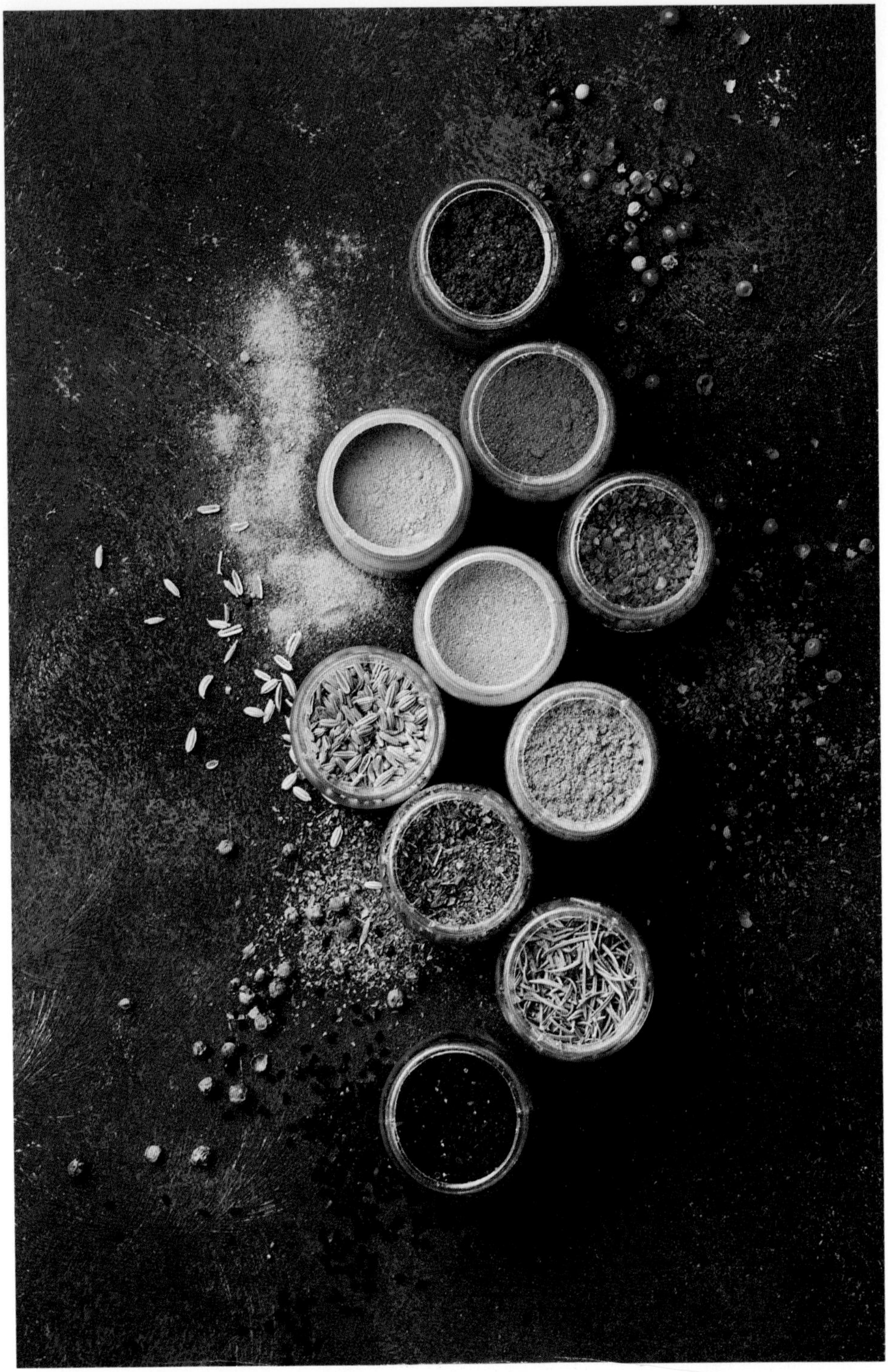

despeja los canales nerviosos del exceso de vata. Es buena para las enfermedades tridóshicas y un buen sedante, que no embota la mente. Puede tomarse en forma de jarabe, píldoras y en polvo.

Tila, sésamo

Es buena para las personas de tipo vata, pitta y kapha. La semillas son un excelente tónico rejuvenecedor para el dosha vata, los huesos, los dientes, las hemorroides, la disentería y el estreñimiento. Un jarabe de las semillas ayuda a curar la tos. En polvo es bueno para la amenorrea y la dismenorrea.

Aplicar aceite de sésamo en el cuerpo y la cabeza es útil para el dosha vata; tiene un efecto calmante. El sésamo nutre, tiene propiedades antioxidantes y sirve para tratar la piel seca, las úlceras y las heridas que supuran. La decocción de las hojas y las raíces se usa para lavar el cabello; lo oscurece y estimula su crecimiento. Los tallos de la planta de sésamo pueden usarse como forraje.

Tulsi - albahaca, albahaca sagrada

Es buena para las personas de tipo vata, pitta y kapha. Útil para tratar la tos, el resfriado, la fiebre, la jaqueca, los problemas pulmonares, la indigestión, la artritis, la debilidad de memoria y la congestión nasal. También purifica el aire. Si crece en casa, elimina la energía negativa y la congestión sinusal.

Oxigena el organismo y limpia y clarifica el cerebro. Ayuda a aliviar la depresión y los efectos de venenos, facilita poder orinar en caso de cualquier tipo de dificultad, previene la acumulación de grasa en el cuerpo, especialmente en las mujeres después de la menopausia, y aumenta las defensas. Tu/si contiene trazas de cobre, necesario para absorber el hierro.

Tvak-canela

Es buena para los individuos de tipo pitta y neutra para las personas de constitución vata y kapha. Aumenta la absorción (fuego agni). Estimula la buena digestión, alivia las dificultades respiratorias, la diarrea, la clisentería, la gripe, los gases, el hipo, la indigestión, los problemas del hígado, la tensión muscular y la circulación; ayuda a las contracciones uterinas durante el parto. También genera energía y sangre, fortalece la constitución física, el corazón y los riñones. Puede usarse en forma de polvo o como aceite para aplicaciones tópicas.

Akarkra

(Pellitori)

Se usa fundamentalmente para individuos de tipo pitta. Para los de tipo vata y kapha es neutra. Es buena para personas con desórdenes nerviosos, enfermedades intestinales, problemas dentales, garganta y amígdalas irritadas, epilepsia, reumatismo, diabetes y debilidad seminal.

Adrak

(jengibre fresco o seco) (Véase jengibre)

Es bueno para personas de tipo vata, pitta y kapha. Al jengibre se le llama el remedio universal y es verdaderamente un maravilloso fármaco con muchas propiedades curativas. Si se toma con sal de roca reduce vata, con azúcar, pitta y con miel, kapha. Ralla un trozo de jengibre, llévalo a ebullición con un vaso de agua y mezcla una cucharada de miel; bébelo cuando tengas una congestión, problemas de garganta, tos o dolencias sinusales.

Haz una mezcla de jugo de jengibre, agua y azúcar de caña y llévala a ebullición hasta que adquiera consistencia de sirope; añade una pizca de azafrán, cardamomo en polvo, nuez moscada y clavo de olor y reserva. Esta mermelada de jengibre puede tomarse cuando una persona tiene problemas de indigestión, flatulencia, cólicos, vómitos, espasmos, dolores de estómago o intestinos, e incluso cuando se tiene fiebre, resfriado o asma.

Para la indigestión, mezcla a partes iguales jugo de jengibre con zumo de limón y una pizca de sal de roca o sal curativa de «Maa» y tómalo antes de las comidas. Esto aumenta el apetito y limpia la garganta y la lengua.

El jugo de jengibre untado en el ombligo alivia la diarrea. El jengibre mezclado con jugo de cebolla alivia las náuseas y los vómitos. Para las jaquecas, mezcla jugo de jengibre con leche o simplemente toma unos trozos de jengibre fresco: tiene el poder de curar instantáneamente los problemas de garganta.

Apamarga

(Rouge Chaff Tree)

Apamarga es buena para las personas de tipo vata, pitta y kapha. Se usa en decocción para curar problemas diuréticos, edemas renales, dolores de estómago, hemorroides, forúnculos y erupciones cutáneas. Mezcla Apamarga con azúcar candi o jaggery o pimienta negra para curar a los pacientes con fiebre, las picaduras de insectos, la tos y las picaduras de abejas. Si se hace en kheer o pudín con leche, ayuda a las personas. con problemas cerebrales.

Las semillas remojadas durante la noche en yogur acuoso y consumidas por la mañana con el estómago vacío curan la bilis. También puede tomarse en polvo o en infusión. No tomar nunca en caso de embarazo.

Arjuna

(Arjuna Myrobalan)

Arjuna Myrobalan es buena para vata, pitta y kapha. Es la mejor hierba para enfermedades cardiacas, angina, bilis, edemas, fracturas, huesos rotos, circulación sanguínea , enfermedades venéreas y para curar las heridas en los tejidos después de una cirugía.

Ashoka

(árbol de Ashoka)

El árbol de Ashoka es la hierba principal para problemas de útero, fibrosis de ovarios, menorragia, hemorroides sangrantes y disentería.

Bilwa

(fruta Bael)

El fruto sin madurar es bueno para la circulación, al igual que para los problemas reproductores y nerviosos.

El fruto maduro es bueno para el corazón y el estómago y para tratar desórdenes de kapha, estreñimiento crónico, disentería, fiebre tifoidea y problemas intestinales. También previene el cólera, las hemorroides, la melancolía y las palpitaciones; además, puede actuar como tónico interno. Para las inflamaciones, aplica una cataplasma de las hojas de esta planta; con pimienta negra puede curar la ictericia y los edemas. La cáscara se utiliza para la disentería aguda o por amebas, la gastritis y los cólicos.

Chakra Marda - destructor de lombrices

(canela china)

Las semillas y las hojas pueden mezclarse con zumo de lima y usarse para tratar enfermedades de la piel. También puede reducir las irritaciones y erupciones que se producen durante las infecciones por lombrices. Se aplica tópicamente.

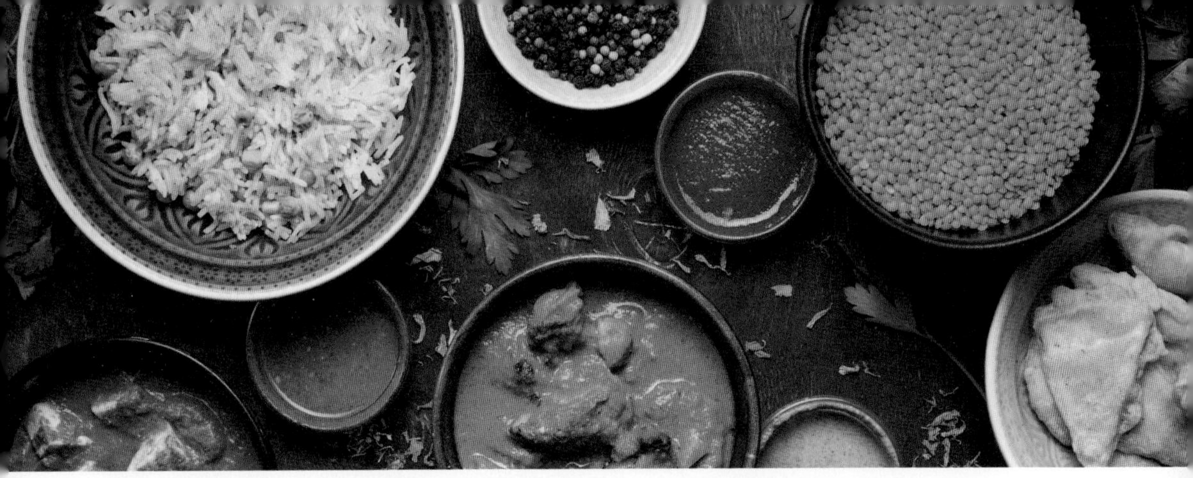

Si se mezcla una parte de hoja con diez partes de semillas y se suministran 28 gramos, reduce la fiebre de los niños cuando les sale un diente nuevo.

Para curar úlceras e inflamaciones se aplican las hojas hervidas en aceite de ricino. Si se calienta y se aplica tópicamente, reduce la gota, la ciática y el dolor de las articulaciones.

Chirayata

(Pirata-Tika)

Es excelente para problemas circulatorios y respiratorios. Es buena para personas con vata, y neutra para personas con pitta y kapha. Es excelente para enfermedades de la piel y una muy buena purificadora de la sangre. También para tratar las heridas, la malaria, la tos, las dolencias urinarias, las toxinas en sangre, el bazo o el hígado grandes, las cataratas, los catarros, los espasmos intestinales, la anemia y la indigestión.

Daruharidra

(Barberry)

Es buena para personas de tipo vata y neutra para los de tipo pitta y kapha. Es buena para la circulación y la digestión.

Es también adecuada para los trastornos urinarios y de la bilis, para désintoxicar de pitta y la congestión en el abdomen y la cavidad pélvica, el reumatismo, los problemas cerebrales, el hambre, la sed y las náuseas.

Es una planta excelente para la ictericia y las dolencias de la piel. También ayuda a reducir el malestar matinal durante el embarazo, a regular el funcionamiento del hígado, destruye toxinas y reduce la grasa corporal; además, disuelve los cálculos renales, alivia las congestiones abdominales y pélvicas y los problemas gastrointestinales. Es, asimismo, un estimulante y reduce la presión arterial.

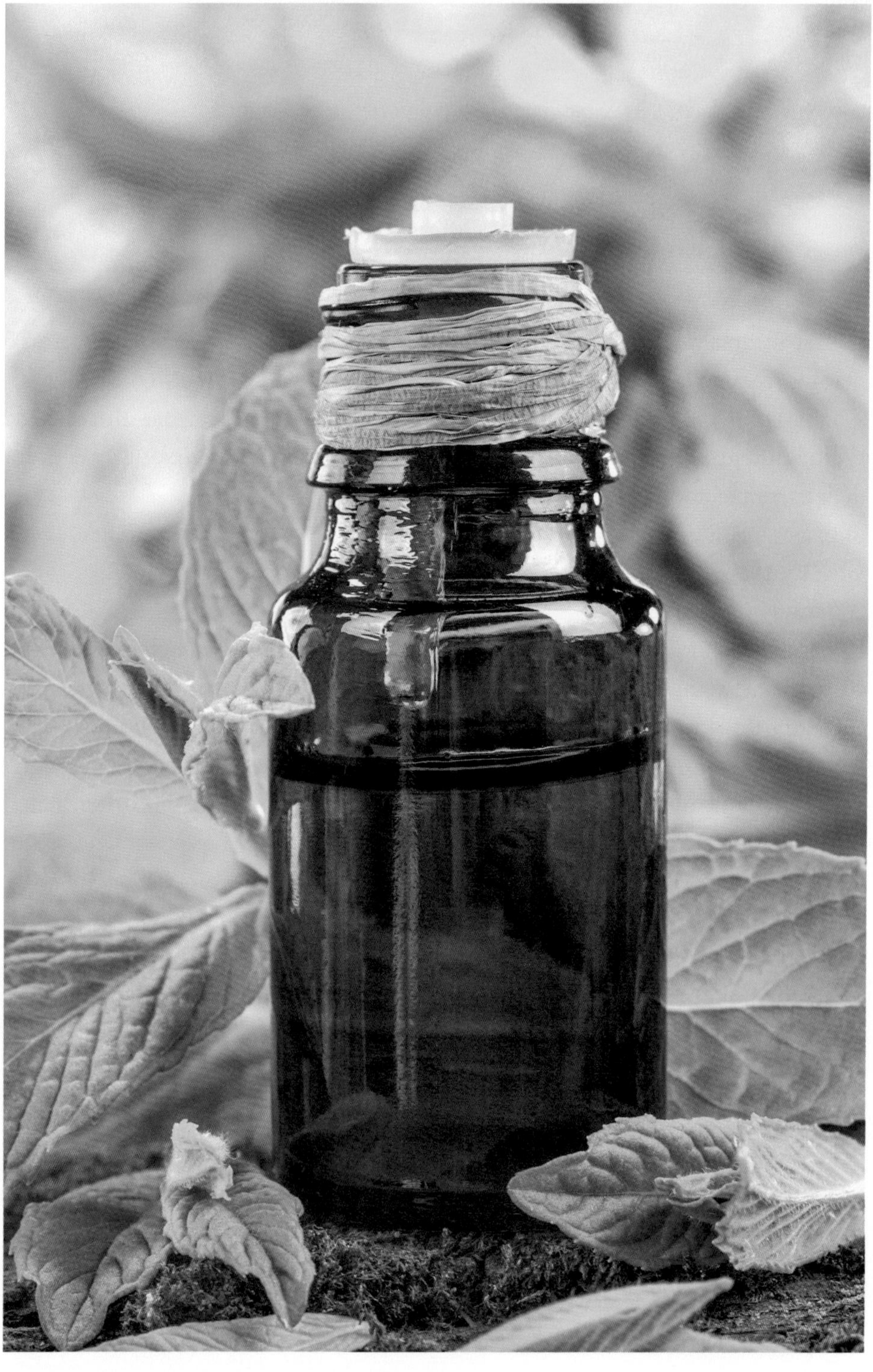

Ayurveda y alimentos

Cada fruta o vegetal tiene su propia energía, que a su vez afecta a la constitución humana. Sus propiedades actúan en los diferentes tipos de personalidad, manifestando una influencia positiva o negativa. Vamos a ver un listado de frutas, vegetales, cereales, hierbas aromáticas y especias y otros alimentos según su tipo de energía (relacionada con vata, pitta y kapha), sus cualidades (dulce, caliente, astringente, picante o ácido) e indicaciones acerca de su acción beneficiosa para la salud.

FRUTAS

Las frutas pueden ser dulces o agrias, su energía es fría y son beneficiosas para las constituciones vata y pita, y especialmente buenas para kapha. Deben tomarse antes o entre las comidas. Las frutas quitan la sed, son nutritivas y actúan como un laxante alternativo, limpiando el cuerpo al eliminar el ama o las toxinas del organismo.

- **Combinaciones.** Como hemos dicho, las frutas deben comerse solas. Por la mañana, la persona kapha no debe tomarlas, ya que ése es el momento del día en que kapha aumenta. Las mejores son las frutas de la estación y maduradas de forma natural. Ayudan a limpiar el cuerpo mejorando el sistema digestivo. Las frutas combinan bien con sus opuestos; por ejemplo, las especias calientes y dulces como el jengibre, el cardamomo, los clavos de olor y la nuez moscada.

Manzanas

- **Energía:** la manzana es neutra para pitta y kapha, y para vata positiva.
- **Propiedades:** las manzanas son dulces y astringentes.
- **Acción:** la piel de la manzana tiene un alto contenido en calcio y fibra.
- **Indicaciones:** las manzanas son buenas para las encías que sangran y el colesterol; reducen la artritis de pitta y kapha y también ayudan a tratar el herpes,

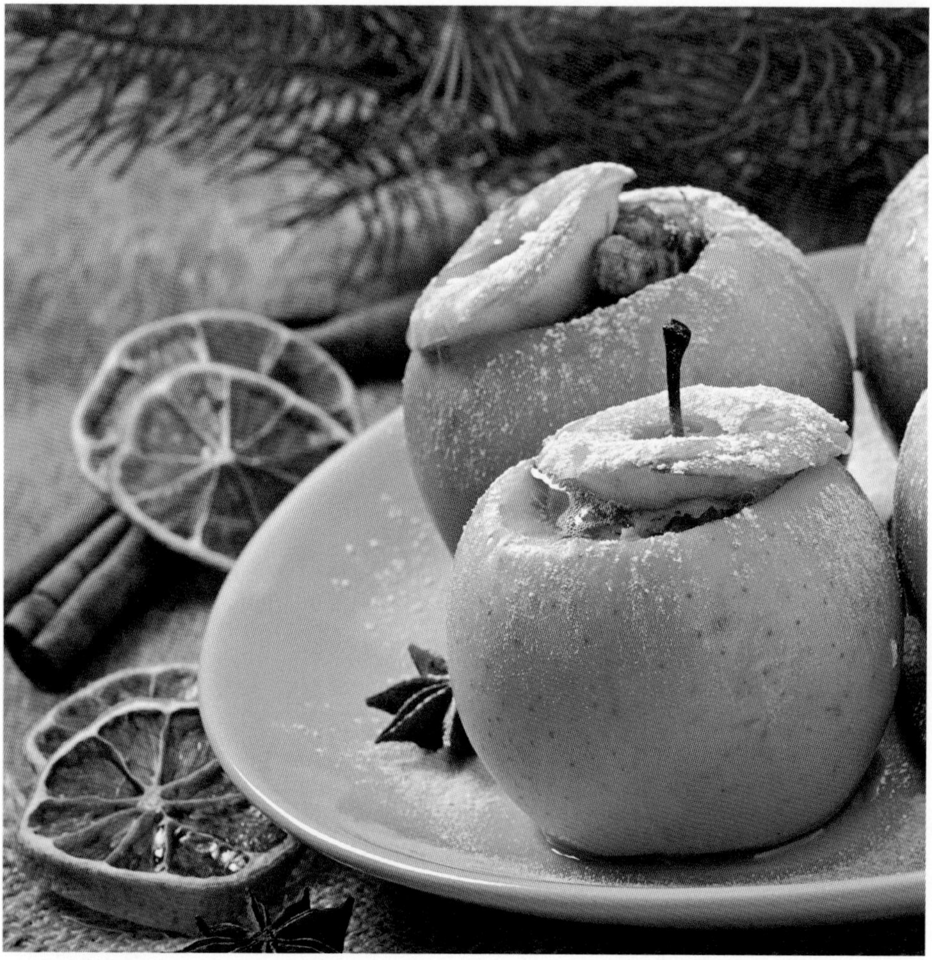

los virus y la acidez. Las manzanas asadas o las ácidas contribuyen a aliviar la acidez o *vayu*, y el zumo de manzana es bueno para la gastritis, la colitis y las infecciones.

Plátanos o bananas

- Energía: las bananas son buenas para pita.
- Propiedades: dulces, suaves y astringentes.
- Acción: son nutritivas y ricas en potasio.
- Indicaciones: si se comen con *ghee* y cardamomo, alivian la hipoglucemia y el estreñimiento; también generan músculo y grasa. Las bananas son buenas para los pulmones y para tratar la diarrea, la disentería y los desórdenes nerviosos.

Cerezas

- **Energía:** buenas para los tres doshas (vata, pitta y kapha) y sobre todo para las personas anémicas o débiles.
- **Propiedades:** dulces y agrias.
- **Acción:** diurética.
- **Indicaciones:** las cerezas ayudan en la fatiga mental, el insomnio, el estrés, en los problemas de corazón, en la gota, el lumbago, las enfermedades motrices, la visión borrosa, el reumatismo, la obesidad, los dientes cariados o la pérdida de dientes, y contribuye a generar plasma.

Una semana antes de tener la menstruación, las mujeres pueden comer diez cerezas al día con el estómago vacío, para regular su flujo menstrual.

Arándanos

- **Energía:** buenos para pita, hay que equilibrarlos para vata, a kapha le producen flema.
- **Propiedades:** agrios y astringentes.
- **Acción:** diurética.
- **Indicaciones:** por su alto contenido en vitamina C, los arándanos son excelentes para los problemas de la uretra, la vejiga y los riñones. También pueden contribuir a la reducción del peso y en el tratamiento de edemas. Siempre deben tomarse antes de las comidas.

Dátiles

- **Energía:** positivos para vata y pita, pero no para kapha.
- **Propiedades:** dulces.
- **Acción:** nutritivos, tónicos y afrodisíacos.
- **Indicaciones:** los dátiles son una de las frutas más nutritivas. Un tónico elaborado con dátiles, almendras y leche o kéfir es muy bueno para niños débiles y también en los casos de enfermedad pulmonar o asma. Los dátiles fortalecen el sistema reproductor y son muy beneficiosos para curar rápidamente las enfermedades o heridas.

El azúcar de esta fruta forma complejos ricos en hierro que favorecen su asimilación. Si se toman cinco dátiles por la mañana en ayunas, que se hayan dejado en remojo durante la noche en leche de vaca o de avena, ayudarán a aumentar la calidad del esperma en los hombres que sufran aspermia.

Higos

- **Energía:** excelentes para kapha, buenos para vata y pita.
- **Propiedades:** dulces, a veces astringentes.
- **Acción:** nutritiva, emoliente y laxante.
- **Indicaciones:** los higos son buenos para los problemas del tracto urinario, la vesícula biliar, el hígado, los riñones y la tos crónica, así como para la eliminación de lombrices, nematelmintos y de la tenia. Masticar higos fortalece los dientes y las encías. Son una buena fuente de hierro y excelentes para el desarrollo muscular. Las investigaciones indican que los higos también reducen los tumores cancerosos. Contienen más calcio que la leche y más potasio que los plátanos.

Uvas

- **Energía:** buenas para vata y pita, no para kapha.
- **Propiedades:** dulces y astringentes.
- **Acción:** se dice que las uvas son de las mejores frutas, reducen el estrés y son muy nutritivas.
- **Indicaciones:** las uvas aplacan la sed de inmediato, alivian la fiebre alta y las dificultades o el dolor al respirar. Además, beber agua en la que se han remojado uvas pasas o comerlas cada mañana, mejora la digestión. Las investigaciones indican que las uvas y las pasas pueden prevenir el cáncer.
- **Contraindicaciones:** no deben comerlas los diabéticos ni las personas que quieran perder peso.

Pomelo

- **Energía:** bueno para pita, no para vata y kapha.
- **Propiedades:** dulce, ácido y astringente.
- **Acción:** estimulante, expectorante.
- **Indicaciones:** el pomelo elimina la flema si se come por la mañana, y ayuda a digerir los azúcares y las grasas, de modo que contribuye a reducir el peso y estimula al hígado y al páncreas. También ayuda a la salud cardiovascular, protege de la artritis y el cáncer, previene el colesterol alto y tiene un alto contenido en vitamina C. Sus pepitas curan la candidiasis y actúan como un antibiótico. Tomarlo por la mañana temprano, en ayunas, ayuda a reducir peso y a eliminar toxinas.
- **Contraindicaciones:** si son ácidos, no son buenos para pita.

Guayaba

- **Energía:** es buena para pitta y kapha.
- **Propiedades:** ácida.
- **Acción:** nutritiva.
- **Indicaciones:** comer guayaba ayuda en los problemas de digestión y metabolismo excesivos, anorexia y gota. En dulce o mermelada es un tónico para el corazón y, en general, previene el estreñimiento. La guayaba remojada en agua aplaca la sed. En crudo, la piel y la pulpa pueden comerse juntas para prevenir el estreñimiento.
- **Contraindicaciones:** en exceso, produce congestión en los pulmones y la garganta. No es buena para vata porque produce gases. Es pesada para el estómago y difícil de digerir.

Limón

- **Energía:** bueno para vata, pitta y kapha.
- **Propiedades:** agrio y astringente.
- **Acción:** laxante y expectorante.
- **Indicaciones:** el limón estimula la digestión, aplaca la sed, previene el dolor de estómago y detiene las hemorragias. es muy bueno para tratar la garganta irritada, la bronquitis, el asma, los desórdenes digestivos, la diabetes, el reumatismo, la artritis, la gota y las neuralgias.

Su zumo es bueno para el ardor de estómago, la irritación de garganta y las encías hinchadas o sangrantes; combinado con miel, limpia el torrente sanguíneo. Desintoxica y equilibra el dosha pita.

La mezcla de zumo de limón y miel alivia las náuseas, los vómitos, la indigestión y el exceso de mucosidad. El zumo de limón con bicarbonato de soda y agua reduce los gases y la indigestión, y con zumo de cilantro ayuda a eliminar los cálculos renales y la arenilla de la orina.

- **Contraindicaciones:** nunca hay que beber zumo de limón si se padece úlcera péptica.

Mango

- Energía: bueno para vata ypita; moderadamente bueno para kapha.
- **Propiedades:** astringente cuando está verde.
- **Acción:** el mango verde actúa como emoliente y diurético.

■ **Indicaciones:** el mango verde reduce la mucosidad. Ayuda a tratar el estreñimiento, da vitalidad y energía y es un buen tónico para la digestión. La corteza en infusión ayuda a curar las enfermedades de la piel, la disentería y las hemorroides y tiene gran riqueza en vitamina C. Cuando no está maduro o es agrio, ayuda a la digestión y su pulpa es buena para la diabetes.

Los encurtidos de mango son buenos para los resfriados y sus semillas molidas son buenas para el flujo vaginal.

Melones y sandías

■ **Energía:** buena para vata, pitta y kapha.
■ **Propiedades:** dulces.
■ **Acción:** diurética y energética.
■ **Indicaciones:** los melones son buenos para combatir la fiebre, la insolación y la sed; además, limpian los tejidos, las encías sangran tes y las aftas bucales. Tienen un alto contenido en vitamina A y actúan como purificadores de la sangre. La sandía, especialmente si se come sola, compacta las heces y fortalece los riñones.
■ **Contraindicaciones:** La sandía sólo debe tomarse tres horas antes de las comidas. No debe comerse por la noche, porque puede provocar edemas y dolor abdominal. Comer demasiado melón causa problemas respiratorios. las personas que sufren glaucoma no deben comerlo.

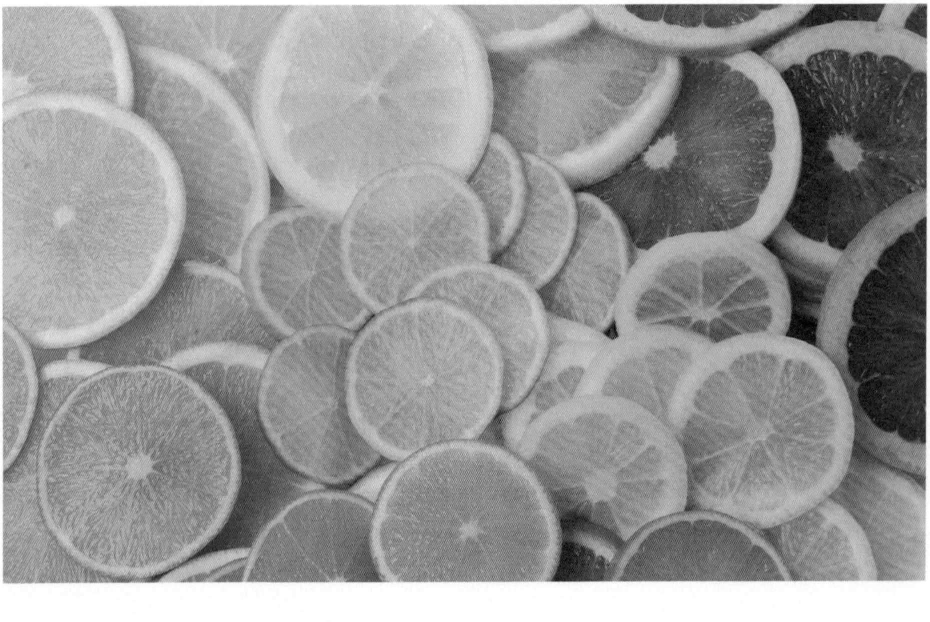

Naranjas

■ **Energía:** buena para vata y pita, pero solo moderadamente buena para kapha.
■ **Propiedades:** dulces y agrias.
■ **Acción:** la naranja es estimulante, expectorante y aumenta el apetito.
■ **Indicaciones:** combate la tos, la diabetes, la bronquitis, los problemas de hígado y corazón y alivia el estómago. Las naranjas son ricas en vitamina C y A. Un vaso de zumo de naranjas frescas, con una pizca de sal, restaura la energía después de hacer ejercicio. La naranja puede ser un purificador de la bilis y ayudar a combatir el escorbuto.
■ **Contraindicaciones:** Si se sufre dolor en las articulaciones o problemas de vejiga, deben evitarse.

Papaya

■ **Energía:** buena para pitta y kapha.
■ **Propiedades:** dulce y ácida.
■ **Acción:** digestiva y laxante.
■ **Indicaciones:** la papaya es buena para los desórdenes digestivos. Puede ayudar al páncreas en la regulación del metabolismo del azúcar y es buena para la tos, las lombrices, el asma, el dolor de espalda y los problemas del colon. Es un anticoagulante y previene los ataques al corazón.

La piel interna de la fruta puede pasarse por la epidermis en casos de eccemas o dermatitis.

Piña

■ **Energía:** buena para vata y kapha, no para pita.
■ **Propiedades:** ácida, astringente, a veces dulce.
■ **Acción:** la piña es un muy buen diurético y laxante.
■ **Indicaciones:** la piña limpia el hígado. Reduce la acidez biliar y la ictericia y combate los efectos del alcohol. El zumo de piña reduce el estreñimiento y la irritabilidad gástrica, además de ayudar, en los fumadores, a reducir la toxicidad de la nicotina.

Masticar pe queños trozos de la fruta con media cucharadita de miel mejora la digestión. Esta fruta digiere la albúmina y contiene gran cantidad de manganeso, fácil de digerir, que puede prevenir la osteoporosis.

Ciruelas

- **Energía:** buena para kapha y pita, moderadamente buena para vata.
- **Propiedades:** ácidas.
- **Acción:** refrescante y laxante.
- **Indicaciones:** las ciruelas alivian la sed. Son buenas para bajar la fiebre y combatir la tos seca.

Granada

- **Energía:** buena para vata, pitta y kapha.
- **Propiedades:** ácida.
- **Acción:** astringente y su corteza es un buen antiparasitario.
- **Indicaciones:** la mejor variedad es la dulce y genera células sanguíneas. El zumo de granada limpia la bilis y ayuda en los casos de cálculos en la vejiga, la hiperacidez, la malaria, la diarrea y la disentería. La granada es buena para el intestino, es un tónico cardíaco y alivia la ronquera. El zumo tomado por la mañana en ayunas, durante cuarenta y un días, puede reducir el colesterol.

Brotes de alfalfa

- **Energía:** buenos para vata y pitta y neutros para kapha.
- **Propiedades:** acción nutritiva, suavemente laxante, tónica, estimulante y sedante.
- **Indicaciones:** los brotes de alfalfa limpian la sangre y previenen los tumores, el acné, los forúnculos y la inflamación de los ganglios linfáticos. También ayudan a aliviar la fiebre, el edema y la gota y reducen las grasas.
- **Contraindicaciones:** son ricos en pitta y por ese motivo pueden generar problemas tales como hemorragias o infecciones de los aparatos urinario y reproductor.

Fresa

- **Energía:** buena para vata y pita, moderadamente buena para kapha.
- **Propiedades:** astringente.
- **Acción:** las fresas actúan como refrescante, aplacan la sed y son ligeramente antiácidas.
- **Indicaciones:** protegen de una gran cantidad de virus, cáncer, daños en el ADN y problemas de la piel. Tienen un alto contenido en vitamina C; diez

fresas tomadas a diario pueden ayudar en casos de anemia y tuberculosis.
Las fresas y fresones ayudan a prevenir la obesidad, la artritis, la diabetes, el estreñimiento, la hipertensión y los cálculos renales.

■ **Contraindicaciones:** la piel de la fresa puede agravar a pitta si se toma sola. Comer demasiadas fresas puede provocar tos y vómitos.

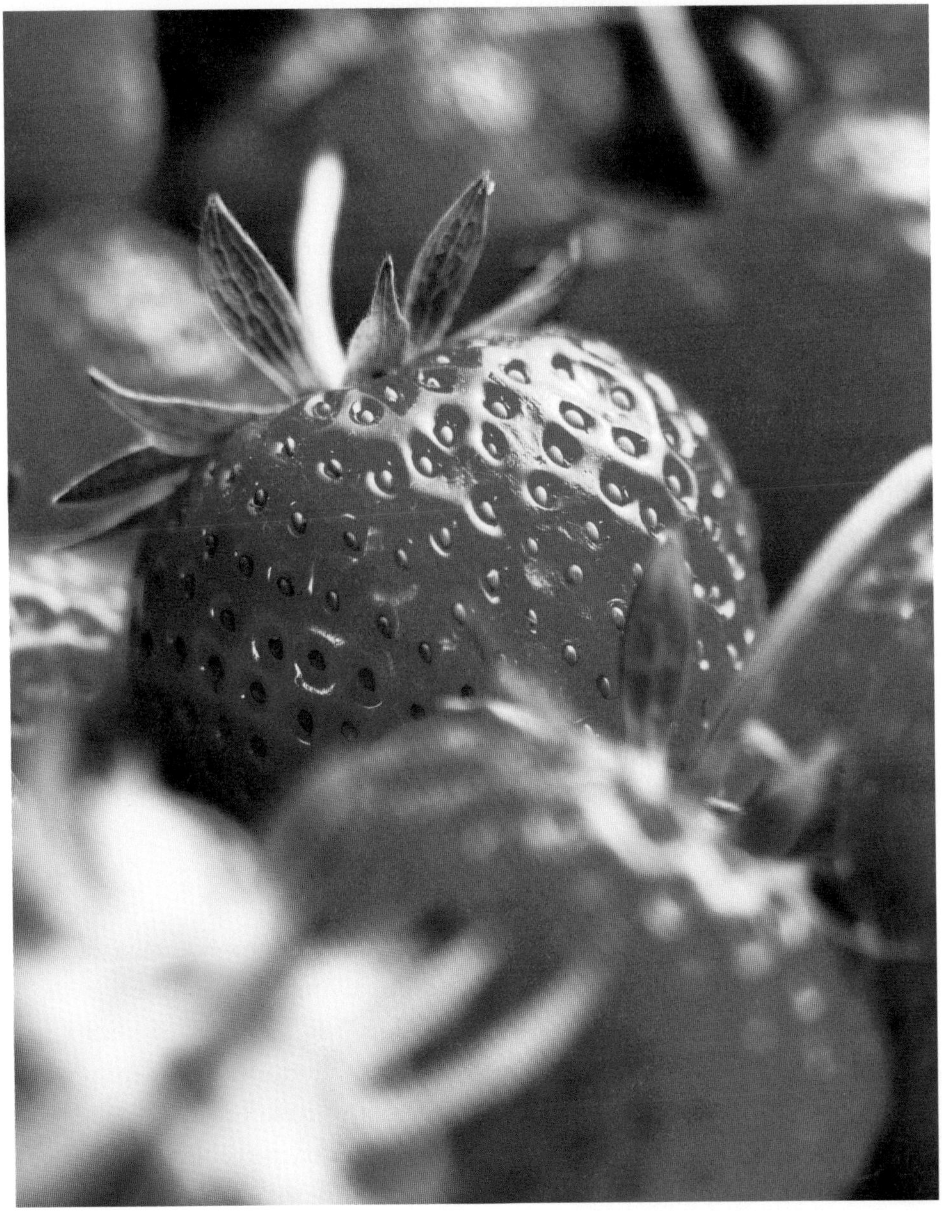

VEGETALES. VERDURAS

Las verduras son una muy buena fuente de nutrientes y minerales. Son buenas para vata y kapha y para pitta son rajásicas. Los tomates contienen potasio y son buenos para vata y pita, pero pueden provocar alergias si se guisan con carne. Las zanahorias, el apio, la lechuga, las semillas de mostaza, el brócoli y las patatas son muy buenos para vata, pitta y kapha.

Espárragos

- **Energía:** buenos para vata, pitta y kapha.
- **Propiedades:** astringentes.
- **Acción:** diurética.
- **Indicaciones:** los espárragos son buenos para la memoria. Beber agua de espárragos ayuda a reducir el reumatismo.
- **Contraindicaciones:** quienes tengan ácido úrico deben evitar los espárragos.

Aguacates

- **Energía:** son buenos para vata y pita, pero no para kapha.
- **Propiedades:** oleosos.
- **Acción:** tónica y nutritiva.
- **Indicaciones:** los aguacates actúan como un suplemento que nutre al hígado, los pulmones y la piel, al igual que genera músculos y sangre; previene el aspecto demacrado y las convulsiones; reduce el riesgo de ataques cardíacos. Son ricos en vitamina A, D y E; también en minerales, especialmente cobre y hierro, fósforo, sodio, magnesio y calcio. También contienen más potasio que los plátanos.

Remolacha

- **Energía:** buena para vata, pitta y kapha.
- **Propiedades:** dulces.

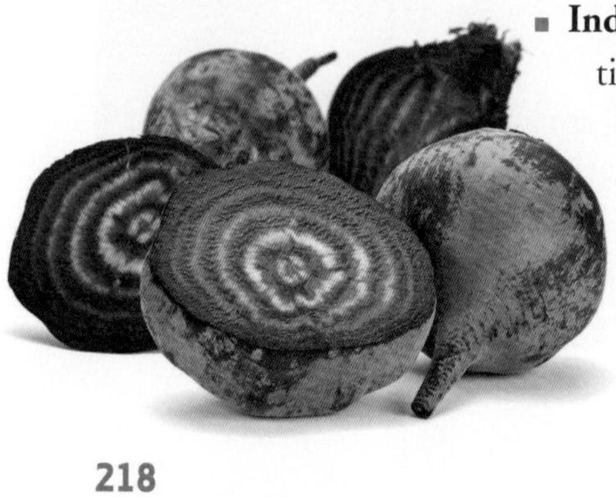

- **Indicaciones:** la remolacha aumenta la cantidad de glóbulos rojos y ayuda a regular la menstruación. Las hojas de remolacha tienen el mismo efecto que las de espinaca. Protegen la vesícula biliar y el hígado, y previenen tanto los problemas digestivos como la anemia.

Karela (Melón amargo)

- **Energía:** buena para vata, pitta y kapha.
- **Propiedades:** amarga.
- **Acción:** es antipirética, antiácida y antiparasitaria.
- **Indicaciones:** es excelente para curar la diabetes, los cálculos renales y las lombrices intestinales, los parásitos, los tumores, la fiebre, la diarrea, la anemia, y tiene una gran riqueza en vitamina C.

Brócoli

- **Energía:** bueno para vata, pitta y kapha.
- **Propiedades:** dulce y astringente.
- **Acción:** neutra.
- **Indicaciones:** minimiza el riesgo de sufrir cáncer de esófago, laringe, próstata, pulmón y boca.

Coles en general

- **Energía:** buena para pitta y kapha, pero no para vata.
- **Propiedades:** dulces y astringentes.
- **Acción:** neutra.
- **Indicaciones:** son un antibiótico natural. Previenen el cáncer de colon.

Col y col china

- **Energía:** buena para vata, pitta y kapha.
- **Propiedades:** dulces y astringentes.
- **Acción:** neutra.
- Indicaciones: cura las úlceras, los eccemas, el ardor estomacal, el asma y los sarpullidos y purifica la sangre. Son ricas en calcio, vitamina C y A, así como en azufre. Con la col se eliminan las verrugas.

Coliflor

- **Energía:** es negativa para kapha y positiva para la gente vata.
- **Propiedades:** fría y picante. Más dulce y más sáttvica que otros vegetales.
- **Acción:** astringente.
- **Indicaciones:** nutritiva, combina bien con los lácteos, reduce el riesgo de padecer cáncer, especialmente rectal, de colon y estómago.

Zanahoria

■ **Energía:** es neutra para la gente vata y kapha, y positiva para las personas pita.

■ **Propiedades:** dulce.

■ **Acción:** el zumo de zanahoria es beneficioso para vata, por su naturaleza fría. Su naturaleza débil hace que sea difícil de digerir.

■ **Indicaciones:** la zanahoria es digestiva, laxante, diurética y un estimulante del apetito; es antiséptica y antiespasmódica. Aumenta el flujo sanguíneo, ilumina la mirada, previene el raquitismo, la gota, el estreñimiento, las lombrices, la artritis, los problemas de la piel, la ictericia y la hepatitis crónica y estimula la acción de los antioxidantes. También cura la piel y los tejidos, es buena para las enfermedades del corazón, reduce los riesgos de padecer cáncer, diarrea, enfermedades del colon y deshidratación.

Comer zanahorias reduce las posibilidades de tener mala dentadura o manchas en el cutis. Una taza de zumo de zanahoria con dos cucharaditas de zumo de cilantro con el estómago vacío dos veces al día, cura las hemorroides. A una taza de zumo de zanahorias añade el zumo de medio limón y un 20% de zumo de cilantro.

Es un muy buen tónico para las mujeres que están en la menopausia.

En caso de enfermedades crónicas puede tomarse un vaso de zumo de zanahorias con una pizca de jengibre en polvo. Una taza de este zumo mezclado con una taza de zumo de aloe vera, dos veces al día, puede ayudar a reducir el cáncer. Aplicada tópicamente, esta mezcla tiene un excelente poder curativo para las irritaciones ulcerosas.

Cilantro u hojas de cilantro

■ **Energía:** equilibra vata, pitta y kapha. Es positivo para vata, tomada en pequeñas cantidades.

■ **Propiedades:** dulce, astringente y frío.

■ **Acción:** estimulante, diurético, incrementa la sudoración, cura las alergias de la piel y es antipirético.

■ **Indicaciones:** el cilantro crea el fuego digestivo, ayuda en las irritaciones de garganta, la hiperacidez, las náuseas, el resfriado y la sed, y limpia la sangre, la bilis y las infecciones del tracto urinario. Su zumo es bueno para curar la sensación de ardor al orinar y es un antídoto para los alimentos picantes y agrios;

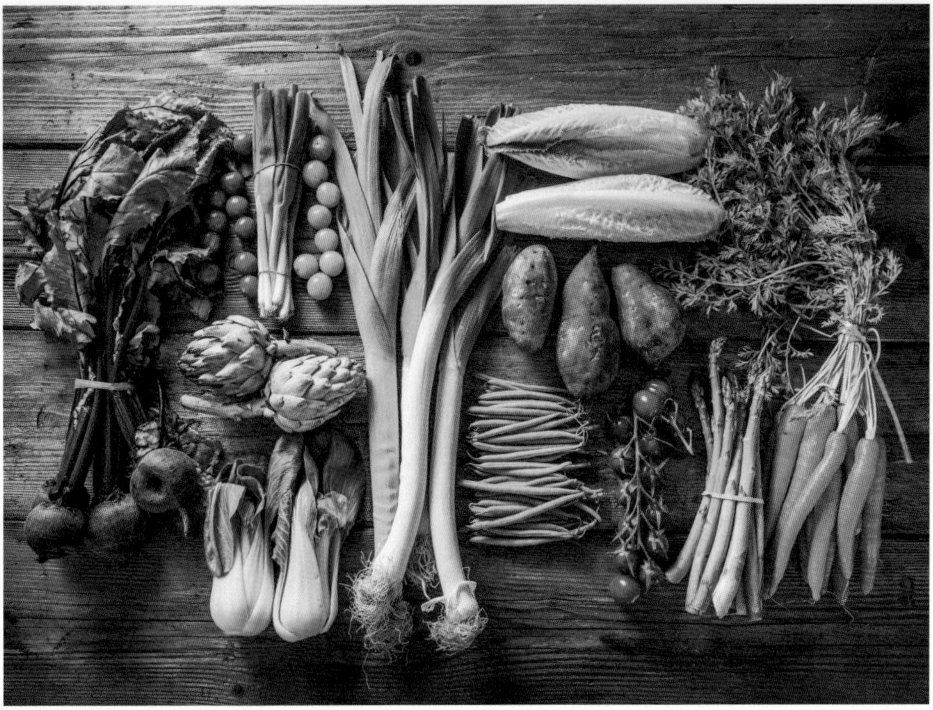

por ejemplo, para las salsas, chiles y curry. Cuando se aplica sobre los párpados alivia la conjuntivitis. Además, este zumo puede utilizarse para tratar problemas de la piel.

Apio

- **Energía:** es negativo para pitta y kapha, y positivo para vata.
- **Propiedades:** astringente, dulce, salado, o picante y frío.
- **Acción:** astringente y diurético. Sus raíces son diuréticas; las semillas son picantes, estimulantes, antiespasmódicas y similares a las de Ajwain.
- **Indicaciones:** el apio limpia la mente, las emociones y las percepciones, incrementa la capacidad de meditar de la gente, previene el mareo y las cefaleas y elimina el dióxido de carbono. El consumo excesivo de apio, una vez que pitta y kapha se han reducido, puede provocar problemas adrenales, pérdida de peso y enfermedades de los riñones y el hígado.

Además, regula el sistema nervioso, previene la retención de líquidos, la diabetes y el cáncer y baja la tensión arterial. Las semillas y la raíz del apio disuelven los cálculos y ayudan en los casos de artritis y gota.

Chiles

- **Energía:** es negativo para vata y kapha, y positivo para pita.
- **Propiedades:** picante y caliente.
- **Acción:** estimulante, incrementa la sudoración, estimulante digestivo y descongestionante.
- **Indicaciones:** quema *ama* o las toxinas, mejora el apetito, alivia la indigestión, tiene un efecto antiparasitario, cura el asma, la bronquitis, la inflamación de los bronquios, los coágulos sanguíneos y calma el dolor.

Maíz dulce

- **Energía:** es negativo para kapha y positivo para pitta y vata.
- **Propiedades:** dulce, astringente, caliente o picante.
- **Acción:** un diurético equilibrado.
- **Indicaciones:** es vigorizante y ayuda a curar la ictericia, la hepatitis, la gota y los cálculos renales, las infecciones del tracto urinario, el edema y los desórdenes cerebrales y del sistema nervioso. De ahí que lleve a ganar peso, a generar musculatura y huesos. Es rico en vitaminas A, B, C, potasio, fósforo, hierro, zinc, magnesio y fibra.
- **Contraindicaciones:** si se sufren problemas digestivos, obesidad o diabetes, debe evitarse tomar maíz dulce.

Pepino

- **Energía:** es negativo para vata y pitta y positivo para kapha.
- **Propiedades:** dulce, astringente y frío.
- **Acción:** refrescante; las semillas son diuréticas y febrífugas.
- **Indicaciones:** si se come crudo y con zumo de limón, pimienta y sal, posibilita que el organismo absorba la máxima cantidad de vitaminas. Es un alimento de verano: aplaca la sed, cura las infecciones del tracto urinario, trata problemas urinarios y del bazo, los desórdenes estomacales y el acné. Es un purificador de la sangre y sus semillas son refrescantes y muy nutritivas.

Berenjena

- **Energía:** para vata y kapha es negativa y positiva para pita, pero sólo la variedad tierna. Para vata es un antídoto a las especias.
- **Propiedades:** picante, astringente, amarga y caliente.

- **Acción:** nutritiva, anticancerígena y ayuda a prevenir convulsiones.
- **Indicaciones:** las variedades largas aumentan el vayu y kapha. Tiene valor alimenticio, cura las enfermedades febriles, es un tónico cardíaco y un estimulante del apetito, suavemente laxante y diurética. Buena para tener una visión perfecta, prevenir la diabetes, el colesterol y la arteriosclerosis, fortaleciendo el sistema inmunológico y combatiendo las convulsiones y la epilepsia.
- **Contraindicaciones:** la berenjena puede agravar las alergias y la artritis en las personas de constitución pita.

Judía verde

- **Energía:** buena para vata, pitta y kapha.
- **Propiedades:** dulce.
- **Acción:** astringente.
- **Indicaciones:** las judías verdes limpian el hígado y la sangre, al mismo tiempo que normalizan las funciones hepáticas y del páncreas, aliviando y curando el reumatismo. Contienen vitaminas A, B y el complejo vitamínico C, clorofila, carbohidratos, calcio, fósforo, cobre y cobalto.

Lechuga

- **Energía:** es negativa para pitta y kapha, positiva para vata. Calma y limpia la mente, las emociones, la sangre y la linfa.
- **Propiedades:** agradable, astringente, fría y dulce.
- **Acción:** actúa como diurético y astringente. Algunas variedades chinas y japonesas son menos tamásicas y más tonificantes.
- **Indicaciones:** la lechuga es antitumoral, anticancerígeno, reduce el colesterol y aumenta la longevidad.
- **Contraindicaciones:** causa edema y aumento de peso. No comas lechuga después de hervirla, porque provoca muchas infecciones.

Mostaza

- **Energía:** es negativa para kapha y vata y moderadamente positiva para pita.
- **Propiedades:** picante, amarga y caliente.
- **Acción:** estimulante y expectorante.
- **Indicaciones:** sus semillas hacen que se elimine la flema y contienen grandes cantidades de calcio, hierro, vitamina A y niacina.

Setas

- **Energía:** buenas para vata, pitta y kapha.
- **Propiedades:** dulces y astringentes.
- **Acción:** diurética.
- **Indicaciones:** favorece el sistema digestivo y potencia el metabolismo.

Quimbombó (Tindisha)

- **Energía:** negativa para kapha y vata y positiva para pita. Es más beneficiosa si se toma cruda.
- **Propiedades:** dulce, caliente.
- **Acción:** su energía es picante y caliente.
- **Indicaciones:** es buena para quienes tienen sensación de ardor al ori nar, diarrea, disentería, desórdenes intestinales, colon inflamado, diverticulitis, úlceras de estómago y fiebre. Remoja cuatro quimbongós en una taza de agua durante la noche, por la mañana córtalos, cómelos y bebe el agua en que los has remojado. Ayuda a los diabéticos y activa el páncreas.

Cebollas

- **Energía:** buenas para todos los humores.
- **Propiedades:** picantes.
- **Acción:** estimulante, diurética, afrodisíaca y expectorante.
- **Indicaciones:** la cebolla cura los resfriados, la gripe y la debilidad general y sexual; cuando se toma con aceite o ghee tiene propiedades fortalecedoras si se han hecho esfuerzos físicos. Inhalar cebollas crudas después de sufrir una fractura evita los desvanecimien tos y las convulsiones.

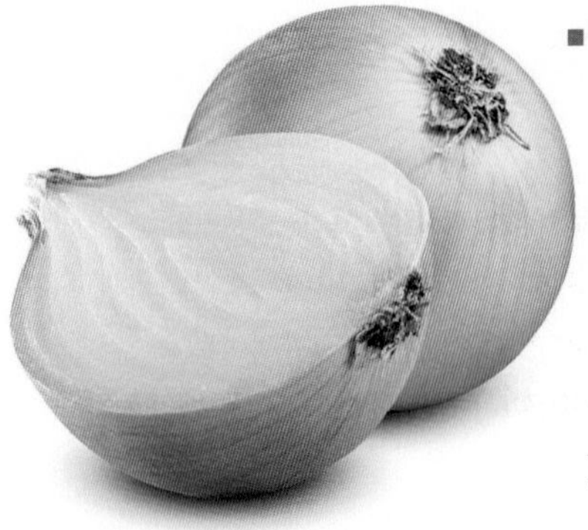

Perejil

- **Energía:** bueno para vata, pitta y kapha, y equilibra los tres humores.
- **Propiedades:** picante, astringente y caliente.
- **Acción:** estimulante, diurético y restaurador.
- **Indicaciones:** cura el edema, los sarpullidos purulentos, la menstruación dolorosa o que se retrasa; es bueno para los síntomas de pacientes hipocondríacos y los problemas del tracto urinario, el riñón, la veji-

ga y la próstata. Además, es beneficioso para tratar las enfermedades de las glándulas adrenales y tiroides, los cálculos vesiculares y renales, así como las dolencias de la sangre y la linfa, o las deficiencias vitamínicas. Es rico en vitamina C, manganeso, fósforo, calcio y hierro.

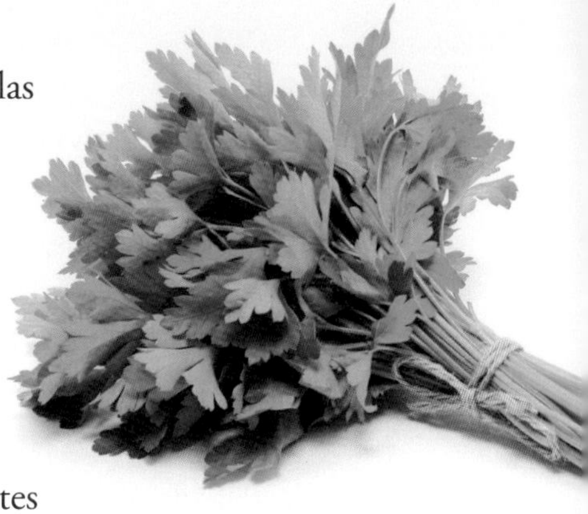

Guisantes

- **Energía:** buenos para pitta y kapha. Los guisantes verdes son buenos para el vayu o gas.
- **Propiedades:** astringentes, fríos o picantes.
- **Acción:** astringente.
- **Indicaciones:** limpia la sangre, previene la apendicitis, las úlceras, aumenta la fertilidad, reduce el colesterol, controla el azúcar en sangre, reduce la tensión arterial y las calorías y es anticancerígeno, con un alto contenido en fibra.

Rábano

- **Energía:** es positivo para kapha y pita, y negativo para vata.
- **Propiedades:** picante, astringente y caliente.
- **Acción:** estimulante del apetito, expectorante, diurético y antiparasitario.
- **Indicaciones:** ayuda a digerir los alimentos pesados y es útil en el tratamiento de resfriados, gripes e infecciones respiratorias. Limpia la vesícula biliar y el hígado, alivia los dolores de cabeza, la laringitis y sinusitis, disuelve cálculos biliares, previene la proliferación de lombrices intestinales, y contiene vitaminas A y del complejo B y C.

Algas

- **Energía:** equilibra vata y pitta y es positiva para kapha.
- **Propiedades:** salada, astringente, fría y dulce.
- **Acción:** restauradora.
- **Indicaciones:** previene el desarrollo de edemas, congestiones, trastornos de la tiroides, quistes y tumores. Rica en proteínas, fluoruros y hierro. También contiene importantes dosis de calcio, potasio y manganeso y por eso es excelente para trastornos de la tiroides. También es buena para problemas de la próstata. Contiene proteínas y vitaminas del grupo B, C y E.

Espinacas

- **Energía:** son negativas para kapha, positivas para pitta y vata.
- **Propiedades:** picantes, amargas, dulces, astringentes y frías.
- **Acción:** restauradoras, refrescantes y laxantes.
- **Indicaciones:** cura las disfunciones de la mucosa, la fiebre, la tos, la tos seca, los trastornos del tracto intestinal, las hemorroides, la anemia, las sensaciones de ardor pulmonar y el cáncer. Es rica en minerales y previene deficiencias vitamínicas.
- **Contraindicaciones:** las personas que sufren enfermedades del hígado, cálculos en la vesícula o renales y artritis no deben comer espinacas.

Patatas

- **Energía:** negativa para pitta y kapha, positiva para vata, que tiene que comerlas con ghee o mantequilla.
- **Propiedades:** agradable, astringente, fría y dulce.
- **Acción:** tónica, nutritiva, diurética, sedante y produce leche materna.
- **Indicaciones:** previene la diarrea y el cáncer, regula la presión arterial, equilibra la alcalinidad y la acidez, pero deben evitarla los diabéticos. Las personas que tienen azúcar en la sangre deben eliminarlas completamente de su dieta.

Boniato y ñame

- **Energía:** son negativos para vata y pita, positivos para kapha.
- **Propiedades:** dulce y frío.
- **Acción:** nutritivos.
- **Indicaciones:** ayudan a la gente que sufre convulsiones y debilidad, reducen el riesgo de cáncer –especialmente de pulmón– y tienen gran cantidad de vitamina A, queratina y propiedades antioxidantes; son ricos en vitamina C y bajos en calorías.
- **Contraindicaciones:** los boniatos son difíciles de digerir, de manera que cómelos sin combinarlos con otros vegetales. Los ñames son de digestión más fácil.

Tomate

- **Energía:** es mejor tomarlo crudo. El tomate ácido es bueno para los tres humores. Es positivo para kapha si se toma crudo y en ensaladas. Es tridóshico, cuando se toma junto con comino, cúrcuma y mostaza.
- **Propiedades:** dulce, ácido, astringente, caliente o picante.

■ **Acción:** refrescante y aplaca la sed. Los tomates son buenos para el estómago y los intestinos.

■ **Indicaciones:** el tomate es bueno para la circulación sanguínea, el colesterol y la hipertensión; disminuye el riesgo de cáncer, apendicitis y trastornos digestivos.

■ **Contraindicaciones:** agrava las enfermedades de toxicidad de la sangre, los riñones, los cálculos de la vesícula y la artritis. Las semillas crudas pueden causar problemas abdominales.

Nabos

■ **Energía:** buenos para pitta y kapha, y no para vata.

■ **Propiedades:** picantes, astringentes y calientes.

■ **Acción:** es restaurador.

■ **Indicaciones:** limpia la sangre y la linfa, detiene las hemorragias y es bueno para el ácido úrico, los cálculos renales, los problemas de peso, la gota y, además, es rico en vitaminas, al igual que en azufre.

Berro

■ **Energía:** bueno para todos los doshas.

■ **Propiedades:** dulce y tierno.

■ **Acción:** nutritivo y de fácil digestión.

■ **Indicaciones:** ayuda a curar la anemia, la deficiencia de calcio, los trastornos de la tiroides, la artritis, los desórdenes emocionales, la tuberculosis, las cataratas las dolencias del hígado y el páncreas. Es un purificador de la sangre y estimula el apetito. Rico en potasio, azufre, vitamina A, calcio y hierro; también contiene cobre, magnesio y sodio.

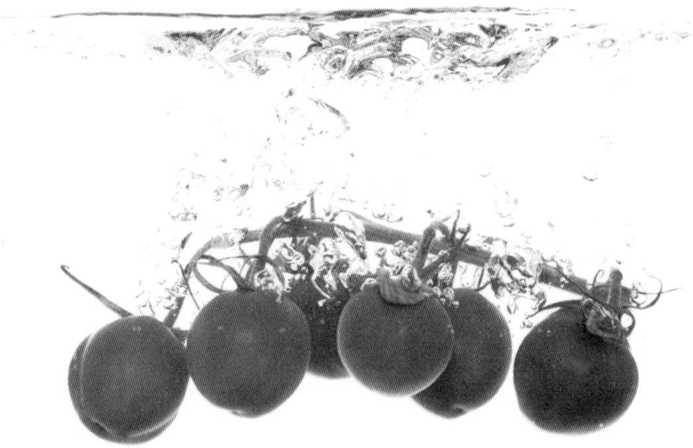

CEREALES

- Energía: cualquier cereal es adecuado para kapha, pitta y vata; puede ser negativo si se toma en exceso y es el mejor alimento básico para todos los climas y constituciones.
- Propiedades: dulces y neutros o dulces y sáttvicos.
- Acción: son fáciles de digerir y ayudan a que los excrementos sean saludables.
- Elemento: tierra, genera todos los tejidos.
- Indicaciones: altamente nutritivos, son positivos para kapha, porque hacen que se descargue flema. En particular, son nutritivos la cebada perlada, el maíz, el centeno, el alforfón, el trigo, la avena, el arroz basmati y el arroz integral.
- Preparación: los cereales integrales al vapor son equilibrados y más fáciles de digerir.

- **El pan.** No resulta tan fácil de digerir, la levadura es positiva para vata; tostado es de más fácil digestión y mejor para pitta y kapha.

Dulces. Los postres y dulces son más difíciles de digerir que el pan, especialmente si están elaborados con azúcar y harina blancos, de modo que no son buenos para ninguna constitución. Son mejores si están hechos con trigo integral de calidad, tipo espelta.

- **Fritos.** Los alimentos grasos o fritos son más difíciles de digerir, especialmente para pita. Si es cereal seco, como los copos de maíz, es positivo para vata y negativo para kapha. Los dulces pueden servir como antídoto para ciertas especias.
- **Combinaciones.** No hay que comer pan con otros alimentos, especialmente con vegetales al vapor, aceite y ghee. Eso es igualmente válido para vata, pitta y kapha. El resto de combinaciones con cereales pueden ser buenas, como cereales y verduras, pero no deben combinarse verduras y frutas.

LOS CEREALES MÁS COMUNES

Cebada

- **Energía:** es negativa para pitta y kapha, pero para vata sólo es negativa si se toma en grandes cantidades.
- **Propiedades:** dulce, astringente, fría.
- **Acción:** diurética, emoliente y antirreumática.
- **Indicaciones:** la cebada da resultado en el tratamiento de las enfermedades pulmonares, convulsiones, tos, fiebre, artritis, edemas, retención de líquidos,

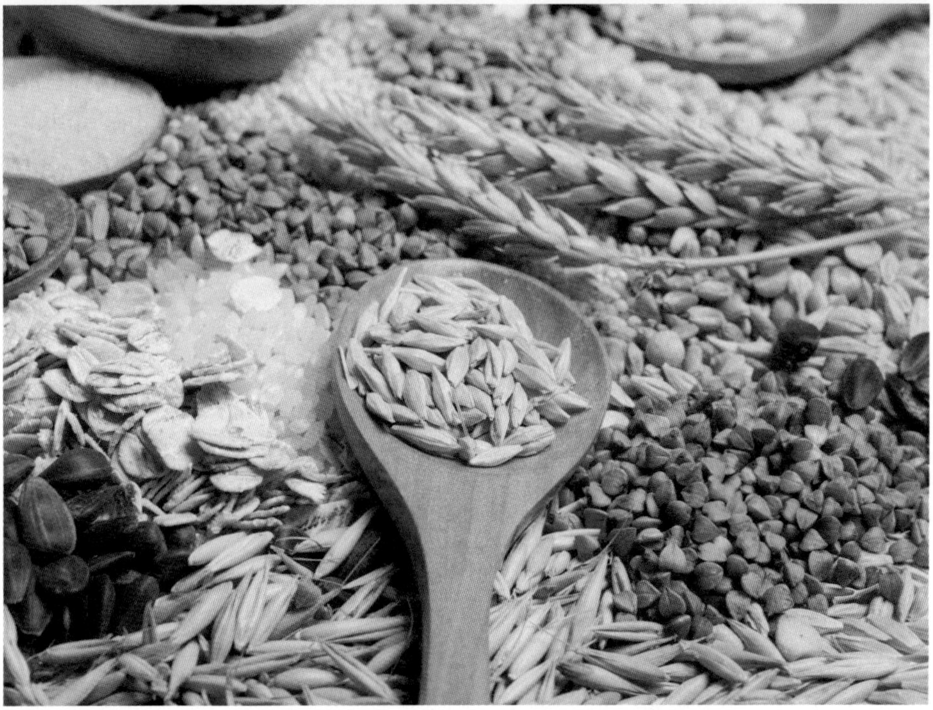

baja actividad renal y diarrea. Limpia el tracto urinario, contribuye a que las heces sean saludables, reduce la grasa corporal y la mucosidad, ayuda en las dificultades respiratorias, cura el agarrotamiento de los muslos y mejora las dolencias de garganta y de piel.

Es fortalecedora y estabilizadora, cura infecciones y elimina toxinas y también previene la absorción intestinal del colesterol y ayuda a eliminar el colesterol del hígado. Estimula el hígado y el sistema linfático. Contiene calcio, hierro, proteínas y potasio.

Alforfón

- **Energía:** astringente, es caliente y dulce.
- **Acción:** es negativo para kapha, positivo para pitta y vata. Es nutritivo y bueno para todos los doshas.

Arroz basmati

- **Energía:** neutraliza vata, pitta y kapha, y es bueno para los tres doshas. Muy fácil de digerir y altamente sáttvico.

- **Propiedades:** dulce, astringente y frío.
- **Acción:** es tónico, nutritivo, emoliente y laxante.
- **Indicaciones:** el arroz basmati cura los vómitos, la anorexia y la digestión pobre y estabiliza el estómago, genera tejidos a través del plasma y calma el sistema nervioso y el cerebro. Ayuda a reducir las toxinas del organismo y es rico en el complejo vitamínico B.

La mejor variedad es aquella en que los granos de arroz acaban en punta por los dos extremos. El basmati blanco es el mejor, gracias a sus nutrientes y su facilidad de digestión. El arroz marrón también es nutritivo pero es difícil de digerir. Si no se tiene un excelente fuego digestivo, puede que no se obtenga ningún beneficio nutritivo de este último.

- **Contraindicaciones:** el arroz blanqueado y el arroz refinado es pesado para kapha; el arroz marrón de grano largo es mejor. Es beneficioso para pitta y para vata.

Maíz

- **Energía:** es negativo para kapha, positivo para pitta y vata.
- **Propiedades:** dulce, caliente.
- Acción: diurético.
- **Indicaciones:** buen efecto curativo para los edemas, los cálculos renales y de la vesícula, la ictericia, el hígado, capacidad de absorción del bazo y la exposición al sol; incrementa la percepción, especialmente si se toma con ghee.
- **Contraindicaciones:** los copos o el pan de maíz, las tortillas o la sopa elaborada con este cereal descascarillado no son buenas para ningún dosha si se toman en exceso.

Mijo

- **Energía:** es negativo para kapha, positivo para pitta y vata.
- **Propiedades:** dulce y caliente.
- **Acción:** diurético y emoliente.
- **Indicaciones:** el mijo es nutritivo y saludable, pero difícil de digerir. Es rico en hierro, lecitina y doro, que previenen algunas formas de cálculos vesiculares. Tiene un alto contenido en proteínas. Es bueno para tratar las colitis, las úlceras y los trastornos urinarios. Debido a su naturaleza alcalina, es ideal para tratar el bazo, el páncreas y los problemas estomacales.

Centeno

- **Energía:** es negativo para kapha y pita, positivo para vata.
- **Propiedades:** astringente, caliente y picante.
- **Acción:** es diurético.
- **Indicaciones:** el centeno es uno de los mejores cereales para kapha. Contiene gran cantidad de lisina; ayuda al sistema glandular y es bueno para perder peso.
- **Contraindicaciones:** puede provocar ciertas reacciones alérgicas.

Trigo

- **Energía:** bueno para vata y pita, neutro para kapha.
- **Propiedades:** dulce, astringente, frío.
- **Acción:** nutritivo y afrodisíaco.
- **Indicaciones:** favorece el crecimiento, genera tejido muscular, previene las palpitaciones, el insomnio, la colitis y las hemorroides y cura las fracturas. Si se come con leche y azúcar, es bueno para los trastornos hemorrágicos. En forma de chapati, el salvado de trigo es laxante. Nutre y fortalece en los casos de colitis y es astringente para quemaduras, llagas y erupciones.

Los granos de trigo restauran y alivian a vata y es el mejor cereal para este dosha. Si se toma sin combinar con proteínas, la pasta produce serotonina en el cerebro, que se asocia a la serenidad y la alegría. La pasta, además, contiene hierro, fósforo y manganeso.

- **Contraindicaciones:** comer demasiado trigo puede provocar alergias, artritis, gota u otro tipo de congestiones del ama. Siempre hay que tratar de tomarlo en forma de chapatis, es decir, crepes de trigo sin levadura. La harina blanca es un alimento artificial y refinado, que obstruye los canales y embota la mente.

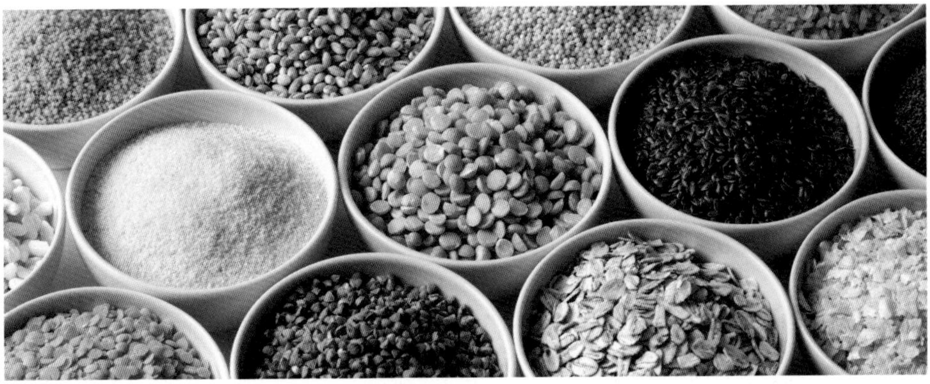

LEGUMBRES

■ **Energía:** todas las legumbres, excepto la soja verde y roja son negativas para pitta y kapha, positivas para vata. Todas las legumbres son rajásicas, causan gases y son irritantes para el organismo, la mente, los sentidos y las emociones. Por esta razón no son recomendables para quienes practican yoga, porque menoscaban el sattva al agravar la mente. La soja verde o el tofu son la excepción: son sáttvicas.

■ **Propiedades:** astringentes, neutras o dulces.

■ **Acción:** nutritiva.

■ **Indicaciones:** aportan energía si se ha hecho un trabajo extenuante. Son una buena combinación con los cereales para obtener un plato básico, que contenga todos los aminoácidos esenciales; por ejemplo, el khichdi, elaborado con soja verde partida y arroz basmati largo, que combina bien con verduras. Las legumbres no combinan entre sí, ni con azúcar, frutas o lácteos.

• **Preparación:** es necesario cocinar bien las legumbres y condimentarlas de forma adecuada; algunas necesitan ponerse en remojo en agua durante la noche anterior a su cocción (especialmente las legumbres enteras) y prepararse con aceite, de lo contrario son difíciles de digerir.

Hervirlas en agua y sal elimina ciertas propiedades irritantes de la soja y las habichuelas. El valor nutricional de las legumbres consiste fundamentalmente en proteínas, hierro y vitaminas B. Como cultivo nutren el suelo en lugar de restarle nutrientes y cada plato absorbe más de 45 kilos de nitrógeno de la atmósfera cada año.

Azuki

■ **Energía:** es negativa para pitta y kapha, positiva para vata.

■ **Propiedades:** dulce, astringente, fría y picante.

■ **Acción:** restauradora, diurética y tónica cardiaca.

■ **Indicaciones:** es buena para el corazón, la circulación sanguínea y trata las convulsiones, el edema o la sensación de ardor al orinar; ayuda en las menstruaciones retrasadas o difíciles. La pasta de alubias azuki con azúcar es deliciosa.

Alubias negras

■ **Energía:** son negativas para pita, positivas para vata y kapha.

■ **Propiedades:** dulces, astringentes, frías.

■ **Acción:** nutritivas, afrodisíacas y tónicas para los nervios.

■ **Indicaciones:** es la legumbre más fortalecedora y ayuda a curar la diarrea, la disentería, la indigestión, las hemorroides, la artritis, la parálisis, los trastornos hepáticos, la cistitis y el reumatismo, al igual que aumenta la cantidad de semen y de leche materna. Tópicamente puede utilizarse en emplastos para la artritis y el dolor de las articulaciones.

Garbanzos

■ **Energía:** es negativo para pitta y kapha, positivo para vata.
■ **Propiedades:** dulce, frío y picante.
■ **Acción: nu**tritivo, afrodisíaco, diurético y astringente.
■ **Indicaciones:** es vigorizante, hace crecer los tejidos reproductores, fortalece el cerebro; elimina los gases, alivia la retención de orina y contiene calcio, hierro, potasio y vitamina A.

Alubias blancas

■ **Energía:** son negativas para pitta y kapha, positivas para vata.
■ **Propiedades:** neutras, frías.
■ **Acción:** nutritiva.
■ **Indicaciones:** no son buenas si se tiene flema.
■ **Contraindicaciones:** no son buenas para los ojos.

Frijoles (alubias)

■ **Energía:** negativas para pitta y kapha, positivas para vata.
■ **Propiedades:** calientes.
■ **Acción:** nutritivos, digestivos, afrodisíacos y tónicos cardíacos.
■ **Indicaciones:** los frijoles ayudan en los trastornos hemorrágicos, la bilis, las fiebres y otros excesos de pita, y actúan como agentes fortalecedores. Son ricos en nutrientes, proteínas y fibra.
■ **Contraindicaciones:** Difíciles de digerir.

Lentejas

■ **Energía:** negativas para pitta y kapha, positivas para vata.
■ **Propiedades:** las lentejas rojas son astringentes y picantes, las amarillas son dulces y astringentes.
■ **Acción:** nutritivas, astringentes.

■ **Indicaciones:** nutritivas, fortalecedoras, ricas en calcio, magnesio, fósforo, azufre, vitamina A y proteínas; reducen las grasas y absorben agua.

■ **Contraindicaciones:** algunas lentejas son muy difíciles de digerir; no obstante, son más fáciles de comer cuando el grano está germinado. Las lentejas pueden provocar estreñimiento.

Mungo (soja verde)

■ **Energía:** muy buena para vata, pitta y kapha, y muy sáttvica.

■ **Propiedades:** dulce y astringente.

■ **Acción:** es refrescante, restauradora, hemostática, nutritiva y saludable.

■ **Indicaciones:** es buena para tratar trastornos de pita, convulsiones y algunas enfermedades febriles infecciosas. El khichidi, un plato elaborado con granos de soja verde partidos y arroz basmati (ver pág. 000 para encontrar recetas), aplaca la sed cuando se tiene fiebre, ayuda a prevenir las fiebres y los daños hepáticos y también reduce los daños causados por las drogas, el tabaco y el alcohol. Puede aplicarse tópicamente, en forma de pasta, para eliminar las toxinas de los huesos, las irritaciones, las hinchazones o mejorar las articulaciones inflamadas, las mamas hinchadas, la mastitis o el cáncer de mama. Una infusión preparada con mung es buena en los casos de fiebre alta o ataque cardíaco; en el sur de la India se conoce como Rasam.

Cacahuete

■ **Energía:** negativo para kapha, positivo para pitta y vata.

■ **Propiedades:** dulce, astringente, caliente.

■ **Acción:** oleosa, con frecuencia se lo clasifica como fruto seco.

■ **Indicaciones:** los cacahuetes son muy fortalecedores y están llenos de proteínas. Puedes comerlos crudos o cocidos, añadiéndoles un poco de miel.

■ **Contraindicaciones:** no son buenos para vata, salvo que estén hervidos y, en exceso, tampoco lo son para pitta porque producen acidez. La mantequilla de cacahuete es difícil de digerir para las personas con kapha positivo. No son recomendables para quienes tienen una personalidad kapha.

Soja y tofu

■ **Energía:** bueno para vata, pitta y kapha. Es fácil de digerir, porque es sáttvico. Tanto en vata como en pitta y kapha actúa como un equilibrante, por tener el más alto contenido proteico de toda la familia de las legumbres.

■ **Propiedades:** dulce, astringente, frío o picante.
■**Acción:** rico en calcio y potasio. Ayuda a equilibrar las hormonas, especialmente en las mujeres.
■ **Indicaciones:** el tofu es bueno en las enfermedades febriles (como los problemas pulmonares).

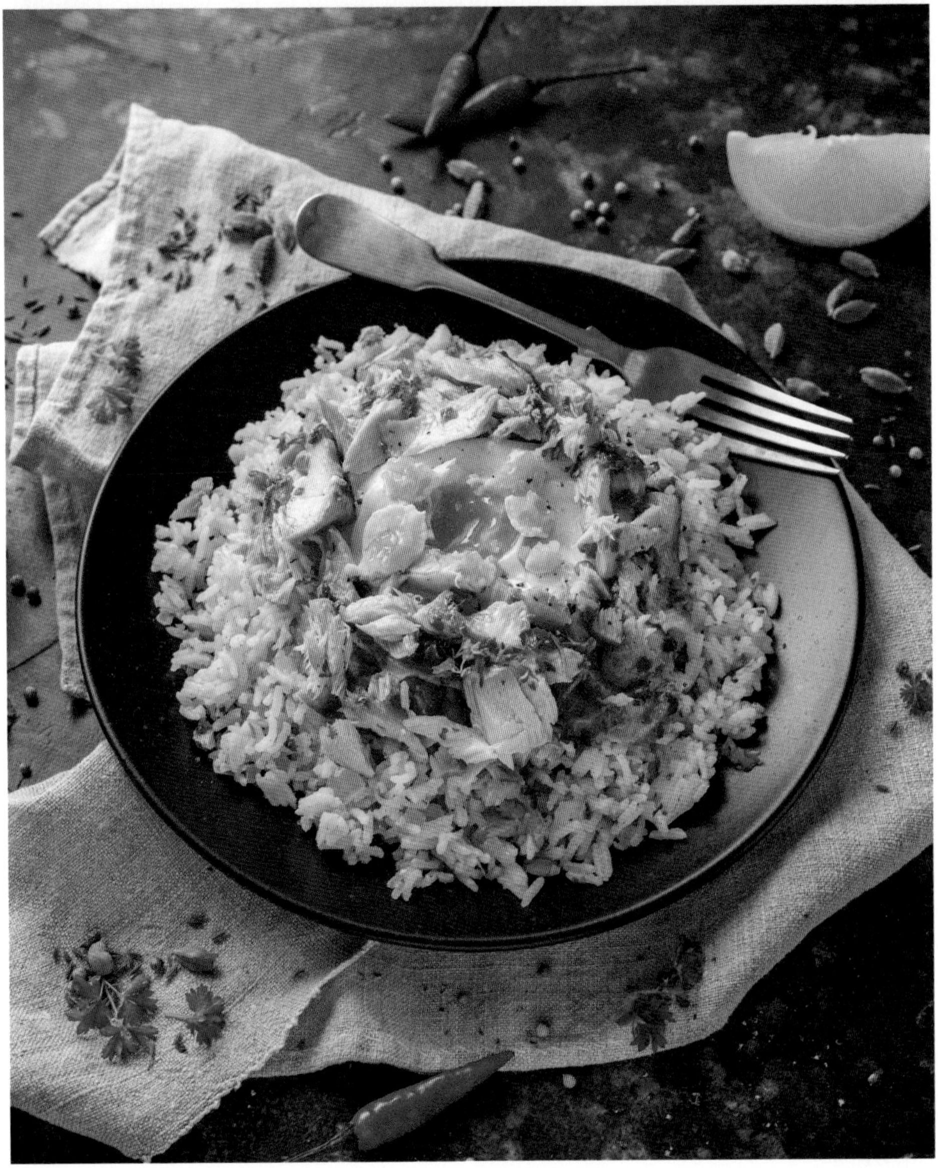

FRUTOS SECOS Y SEMILLAS

Almendra

- **Energía:** es negativa para vata, positiva para pitta y kapha.
- **Propiedades:** dulce, ligeramente amarga o caliente.
- **Acción:** nutritiva, afrodisíaca, laxante y rejuvenecedora.
- **Indicaciones:** previene la tos seca, aumenta la médula ósea, produce semen y es buena para los riñones, los órganos reproductores y el cerebro. También ayuda a tratar las convulsiones, la debilidad, a generar huesos fuertes, además es buena para el corazón, reduce el colesterol malo, LDL, e incrementa el bueno, HDL. Ayuda a combatir el cáncer, es rica en potasio, manganeso, fósforo, proteína y fibra; contiene trazas de boro, que regula el metabolismo del calcio.

Castaña de cajú (anacardo)

- **Energía:** buena para vata y pita, no para kapha.
- **Propiedades:** dulce y caliente.
- **Acción:** nutritiva.
- **Indicaciones:** ayuda al crecimiento de los tejidos, es rica en potasio, manganeso y vitamina A.
- **Contraindicaciones:** a kapha le produce flema. No es buena para quienes tienen el colesterol alto.

Coco

- **Energía:** es negativo para vata y pitta y positivo para kapha.
- **Propiedades:** dulce y frío.
- **Acción:** refrescante, diurético y emoliente.
- **Indicaciones:** es alto en pita, limpia los pulmones y la piel y ayu da a la recuperación en los estados febriles y las enfermedades infecciosas. En los climas tropicales, el coco es más beneficioso que en los climas del norte de Europa.
- **Contraindicaciones:** en el Mediterráneo, el coco crudo es difícil de digerir y provoca un exceso de acidez. Guisado en la comida puede producir alergias cutáneas. También puede incrementar los parásitos intestinales.

Avellana

- **Energía:** negativa para vata, positiva para pitta y kapha.
- **Propiedades:** dulce, astringente y caliente.

■ **Acción:** aligera la pesadez, para kapha es fácil de digerir.

■ **Indicaciones:** ayuda a restaurar la energía de las personas que sufren el síndrome de fatiga crónica, hipoglucemia o las infecciones por candida. Es rica en potasio, azufre y calcio.

Linaza

■ **Energía:** aporta calor. Es negativa para vata y kapha.

■ **Propiedades:** diurética y laxante.

■ **Acción:** antiinflamatoria, tanto tópicamente como ingerida.

■ **Indicaciones:** es rica en ácidos grasos y ayuda a curar la congestión bronquial y el estreñimiento.

Semillas de loto

■ **Energía:** son negativas para pita, positivas para kapha y vata.

■ **Propiedades:** dulces, astringentes, y calientes.

■ **Acción:** tónico nutritivo, calmante, afrodisíaco y rejuvenecedor.

■ **Indicaciones:** son buenas para el vayu si se toman con azúcar y ghee. Ayudan al desarrollo de los tejidos, incluido Shubra o los fluidos reproductores, y los ojas, las poluciones nocturnas, y también cura la leucorrea (flujo vaginal blanco), la infertilidad y combina bien con las hierbas Ashwagandha y Shatavari.

Nueces de macadamia

■ **Energía:** negativas para vata, positivas para pitta y kapha.

■ **Propiedades:** dulces, astringentes y calientes.

■ **Acción:** nutritiva.

■ **Indicaciones:** en pequeñas cantidades ayudan a perder peso a las personas obesas.

■ **Contraindicaciones:** muy aceitosas y de alto contenido calórico. Se aconseja tomarlas en pequeñas cantidades.

Pistacho

■ **Energía:** es negativo para vata, positivo para pitta y kapha.

■ **Propiedades:** dulce y caliente.

■ **Acción:** tónico y sedante.

■ **Indicaciones:** ayuda a combatir la anemia y la neurastenia; también a generar músculos y energía, e incluso puede contribuir a recuperarse después de una resaca. Es rico en potasio, fósforo y manganeso, que combinados ayudan a controlar la hipertensión.

Semillas de calabaza

■ **Energía:** es negativa para pitta y kapha, muy positiva para vata.
■ **Propiedades:** dulce, caliente, picante.
■ **Acción:** antiparasitaria.
■ **Indicaciones:** elimina los parásitos incluidos lombrices y gusanos.
■ **Contraindicaciones:** reducción de Shubra.

Semillas de sésamo

Para fomentar el crecimiento de las uñas, come un puñado de semillas blancas de sésamo cada mañana, con el estómago vacío o media hora después del desa-

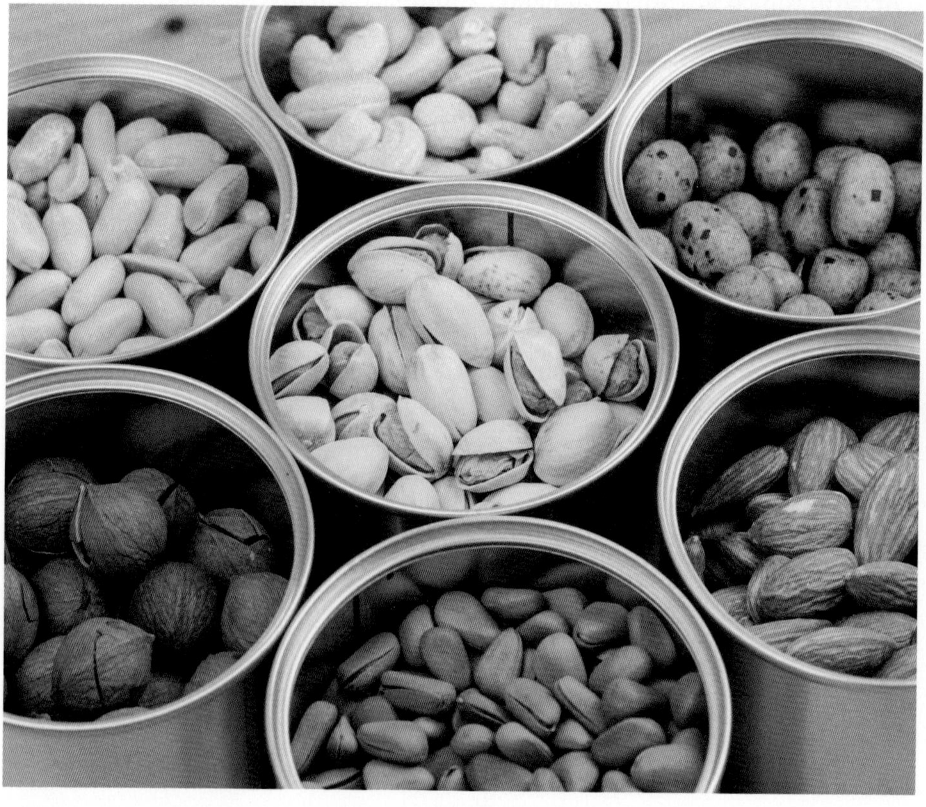

yuno. Un puñado de semillas blancas de sésamo contienen cerca de 1.200 mg de calcio y magnesio.

- **Energía:** negativa para vata, positiva para pitta y kapha.
- **Propiedades:** dulce, amarga, astringente o caliente.
- **Acción:** nutritiva, tónica y rejuvenecedora.
- **Indicaciones:** nutre todos los tejidos, los órganos internos y la piel. También fortalece los dientes y los huesos y ayuda a curar la debilidad y las convulsiones. La leche de semillas de sésamo es ideal para la colitis y los gases, y cura la acidez estomacal y la indigestión.

Para fomentar el crecimiento de las uñas, come un puñado de semillas blancas de sésamo cada mañana con el estómago vacío o media hora después del desayuno. Un puñado de semillas blancas de sésamo contienen cerca de 1.200 mg de calcio y magnesio.

- **Semillas de sésamo negras:** son el mejor tónico con aceite o mantequilla y tienen diversos efectos nutritivos.
- **Semillas de sésamo blancas:** enrancian muy rápidamente. Generan humedad y ojas.

Semillas de girasol

- **Energía:** equilibran los tres humores, vata, pitta y kapha.
- **Propiedades:** dulces, astringentes y frías.
- **Acción:** nutritivas y digestivas.
- **Contraindicaciones:** generan fiebre y pueden provocar enfermedades infecciosas.

Nueces

- **Energía:** muy buena para vata, pitta y kapha.
- **Propiedades:** dulce, caliente.
- **Acción:** tónica, nutritiva.
- **Indicaciones:** afrodisíaca y laxante. Cuando el fruto no está completamente maduro es antiparasitario. Es útil como protección ante la tiña y otras enfermedades cutáneas. Sus hojas se usan para lavar áreas con tumoraciones malignas o en el tratamiento de la leucemia.

Si se toma la mitad de una nuez una hora y media antes de comer, controla o reduce el colesterol. La nuez es rica en potasio, manganeso y vitamina A.

LÁCTEOS

La leche ofrece los máximos beneficios a los seres humanos cuando se ordeña de animales que han sido bien tratados y que nunca han ingerido esteroides o productos químicos junto con su comida.

- **Energía:** es negativa para vata y pita, positiva para kapha. Sáttvica, regenera los siete tejidos y, en especial, incrementa el plasma, la grasa y la capacidad reproductora.
- **Propiedades:** fresca y dulce.
- **Acción:** calma la mente, los nervios y las emociones.
- **Indicaciones:** los productos lácteos ayudan a serenar la mente y a prepararse para la práctica de la meditación y el yoga; buenos en casos de adelgazamiento, debilidad, convulsiones y debilidad sexual.
- **Contraindicaciones:** pesada, pegajosa, incrementa la mucosidad y el ama. Los mejores productos lácteos ayurvédicos son los crudos, procedentes de vacas sanas. El ama se incrementa tomando leche a _temperatura ambiente y los productos lácteos refrigerados. La leche es mejor ecológica y cruda, es decir, después de hervirla un minuto y enfriada.

No obstante, una combinación de productos lácteos con otro tipo de alimentos y sal no es saludable. Por la mañana es mejor tomar leche que otra clase de alimentos. No es compatible con la carne, el pescado, la yema de huevo, los frutos secos, o los pepinillos, entre otros alimentos.

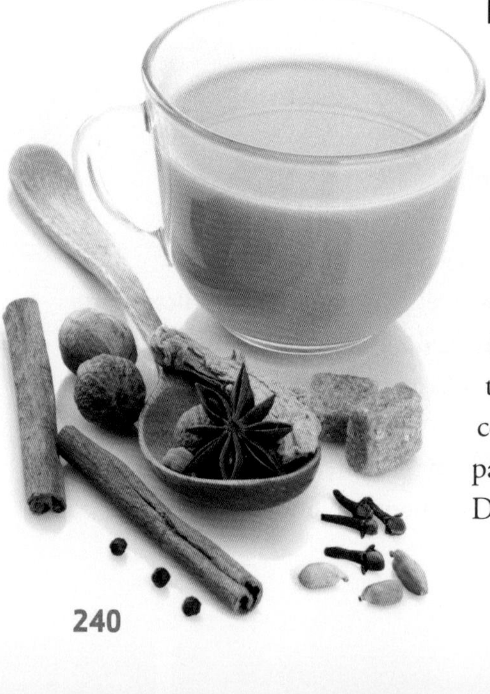

Mantequilla

- **Energía:** en exceso, es negativa para vata, pitta y kapha.
- **Propiedades:** dulce.
- **Acción:** nutritiva, diurética.
- **Indicaciones:** cuando se utiliza con hierbas que reducen a pita, nutre, fortalece y estabiliza; también se usa para la debilidad y las convulsiones. Mejora la digestión, el cutis y es afrodisíaca. Es buena para concebir, para las hemorroides, para tratar la parálisis facial y la bronquitis. Produce gases. Dado que activa apitta o el fuego, resulta po-

sitiva para problemas relacionados con la sangre, la tuberculosis, las dolencias de garganta y la tos.

Suero lácteo (lassi)

- **Energía:** es positivo para vata, pitta y kapha.
- **Propiedades:** agrio, frío y dulce.
- **Acción:** astringente, estimulante digestivo y diurético.
- **Indicaciones:** aumenta el apetito, la digestión, combate la debilidad, la pérdida de peso y las convulsiones, reduce los edemas y las hemorroides; también combate la anorexia, la anemia y nutre al bazo. Es uno de los alimentos más fáciles de digerir.

Queso fresco (paneer)

- **Energía:** es negativo para vata, positivo para pitta y kapha.
- **Propiedades:** dulce, agrio y caliente.
- **Acción:** nutritivo y astringente.
- **Indicaciones:** cura la diarrea y los problemas respiratorios.
- **Contraindicaciones:** produce estreñimiento, congestión y mucosidad, aumenta a pita.

Queso cottage (requesón)

- **Energía:** equilibra vata, pitta y kapha.
- **Propiedades:** agrio y caliente.
- **Acción:** nutritivo, es rico en calcio.
- **Indicaciones:** fácil de digerir.

Nata

- **Energía:** solamente buena para vata.
- **Propiedades:** dulce.
- **Acción:** rejuvenecedora, nutritiva, afrodisíaca, calmante y laxante.
- **Indicaciones:** nutre el plasma, la piel y todos los tejidos, los pulmones y el estómago y cura las hemorragias, la tos seca, la sequedad de garganta y la fiebre y aplaca la sed.
- **Contraindicaciones:** pesada y rica, lo que contribuye a la formación de mucosidad y la hace difícil de digerir. Debe tomarse en pequeñas cantidades y no combinarla con ningún otro alimento.

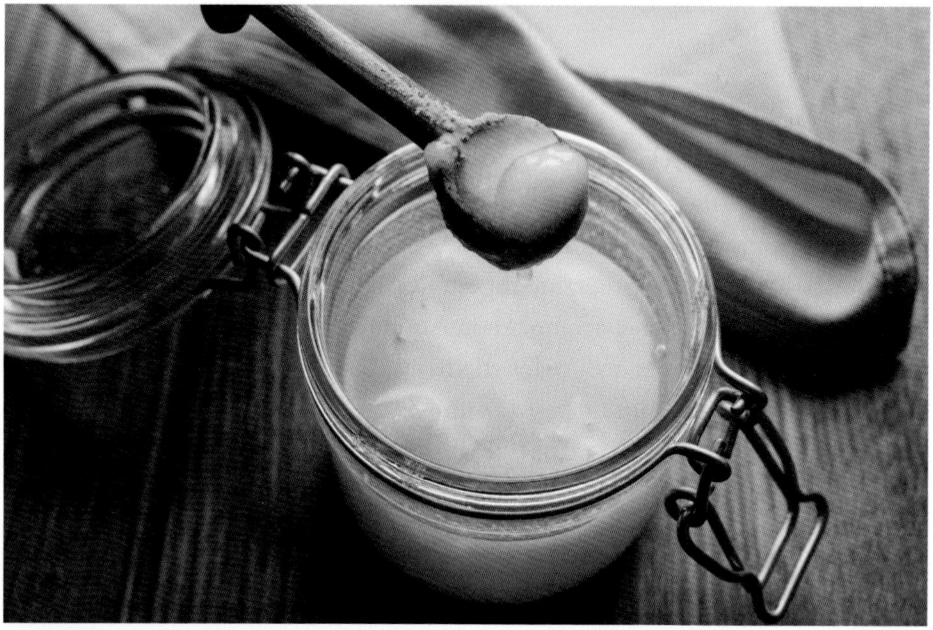

Ghee (mantequilla clarificada)

- **Energía:** es negativo para vata y pita, positivo para kapha.
- **Propiedades:** dulce y frío.
- **Acción:** tónico, rejuvenecedor, antiácido y nutritivo.
- **Indicaciones:** es graso, incrementa la médula, el semen, y los *ojas*. Mejora la inteligencia, la vista, la voz, los riñones, el hígado y el cerebro. Es el mejor tipo de grasa para el organismo y el mejor aceite para pita. Equilibra el agni, es decir, el fuego digestivo. Es bueno para la memoria y la digestión.

El ghee favorece la longevidad y los fluidos reproductores y es tanto bueno para los niños como para los ancianos. Ayuda a prevenir problemas de los pulmones, el herpes y las lesiones, los trastornos de vata y pita, las fiebres y la tuberculosis. Es muy beneficioso; si se toma junto con hierbas, transporta la energía y los nutrientes de estas a las siete capas de tejido de la epidermis.

El ghee también reduce las ganas de comer productos de origen animal. Si se preparan determinadas plantas medicinales adaptógenas, como la Ashwangandha, con ghee medicinal, eliminan el colesterol malo del organismo. Otras hierbas se combinan con este producto para potenciar su poder curativo. Los beneficios del ghee ayudan a entender por qué los indios lo consideran tan beneficioso.

Helado

- **Energía:** es negativo para vata y kapha, y para pitta es neutro.
- **Propiedades:** dulce y frío.
- **Contraindicaciones:** no es bueno para kapha, en las enfermedades vinculadas a este dosha, el ama, la fiebre, el estreñimiento y el alcoholismo. Debilita el fuego digestivo, bloquea los canales, daña el bazo y el páncreas, y reduce el metabolismo del azúcar. Causa hipoglucemia, diabetes y tumores. Evita los helados en otoño y en invierno. Disminuye el agni e incrementa la mucosidad, especialmente en los niños.

Leche

- **Energía:** es negativa para vata y pita, positiva para kapha, altamente sáttvica; vigoriza y aumenta los dhaatus.
- **Propiedades:** dulce y fría.
- **Acción:** puede tomarse en mayores cantidades que otros productos lácteos. Es tónica, rejuvenecedora, nutritiva, afrodisíaca y laxante.
- **Indicaciones:** nutre al plasma, la piel y todos los tejidos, y es un tónico para los pulmones y el estómago. La leche calma la tos seca y la sequedad de garganta, la fiebre y la sed. Junto con ghee, actúa como un laxante suave para las enfermedades pita. Es buena para los niños y los ancianos. Previene las convulsiones y los espasmos. También refresca el cerebro, los nervios, la mente y la memoria.

La leche hervida genera ojas y ayuda a la persona a dormir; también incrementa a vata y a kapha. Produce semen. La leche de vaca, particularmente, promueve la longevidad y el rejuvenecimiento. Ayuda a recuperarse de lesiones.

También aumenta la inteligencia, la resistencia y la producción de leche materna. Es un laxante natural, alivia el agotamiento y el mareo, elimina toxinas, calma la dificultad respiratoria, la sed y el hambre intensos y los trastornos urinarios y hemorrágicos.

Leche de cabra

- **Energía:** buena para vata, pitta y kapha.
- **Propiedades:** dulce.
- **Acción:** digestiva y nutritiva.
- **Indicaciones:** es fácil de digerir y cura la tuberculosis. Ayuda a sanar los trastornos hemorrágicos difíciles de sanar y la diarrea.
- **Contraindicaciones:** debilita el agni.

Yogur

- **Energía:** el yogur dulce es negativo para vata y pitta y positivo para kapha. El yogur ácido es negativo para vata, pitta y kapha y produce ama. El yogur muy ácido provoca trastornos hemorrágicos y la mezcla de yogur dulce y ácido tiene efectos mixtos.
- **Propiedades:** dulce, ácido y frío.
- **Acción:** nutritivo, estimulante, digestivo y astringente.
- **Indicaciones:** cuando se toma en pequeñas cantidades, nutre todos los tejidos y ayuda a digerir cualquier tipo de alimento. Potencia la flora intestinal beneficiosa, debilita las infecciones vaginales por candida, estimula el sistema inmunitario, aumenta la resistencia y alivia la gripe, el resfriado, la anorexia, la diarrea, el ácido úrico, las infecciones del tracto intestinal, el colesterol y el cólera.

El yogur, al igual que la leche, se considera sagrado. Limpia los nadis, aumenta el apetito y reduce el cansancio mental.

- **Contraindicaciones:** es pesado y en exceso causa estreñimiento y agrava las toxinas de la sangre que provocan acné. No comas yogur después de la puesta del sol. El yogur y el suero de leche no deben tomarse si se sufre enfermedades vinculadas al bloqueo de canales.
- **Antídoto:** tómalo con ghee, amalaki y agua.

Es más fácil de digerir si se mezcla con agua y se consume con leche. Para el dosha kapha, mezcla media taza de yogur con un tercio de taza de agua.

ACEITE (GRASAS)

Los frutos secos, las legumbres, los vegetales aceitosos, las grasas animales como la leche o la mantequilla, así como los tejidos animales, pueden ser fuentes de aceite, según el Ayurveda.

- **Energía:** es negativo para vata, positivo para pitta y kapha.
- **Propiedades:** dulce, suave y caliente.
- **Acción:** interna y laxante.
- **Indicaciones:** mantiene la grasa, los nervios y los tejidos medula res, permitiendo la fácil secreción y descarga. Al guisar, el aceite se utiliza para enriquecer y dar más sabor, mientras que en el Ayurveda se usa para dar masajes. Suaviza la piel y los músculos, disuelve toxinas y congestiones, se absorbe en el interior de la piel, de modo que lubrica los pulmones, el intestino grueso y nutre los dhatus (tejidos) más profundos. Es útil para cualquier persona que tenga debilidad o convulsiones.

- **Contraindicaciones:** no usar si la persona tiene ama, congestión o toxinas en la sangre. No utilices aceite para masajes si tienes alguna enfermedad cutánea.

Aceite de oliva

- **Energía:** es positivo para vata, pitta y kapha.
- **Propiedades:** dulce y frío.
- **Acción:** suavizante y laxante.
- **Indicaciones:** es bueno para el hígado; mitiga los cálculos biliares, la bilis y suaviza la piel; también reduce los niveles de colesterol. Si se utiliza en masajes, ayuda a prevenir la acumulación de toxinas en el organismo. Asimismo, controla la tensión arterial y la diabetes.

Aceite de almendras

- **Energía:** es negativo para vata, positivo para pitta y kapha.
- **Propiedades:** dulce y ligeramente amargo.
- **Acción:** expectorante y tonificante.

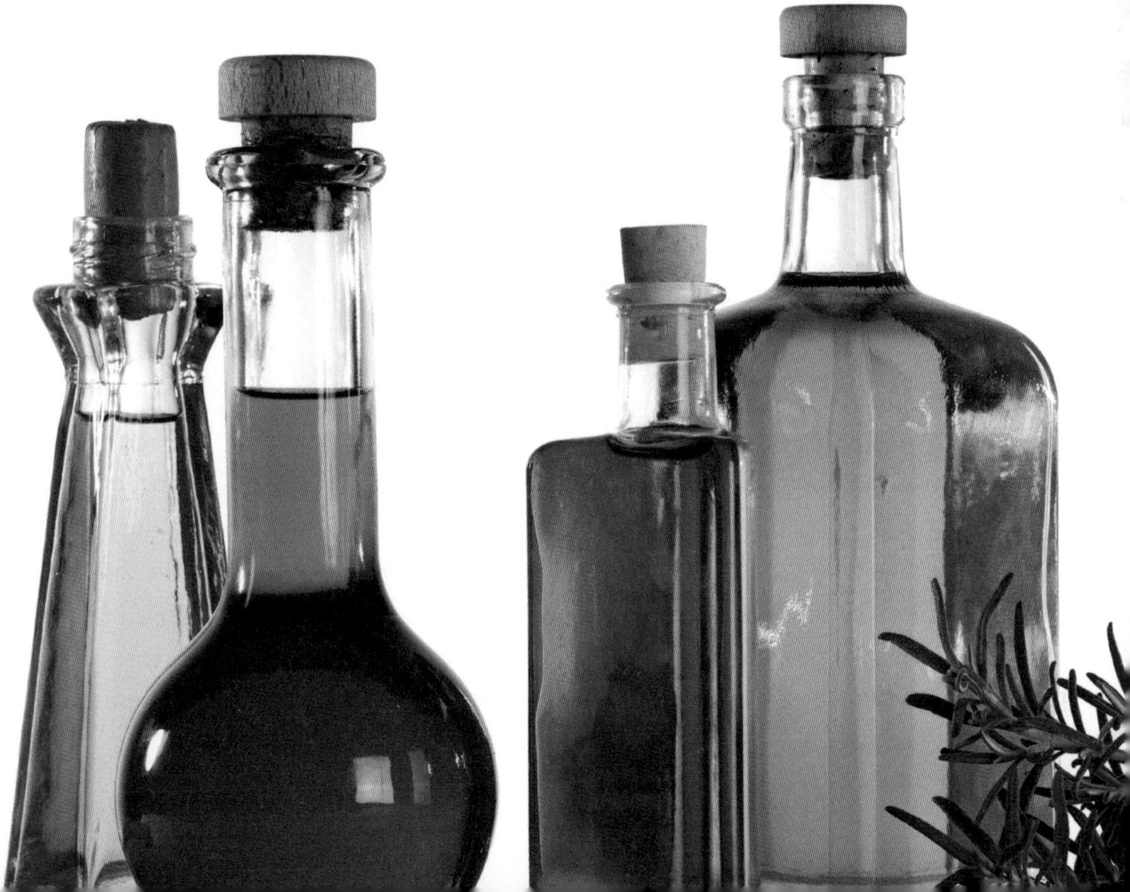

■ **Indicaciones:** se utiliza sobre todo para curar la tos y las enfermedades pulmonares; sirve también para todo tipo de piel y alivia el dolor y la tensión muscular. Además, es bueno para masajes, ya que se absorbe muy bien a través de la piel; también elimina las arrugas e imperfecciones.

Aceite de aguacate

■ **Energía:** bueno para vata y pita, no para kapha.
■ **Propiedades:** dulce y frío.
■ **Acción:** fortalece los músculos y el hígado; nutre la piel.
■ **Indicaciones:** es bueno como aceite para masajes y muy bueno en ensaladas.

Colza

■ **Energía:** es negativo para vata y kapha y positivo para pita.
■ **Propiedades:** dulce y frío.
■ **Acción:** nutritiva.
■ **Indicaciones:** reduce el colesterol y la tensión arterial.

Aceite de ricino

■ **Energía:** bueno para pitta y kapha.
■ **Propiedades:** dulce, amargo o caliente.
■ **Acción:** purgante, antiespasmódico y analgésico.
■ **Indicaciones:** toma una cucharadita de aceite de ricino con leche tibia y media cucharadita de jengibre antes de dormir; es un buen remedio para limpiar todos los amas o toxinas. Es bueno para el estreñimiento en los niños y para curar la epilepsia, la artritis y el dolor nervioso. Si se aplica tópicamente ayuda a curar irritaciones, heridas y lesiones.

Desintoxica, reduce los tumores abdominales, la hinchazón, los dolores de diverso tipo y los menstruales; un poco de aceite de ricino en las pestañas y las cejas las fortalece y tiene un efecto refrescante.

El aceite de ricino alivia los ojos de las personas que trabajan muchas horas seguidas ante las pantallas tipo ordenador. Es uno de los mejores remedios para las dolencias vayu. Ingerido, es beneficioso para la próstata, la hernia, las fiebres, el dolor y la hinchazón de la cintura, los genitales, el abdomen y la espalda.

También es un buen purgante. Toma dos cucharaditas de aceite de ricino con agua caliente antes de irte a la cama. Como es el que mejor cura las enfermedades vayu, el aceite de ricino ha sido apodado el «rey de los aceites». Una analogía ayurvédica aclara el papel del aceite de ricino. Como rey de la jungla, cuando el león se aproxima a otros animales, ellos huyen; del mismo modo, cuando el aceite de ricino llega al interior del organismo, todos los trastornos vayu huyen.

Aceite de coco

- **Energía:** es negativo para vata y pita, positivo para kapha.
- **Propiedades:** dulce y frío.
- **Acción:** es tónico y refrescante.
- **Indicaciones:** específicamente para pita, nutre y suaviza la epidermis y ayuda a prevenir inflamaciones de la piel, la soriasis, los eccemas, las quemaduras de sol, las quemaduras de cualquier tipo, los labios agrietados, la tos seca con fiebre y el ardor en los pulmones. Es uno de los aceites más fáciles de digerir.

Aceite de maíz

- **Energía:** bueno para vata y pita, no para kapha.
- **Propiedades:** dulce y astringente.
- **Acción:** dehiscente y diurético.
- **Indicaciones:** nutre la piel.
- **Contraindicaciones:** el consumo excesivo de aceite de maíz no es bueno para kapha. Puede provocar dificultad al orinar.

Aceite de linaza

- **Energía:** bueno para vata, pitta y kapha.
- **Propiedades:** dulce, caliente y picante.
- **Acción:** expectorante, lubricante y laxante.
- **Indicaciones:** es bueno para la tos y para expulsar flema, ya que elimina la mucosidad del sistema respiratorio.

Aceite de mostaza

- **Energía:** es bueno para kapha.
- **Propiedades:** picante y caliente.
- **Acción:** estimulante.
- **Indicaciones:** excelente para kapha y los trastornos vayu, ingerido y en uso tópico. Alivia la tos, expulsando la mucosidad de los pulmones y ayuda en la

congestión, los resfriados, la pesadez en las articulaciones, la artritis y el dolor abdominal.

Margarina

- **Energía:** positiva para pitta y vata, para kapha es suave.
- **Propiedades:** dulce.
- **Acción:** depende del aceite vegetal utilizado en su elaboración.
- **Indicaciones:** depende de qué aceite vegetal se ha empleado en su elaboración.

Aceite de cacahuete

- **Energía:** bueno solamente para vata y pita.
- **Propiedades:** caliente y dulce.
- **Acción:** laxante o diurético.
- **Indicaciones:** como aceite de cocina es bastante bueno, pero no es tan nutritivo como el aceite de sésamo.

Aceite de girasol

- **Energía:** bueno para vata, pitta y kapha.
- **Propiedades:** dulce y astringente.
- **Acción:** laxante, emenagogo, retrasa la menstruación.
- **Indicaciones:** es ligero y bueno para kapha, positivo también para el corazón y la circulación de la sangre, aumenta la inmunidad y contiene vitamina E.

Aceite de sésamo

- **Energía:** es negativo para vata, positivo para pitta y kapha y altamente sáttvico.
- **Propiedades:** dulce, amargo, caliente o dulce.
- **Acción:** tónico, regenerador, sedante, laxante y altamente nutritivo.
- **Indicaciones:** de entre todos los aceites es el mejor para uso tópico en masajes, porque penetra en la piel, nutriendo y desintoxicando las capas más profundas de los tejidos. Cuando está caliente, agrava a pitta y las enfermedades cutáneas y oculares. Fortalece tanto a las personas delgadas como fuertes. Alivia el estreñimiento y mata a los parásitos. Si se procesa adecuadamente, cura todas las enfermedades.

Evitaremos freír con aceite de sésamo, porque no es saludable. El sésamo ayuda a todos los dhaatus, a los pulmones, los riñones y el cerebro, previniendo la debilidad y las convulsiones. Rejuvenece, calma los nervios, reduce la tensión muscular, los espasmos y dolores; alivia la ansiedad, el insomnio, la tos seca, el estreñimiento crónico, los problemas de la voz y la visión, y estimula el crecimiento del pelo, las uñas y los dientes.

Es bueno para los huesos de los niños y los ancianos. También es el aceite que penetra más profundamente. Es el mejor para el vayu y una dieta yóguica; mejora el sistema inmunológico y los ojas. Tiene propiedades antioxidantes.

Aceite de soja

- **Energía:** bueno para vata y pita.
- **Propiedades:** astringente, frío y picante.
- **Acción:** emoliente y diurético.
- **Indicaciones:** es bueno para la piel y rico en vitamina E.

Aceite de girasol

- **Energía:** es bueno para vata, pitta y kapha. Equilibra todos los humores.
- **Propiedades:** dulce, astringente y frío.
- **Acción:** nutritivo.
- **Indicaciones:** bueno para la piel y los pulmones y muy rico en vitamina E.

CONDIMENTOS Y ESPECIAS

Chocolate

- **Energía:** con moderación, es bueno para vata y pita.
- **Propiedades:** dulce, agrio, caliente.
- **Acción:** estimulante del sistema nervioso, calmante y afrodisíaco.
- **Indicaciones:** las personas que sufren depresión pueden beneficiarse comiendo chocolate.

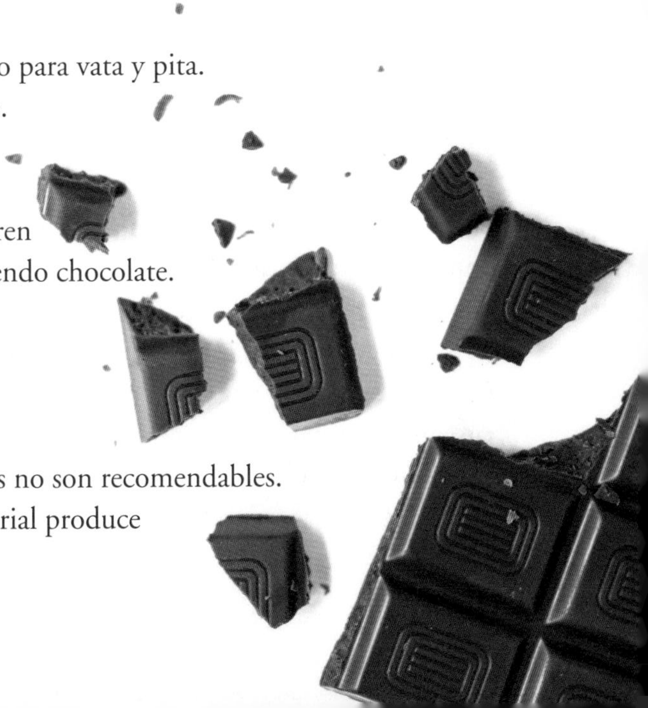

Azúcar blanquilla

- **Energía:** neutro para vata y pita.
- **Propiedades:** dulce.
- **Acción:** los edulcorantes artificiales no son recomendables. El azúcar procesado de forma industrial produce

toxinas o ama y aumenta las tendencias tamásicas. Agrava la sangre, pero cura infecciones. Debilita la acción de las vitaminas y los minerales del cuerpo, ralentiza el metabolismo del agua, desequilibra la insulina y el metabolismo de las grasas; también debilita el hígado y el páncreas.

Con moderación es bueno, pues genera tejidos, pese a que es mejor usar azúcar natural, como miel añeja. Combate la hipertensión.

Miel

- **Energía:** buena para vata, pitta y kapha.
- **Propiedades:** dulce y caliente.
- **Acción:** emoliente, expectorante, laxante, nutritiva, tónica, rejuvenecedora (en uso tópico), astringente y antibiótica.
- **Indicaciones:** tiene algunas de las propiedades de las flores de las que se extrae y puede usarse tópicamente para el ardor o la irritación de los ojos. También como vehículo para que las hierbas medicinales alcancen los niveles más profundos de los tejidos. Una infusión o un tónico hecho con miel puede servir como expectorante o laxante.

Cura los músculos de los muslos y elimina el agarrotamiento de los tejidos. Alivia a kapha, elimina las sustancias tóxicas del organismo, quita el hipo y, en pequeñas dosis, es buena para la diabetes.

Cura enfermedades de la piel, los parásitos, la respiración dificil, la tos y la diarrea, limpia y sana heridas y agrava a vayu. Se vuelve tóxica si se cocina o para las personas con trastornos pita, si la toman con agua caliente. La miel cruda calentada es aceptable; previene los vómitos y es buena como enema.

- **Contraindicaciones:** calentar la miel destruye sus propiedades medicinales, agrava a pitta y genera toxinas imperceptibles, de manera que es mejor no guisar ni hornear con miel.

Jagger, azúcar de caña

- **Energía:** bueno para vata, pitta y kapha.
- **Propiedades:** es dulce y caliente. Es un azúcar natural que contiene vitaminas y minerales.
- **Acción:** regenerador y tónico.
- **Indicaciones:** alivia la dificultad, el dolor y el ardor al orinar; la anemia y la debilidad. La caña debe lavarse bien y conservarse en un envase hermético.

Incrementa suavemente a kapha. Ayuda a la eliminación de las heces y la orina. Previene problemas óseos.

Azúcar candi (perlado)

- **Energía:** bueno para vata y pita.
- **Propiedades:** dulce. Aporta energía.
- **Acción:** emoliente.
- **Indicaciones:** provoca tos y ardor en el pecho. Se usa en pujas o rituales de adoración de las deidades del hinduismo, y se come como prasad (es una ofrenda de algún alimento a las deidades en el hinduismo y que luego comparten los asistentes). Si se toma con jengibre y agua, alivia a pita.

Sal

- **Energía:** es positiva para vata y pita, y neutra para kapha.
- **Propiedades:** salada.
- **Acción:** suaviza la comida y la hace más digerible.
- **Indicaciones:** la sal estimula la secreción de saliva y los jugos gástricos, suaviza la capa mucosa, elimina las toxinas y alivia la tensión muscular. En gran cantidad puede usarse como emético, para limpiar el estómago. Cura las náuseas.
- **Contraindicaciones:** agrava la sangre; el uso excesivo trastorna todos los humores, debilita la digestión y no es aconsejable usarla con alimentos pesados y húmedos.
- **Sal marina.** Es recomendable y mejor que cualquier otra clase de sal.
- **Sal de roca.** Más seca y más ligera, excelente estimulante digestivo. Buena para el vayu.
- **Sal vegetal.** Buena; contiene muchos minerales.

Vinagre

- **Energía:** neutra para vata, con moderación. No para pitta y kapha.
- **Propiedades:** es ácido y caliente.
- **Acción:** estimulante digestivo y circulatorio.
- **Indicaciones:** ayuda a la circulación del ácido clorhídrico y alivia los dolores menstruales. Puede mezclarse con hierbas y otros condimentos como limón o lima o encurtidos.

BEBIDAS

Son recomendables los zumos de frutas, las infusiones de hierbas y el agua mineral porque oxigenan la sangre y facilitan la circulación. Las infusiones de hierbas están disponibles en variedades tales como jengibre, cardamomo, canela, clavo de olor, cáscara de naranja, menta y manzanilla. Los zumos de frutas con bayas, limón, granada y piña son laxantes.

Café

- **Energía:** neutra para pita. No para vata y kapha.
- **Propiedades:** picante y rajásico.
- **Acción:** estimulante nervioso y cardíaco.
- **Indicaciones:** es bueno si se toma ocasionalmente para disponer de energía adicional y curar la hipertensión, especialmente para quienes están deprimidos.
- **Contraindicaciones:** es un narcótico suave y muy adictivo.

Agua de coco

- **Energía:** bueno para vata, pitta y kapha.
- **Propiedades:** dulce y humidificante.
- **Acción:** favorece la función hepática y renal.
- **Indicaciones:** alivia a vayu y al dosha pita. Favorece la recuperación de las dolencias hepáticas y renales.
- **Contraindicaciones:** en exceso, agrava la mucosidad en vata y kapha.

Té

- **Energía:** buena para vata y kapha, moderadamente para pita.
- **Propiedades:** amargo, dulce, astringente y frío.
- **Acción:** diurético.
- **Indicaciones:** cuando el té se toma con leche y especias tales como jengibre y canela, es decir, el chai indio, es menos agravante para vayu. Es mejor beberlo después de las comidas como astringente. Combate la excesiva acidez, la fiebre, la humedad, la exposición al sol, la migraña, las jaquecas y el estreñimiento.
- **Contraindicaciones:** el té refinado puede ser artificial y dañino. El excesivo consumo de té provoca insomnio, sequedad de boca y sed. El té muy hecho puede causar estreñimiento.

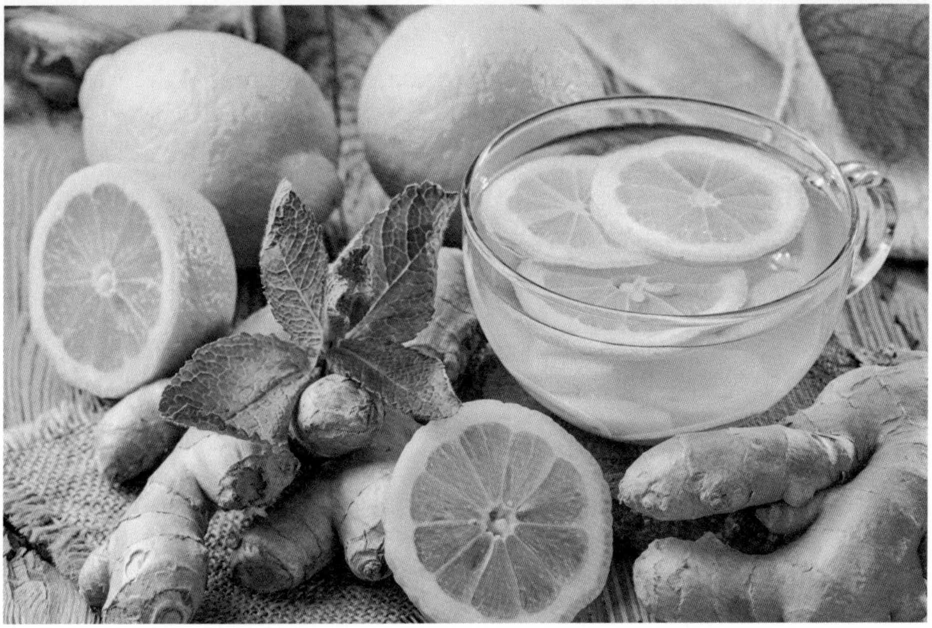

Agua

El agua fresca de manantial es la mejor; el agua del grifo contiene cloro y está desvitalizada, por eso causa enfermedades y agrava a ama. Las personas que son de dosha pitta es preferible que beban el agua a temperatura ambiente o tibia. Para las personas kapha, es buena el agua tibia o caliente.

HIERBAS Y ESPECIAS

Asafétida

- **Energía:** buena para los tres doshas.
- **Propiedades:** picante y caliente.
- **Acción:** es estimulante, astringente y antiespasmódica.
- **Indicaciones:** algunos consideran que es la mejor especia vayu. Es lo mejor para aliviar la distensión abdominal, el dolor, los espasmos y los gases, los parásitos como la Candida, el retraso o el dolor menstrual, la ansiedad y los trastornos mentales como el nerviosismo, la fatiga, la histeria, la preocupación, la letargia, la tos, el asma, la artritis, la jaqueca, el dolor nervioso o la parálisis. Es buena para la circulación, fortalece el corazón y reduce las palpitaciones. También es un antídoto para todas las legumbres; siempre que prepares legumbres, añade asafétida para reducir los efectos de la acidez o el vayu.

Albahaca

Es el mejor remedio para los resfriados o para cualquier problema relacionado con los pulmones.

- **Energía:** buena para vata, pitta y kapha.
- **Propiedades:** suave y neutra.
- **Acción:** inmuniza el cuerpo y es antialérgica.
- **Indicaciones:** es el mejor remedio para los resfriados o para cualquier problema relacionado con los pulmones.

Hojas de laurel

- **Energía:** buenas para vata, pitta y kapha.
- **Propiedades:** neutras.
- **Acción:** favorecen la digestión. Estimulantes y afrodisíacas.
- **Indicaciones:** son muy buenas para limpiar el organismo. Son beneficiosas para las jaquecas, la tos, las congestiones, la diarrea y las hemorroides, y también pueden utilizarse en la cocina y como repelente de insectos.

Pimienta negra

- **Energía:** muy buena para vata, pitta y kapha.
- **Propiedades:** picante y caliente.
- **Acción:** expectorante. Indicada para aliviar la tos.
- **Indicaciones:** Quema muy bien el ama. Es buena para tratar los resfriados, la gripe, la tos y la fiebre. Limpia el colon, ayuda a digerir las grasas y, por tanto, es beneficiosa en casos de obesidad; reactiva el metabolismo, reduce la mucosidad y es expectorante, cura la congestión sinusal, el frío en las extremidades, y el exceso de agni. Si tienes la garganta irritada, haz gárgaras de agua con pimienta negra. Antes de acostarte, introduce 3 gramos de pimienta negra en la boca junto a un poco de azúcar candi.

Cardamomo

- **Energía:** muy bueno para pita. Bueno para vata y kapha.
- **Propiedades:** profundo, intenso y refrescante.
- **Acción:** estimulante, refuerza las vías respiratorias.
- **Indicaciones:** favorece la digestión, elimina el ama y las toxinas del colon. Corrige la halitosis. En los viajes, previene y alivia el mareo.

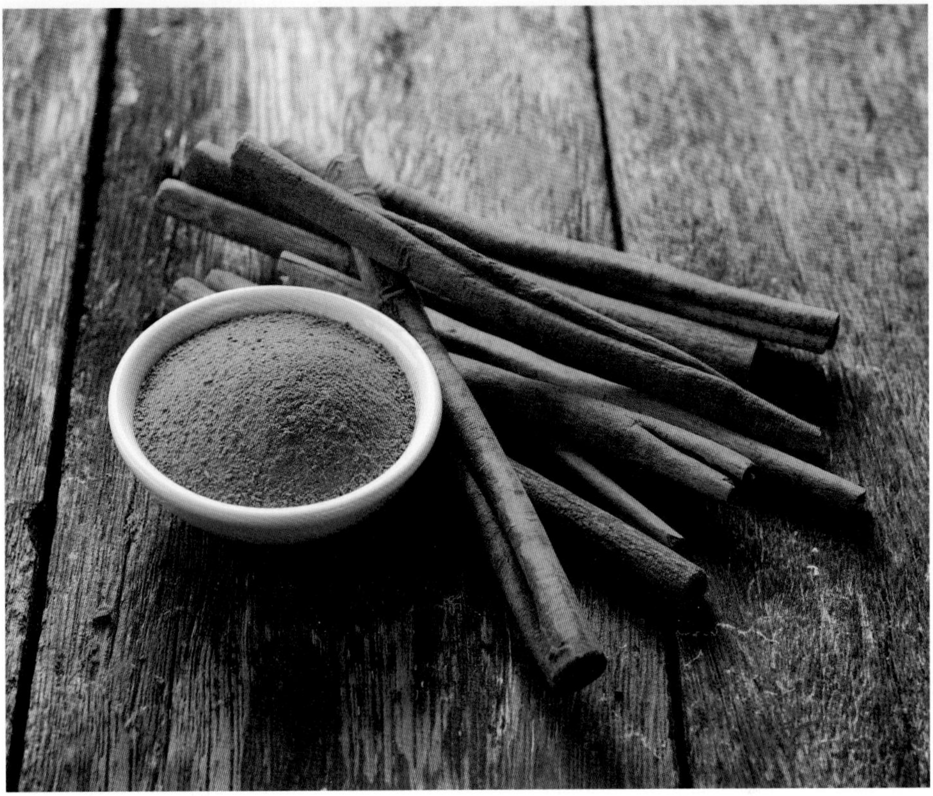

Canela

- **Energía:** buena para los tres doshas.
- **Propiedades:** picante y dulce.
- **Acción:** es estimulante, diurética y astringente.
- **Indicaciones:** es buena para la circulación de las extremidades frías, los músculos del corazón y las palpitaciones, el dolor de muelas, las neuralgias faciales, la artritis, el dolor lumbar, la menstruación, la fertilidad, el parto provocado, los resfriados, la con gestión sinusal, la bronquitis y la indigestión.
- **Contraindicaciones:** no debe usarse durante el embarazo y agrava los trastornos hemorrágicos.

Clavo de olor

- **Energía:** buena para los tres doshas.
- **Propiedades:** picante y caliente.
- **Acción:** estimulante, expectorante, descongestionante, analgésico y afrodisíaca.

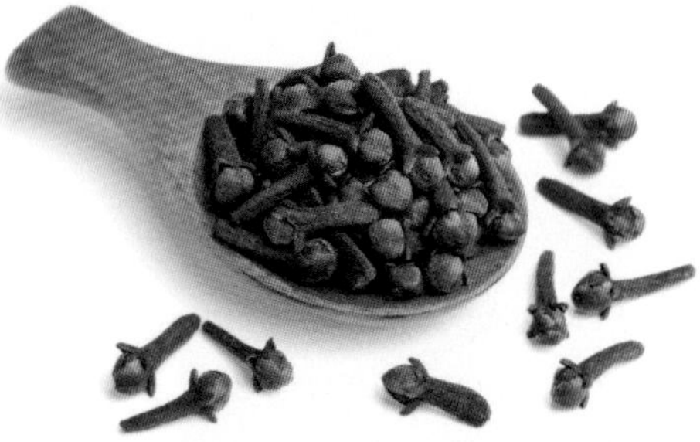

■ **Indicaciones:** son buenos para tratar los gases, las náuseas, los vómitos, los dolores de muelas, el hipo, las laringitis, las jaquecas, la sinusitis, los pulmones, los nervios, los resfriados, la tos y el asma. Ayuda a controlar la hipertensión, la impotencia y la indigestión. Es un remedio casero excelente para los dolores de muelas.

■ **Contraindicaciones:** potencia la actividad sexual y es un antídoto para el azúcar.

Cilantro

■ **Energía:** bueno para los tres doshas..

■ **Propiedades:** neutro.

■ **Acción:** es estimulante, diurético y carminativo para cualquier clase de dolor estomacal.

■ **Indicaciones:** cura el dolor abdominal, los gases, la indigestión, los dolores menstruales, la hernia, la diarrea, los cólicos, los vómitos, los malestares matinales del embarazo, las náuseas, la anorexia, la tos y la tos seca. También aumenta el semen, mejora la visión, incrementa el agni, previene la sensación de ardor al orinar, ayuda a la digestión y regula la menstruación. Además, es bueno para las madres que están amamantando, porque aumenta el flujo de la leche.

Si se sufren cálculos renales acompañados de dolor, una manera de aliviarlo es alternar frío y calor en el área del riñón o una compresa, toalla o bolsa de agua caliente con una bolsa de hielo. Hay que aplicarla de medio a un minuto. El zumo de sandía mezclado con media cucharadita de cilantro en polvo actúa como diurético. Es una buena mezcla para eliminar pequeñas piedras y cristalizaciones. Tomarlo de 4 a 5 veces al día.

Alholva (fenogreco)

■ **Energía:** muy buena para vata, pitta y kapha.

■ **Propiedades:** astringente.

■ **Acción:** nutritiva.

■ **Indicaciones:** propicia longevidad, fortalece los nervios, alivia la artritis, cura la piel, aporta rejuvenecimiento y trata la diabetes, las alergias, las bronquitis y la gripe. También ayuda a curar la tos crónica, la disentería, la dispepsia, las convulsiones, el edema, el dolor de muelas, la ciática, la neurastenia y combate los resfriados.

Mostaza

- **Energía:** buena para los tres doshas.
- **Propiedades:** astringente.
- **Acción:** es un muy buen laxante.
- **Indicaciones:** si una persona está bajo el efecto de las drogas o el alcohol, puede tomar una cucharadita de mostaza como emético. Despeja la cabeza y los sinusales, alivia los resfriados crónicos y la tos. Un baño caliente con mostaza actúa como emenagogo. La aplicación tópica en forma de pasta durante diez minutos alivia el dolor del pecho, las ampollas, los trastornos nerviosos inflamatorios, el dolor y la hinchazón de las articulaciones, el edema, las jaquecas, el cólico y el dolor abdominal, los vómitos persistentes, la gota y la artritis.

Orégano

- **Energía:** bueno para vata, pitta y kapha.
- **Propiedades:** astringente.
- **Acción:** estimulante, diurético, carminativo, antiséptico y antianalgésico.
- **Indicaciones:** cura los resfriados, la tos, las náuseas, el malestar matinal, los trastornos de la dismenorrea y los gases.

Comino

- **Energía:** muy bueno para vata, pitta i kapha.
- **Propiedades:** astringente.
- **Acción:** analgésico y digestivo.
- **Indicaciones:** cura los espasmos de estómago y compensa las digestiones pesadas.

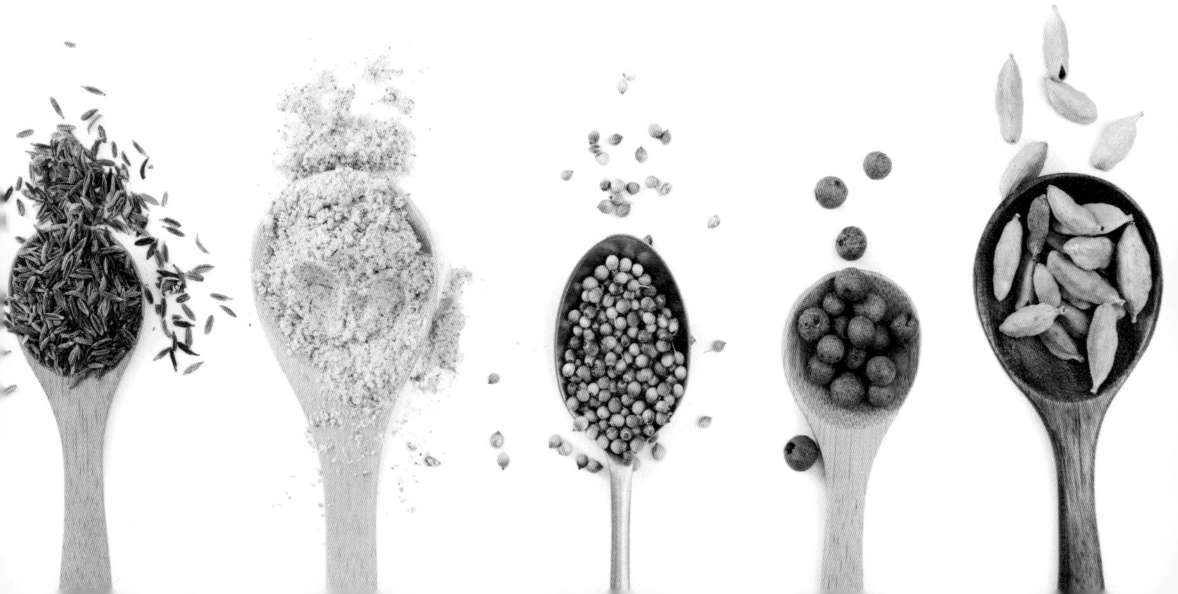

Romero

■ **Energía:** bueno para vata, pitta y kapha.

■ **Propiedades:** neutro.

■ **Acción:** estimulante y expectorante. Ligero efecto antibiótico.

■ Indicaciones: estimulante, diurético, alivia la menstruación y las jaquecas y fortalece el corazón. Elimina la congestión de las vías respiratorias.

Salvia

■ **Energía:** buena para vata, pitta y kapha.

■ **Propiedades:** neutra.

■ **Acción:** estimulante.

■ **Indicaciones:** limpia los pulmones, la cabeza y los sinusales, cura la garganta irritada, despeja los srothas y aclara la voz. Mejora la percepción y los pensamientos, alivia el excesivo deseo sexual, serena el corazón, ayuda a digerir la carne y los lácteos, y reduce el exceso de secreciones corporales.

Menta piperita

■ **Energía:** estimulante y diurética.

■ **Propiedades:** neutra.

■ **Acción:** digestiva.

■ **Indicaciones:** cura las dificultades, el dolor o el ardor al orinar, las náuseas en general y las matinales del embarazo. Es buena para la tos severa, la tos intensa, la indigestión, los gases y los trastornos menstruales.

Menta poleo

■ **Energía:** buena para vata, pitta y kapha.

■ **Propiedades:** refrescante y con suave fragancia.

■ **Acción:** digestiva y relajante.

■ **Indicaciones:** buena para el resfriado y la gripe, la fiebre y la garganta irritada, los sinusales, las jaquecas alérgicas y la fiebre. Despeja la cabeza, abre la mente y los sentidos y favorece la armonía emocional.

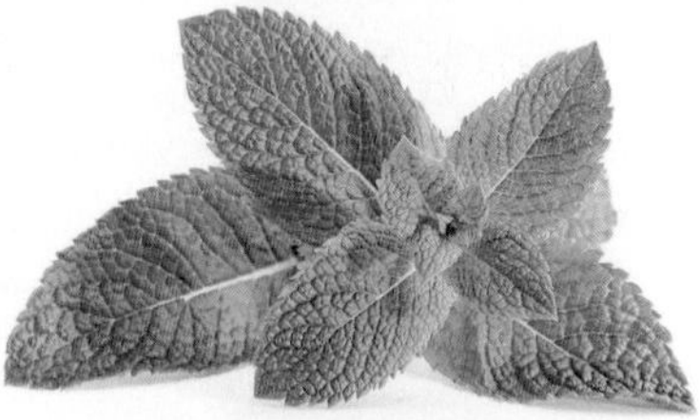

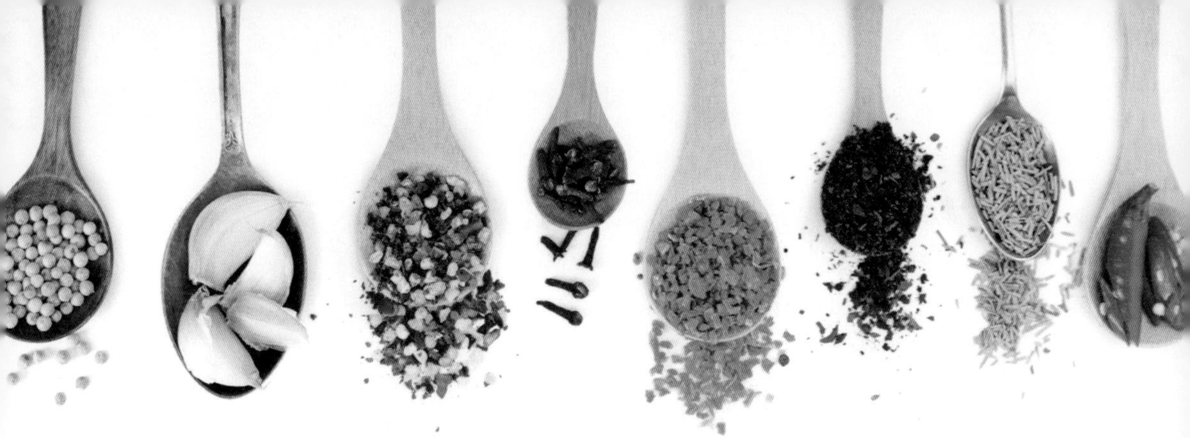

En resumen. Dieta ayurvédica para cada dosha

Vata

Mejores: Cereales cocidos, mantequilla, productos lácteos, frutos secos, verduras cocidas.
Peores: Ensaladas crudas, frutas, alubias.

Pitta

Mejores: Ensaladas crudas, cereales cocidos, leche, semillas.
Peores: Alimentos picantes, alimentos ácidos, alimentos fritos, alimentos fermentados como el yogur y el vinagre.

Kapha

Mejores: Ensaladas, verduras cocidas, alimentos picantes, quinua, mijo, harina de maíz y trigo sarraceno.
Peores: Lácteos, carne, queso, nueces, trigo y arroz.

VIVIR DÉTOX CON EL AYURVEDA

Hay pasos básicos para mantener o recuperar nuestra belleza natural. Es simplemente de sentido común limpiar ocasionalmente nuestro organismo y equilibrar nuestro sistema. Si tienes alguna duda con respecto a esta opinión, tan sólo abre el desagüe del fregadero de tu cocina y mira lo que ocurre con las partículas de comida que lentamente se van acumulando allí.

Es importante limpiar profundamente «el desagüe» de forma regular. Recuerda, el mismo principio es aplicable a tu organismo. La limpieza periódica del intestino aumenta tu esperanza de vida y mejora tu belleza.

Es un hecho bien conocido mundialmente que comer cosas ligeras dos veces al día incrementa en gran medida la esperanza de vida de una persona, ya que eso causa menos deterioro en el tracto intestinal. Al comer menos, acumularemos menos toxinas en el organismo, en comparación cap. las que se acumulan cuando comemos mucho. Si se toma una gran comida demasiado pronto después de la anterior, no transcurre el tiempo suficiente para que el proceso digestivo se complete.

El ayuno

Ayunar suele ser útil para el organismo. El ayuno es muy importante, pero las personas del tipo vata son poco idóneas para los ayunos y no deben hacerlos; por lo general, deben ayunar bajo la guía de un doctor en Ayurveda calificado y con experiencia. Las personas de tipo pita pueden ayunar durante un período corto, por ejemplo, durante uno o dos días.

Las personas kapha pueden hacerlo durante períodos más prolongados, unos tres días. Lo mejor es ayunar durante un día (entre una y cuatro veces al mes). Es preferible a un ayuno drástico que merme la vitalidad corporal. Si alguien quiere hacer ese tipo de ayuno, lo mejor es consultar a un médico o terapeuta especializado, que te aconsejará cómo minimizar el impacto que puede generar en tu organismo.

En Ayurveda se han usado terapias de ayuno durante miles de años y los resultados están bien documentados. Si alguien te aconseja que ayunes, sin examinar antes tu constitución, ese alguien te estará dando un muy mal consejo. Las personas con sobrepeso que tengan la idea de ayunar deben tener cuidado, porque hay un mecanismo psico-fisiológico que se pone en marcha durante el ayuno. Cuando una persona priva al cuerpo de comida, éste reacciona desencadenando varias reacciones instintivas que, generalmente, despiertan más hambre. Entonces el cuerpo recibe señales conflictivas desde el cerebro.

Cuando se ayuna un día, este conflicto es insignificante. Sin embargo, después de dos o tres días, puede aparecer malestar: es señal de el conflicto a menudo elimina todo beneficio que se pueda haber conseguido. Esto es porque cuando te sientes desmayado de hambre y vuelves a tomar comida, el organismo va a tratar de comer el doble de la cantidad necesaria de alimento para compensar la que se ha «perdido». El resultado no es una situación de triunfo. De hecho, el problema se agrava. Este tipo de situaciones pueden evitarse consultando a un buen doctor en Ayurveda.

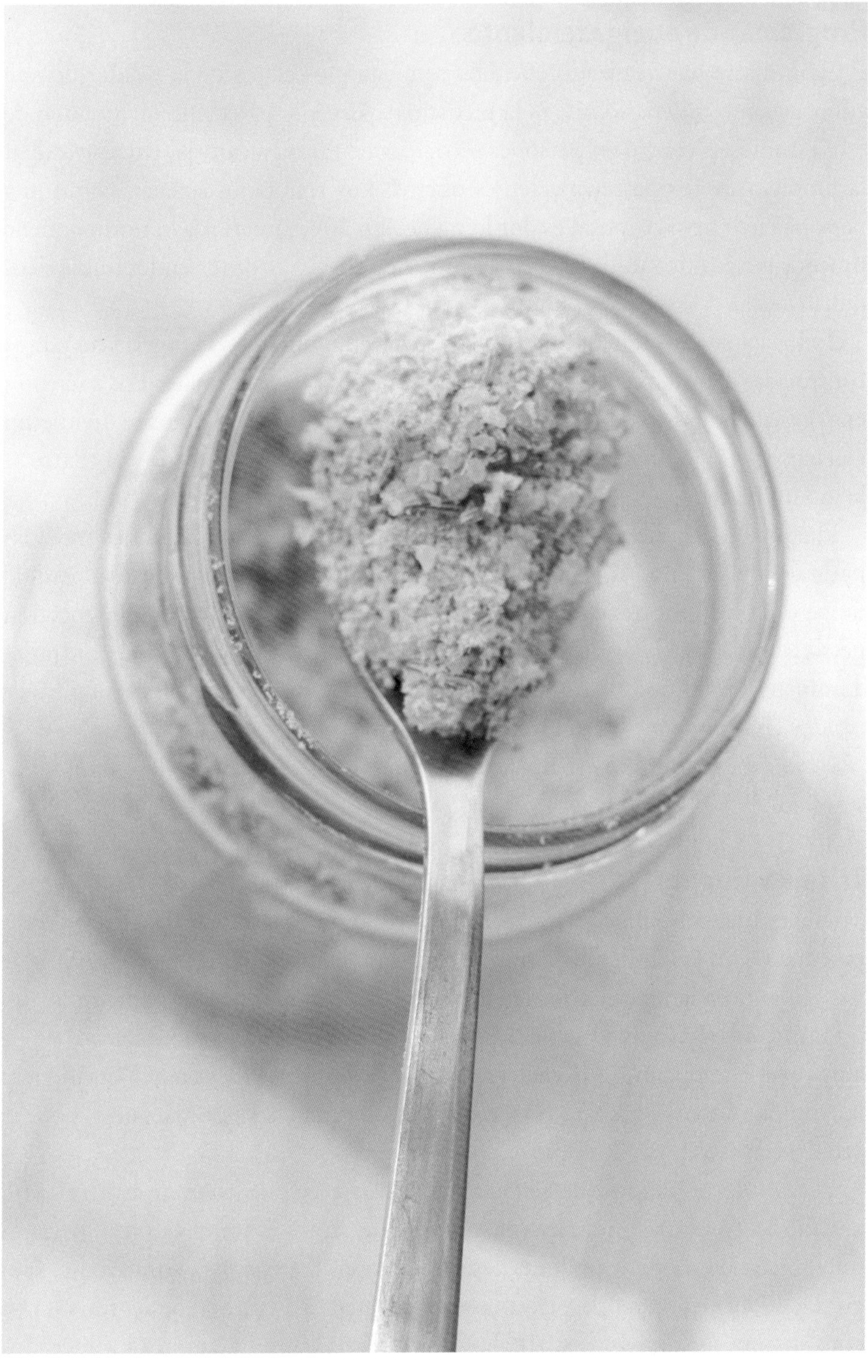

Programas de adelgazamiento

En la India se han realizado estudios con ejemplos claros de la validez de este conocimiento milenario que es la medicina ayurvédica. Recientemente, uno de esos estudios se centró en personas escogidas de forma aleatoria, para investigar la limpieza de toxinas en pacientes obesos. Los resultados señalan cómo una persona cuyo peso corporal es por lo menos un 20% superior a lo normal, tiene muchos riesgos de salud, incluso aunque no tenga trastornos endocrinológicos o diabetes.

Todos los sujetos tenían buena salud, pero eran obesos y su ingesta no estaba controlada; el tratamiento y los estudios duraron unos tres meses. Los pacientes eran examinados cada dos semanas. En este estudio, los 70 sujetos se dividieron en cuatro grupos. Tres de ellos recibieron compuestos ayurvédicos y al cuarto se le dio un placebo.

Durante el estudio se destacaron ciertos hechos en relación con las medidas naturales del cuerpo. Al terminar el mismo, se advirtió una significativa pérdida de peso en los grupos tratados con compuestos ayurvédicos y la alimentación personalizada según las doshas; en el tratado con placebo ocurrió lo contrario. También se produjo una notable reducción de los niveles de colesterol y triglicéridos en los que recibieron tratamiento ayurvédico.

La medicina común herbal ayurvédica que se recetó fue Trifala-Gugul y Lasun (ajo).

Trifala y Gugul

Trifala es una combinación de tres frutas y Gugul es la resina de un árbol emparentado con la familia de la mirra. Trifala tiene un potente efecto purificador y es un antioxidante que, en general, reduce el contenido de líquido en los tejidos orgánicos. Gugul es conocido por equilibrar el metabolismo global y por aumentar la temperatura asociada a los tejas o el proceso metabólico que digiere la comida. Además, ejerce un efecto armonizador sobre el organismo, porque actúa a través del metabolismo.

El tipo de resultado que se puede alcanzar con esta clase de tratamiento, cuando lo combina un terapeuta ayurvédico, invita a la reflexión. Un tratamiento como éste va a conllevar desintoxicación, hierbas para aumentar el fuego digestivo, una dieta vegetariana sáttvica, ejercicio cotidiano, acorde con tu constitución física, masaje y Trifala-Gugul. El Ayurveda no apoya los métodos drásticos que impactan sobre tu cuerpo y tu metabolismo. Lo mejor es trabajar en función de una meta alcanzable. Cuando se ha conseguido, puede establecerse un nuevo objetivo razonable y, de ese modo, se alcanza naturalmente el resultado deseado.

Como la obesidad o los problemas de peso tienden a acosar a las personas de tipo kapha, este método lento, pero seguro, vence a esta constitución física.

Hay varios pasos sencillos que cada uno puede dar para perder peso. Se explican más abajo, y si se realizan a diario, te ayudarán a sentirte mejor en una semana y también a que pierdas varios kilos de peso cada mes. Eso te dará más energía y confianza para ir más lejos con las terapias ayurvédicas.

Empieza por hacer lo siguiente: ·

- Siéntate para comer. Nunca comas mientras caminas o de pie, ya que eso le resta a tu sistema digestivo la energía de prana.
- No leas ni mires la televisión mientras estás comiendo, esto también resta la energía prana.
- Come únicamente cuando tu estómago esté vacío, por lo general cuatro horas después de haber comido la vez anterior. Eso permite que tu sistema digiera la comida que tomaste antes.
- No tomes el siguiente bocado de comida hasta que hayas tragado el anterior.
- Espera cinco minutos antes de servirte una segunda ración, normalmente no tendrás hambre después de esperar varios minutos.
- Toma comida fresca con abundante prana.
- Come menos y saborea lo que comes. Comer es un acto placentero.
- Prepara la comida que te gusta y disfruta al comer. Lo más importante es cultivar el amor por uno mismo. El bienestar interior dará como resultado la pérdida de peso, mientras que ésta no dará como resultado el amor por uno mismo.

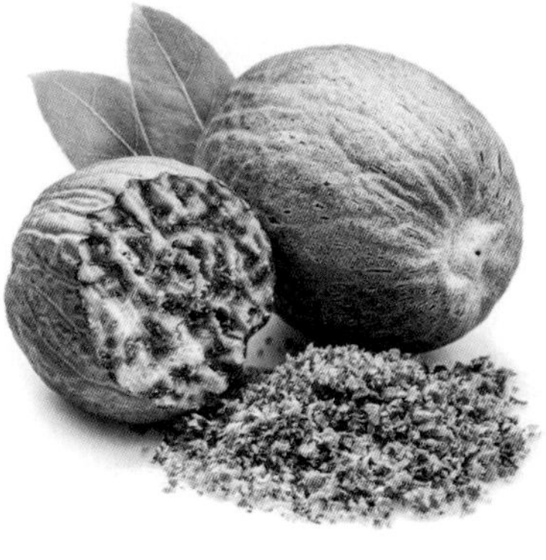

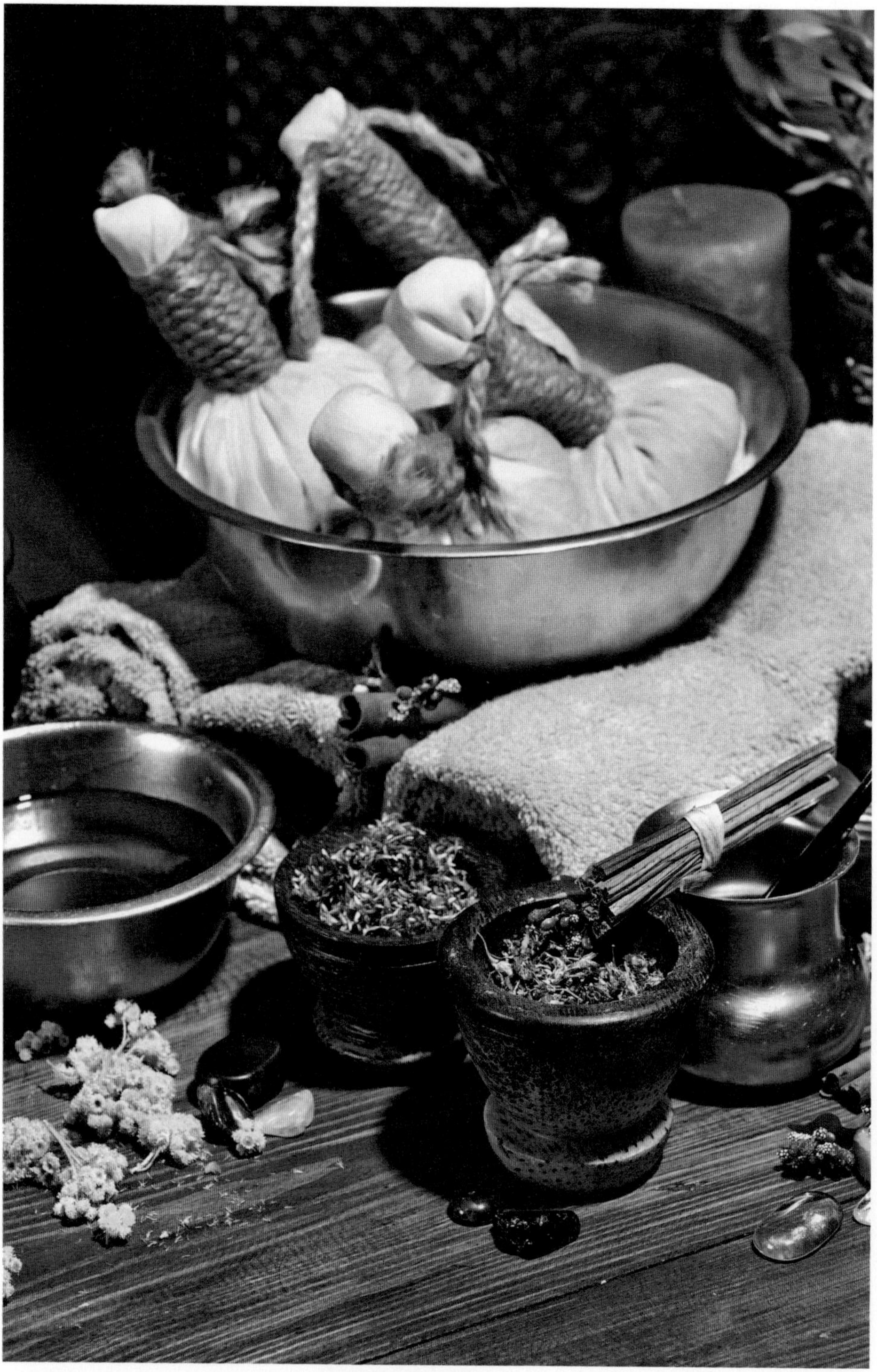

El masaje ayurvédico

De acuerdo con el *Charak Samhita* hay 107 marmas o puntos de presión que están relacionados con los músculos, las venas, los ligamentos, los huesos y las articulaciones dd cuerpo humano. En el masaje ayurvédico podemos estirar con los dedos, frotar con la palma de la mano, presionar, hacer rodar los nudillos, rozar, golpear arriba y abajo, presionar y soltar, ahuecar y estimular los puntos marma. El masaje relaja la tensión, el estrés, los bloqueos y equilibra el cuerpo.

LOS BENEFICIOS DEL MASAJE CHAMPI

Principales acciones y aplicaciones del masaje indio en la cabeza

El masaje champi ocupa un lugar importante dentro de los tratamientos de la medicina ayurvédica ya que, siendo una técnica que se realiza solamente en la parte superior del cuerpo, proporciona un reequilibrio energético en todo el organismo.

También induce a la tranquilidad y estimula un estado elevado de atención y concentración, aumentando la lucidez y la capacidad de memoria hasta en personas de edades avanzadas, potenciando la longevidad. Este masaje se ha popularizado hasta traspasar las fronteras de la India y dar origen a la palabra champú.

Champi es una palabra hindi que significa «presión», «frote» o «fricción», es utilizado comúnmente para denominar al masaje indio en la cabeza, que es uno de los tratamientos específicos de la medicina tradicional ayurvédica.

Los orígenes del masaje champi se remontan a miles de años, siendo transmitido de generación en generación dentro de una valiosa tradición de masaje familiar en el marco de la sociedad india. En un principio, esta práctica fue desarrollada por las mujeres como parte de su rutina de cuidados diarios para mantener sus cabellos hermosos y en buenas condiciones, especialmente, corno una preparación al matrimonio con la finalidad de estimular la salud, la belleza y la fertilidad.

Su práctica ha evolucionado a partir de las costumbres ancestrales que forman parte de los rituales del cuidado integral en la vida familiar de la India, siendo una de las tradiciones más arraigadas dentro de esta cultura.

Sin embargo, el champi no se ha mantenido como una práctica exclusivamente femenina dentro del hogar, sino que se ha convertido también en una costumbre regular entre los barberos y peluqueros, quienes lo comienzan a ofrecer como parte del servicio del corte de pelo o afeitado masculino, aunque dando mayor importancia en su práctica a la estimulación y activación de la energía interior que al embellecimiento del cabello.

Beneficios del masaje champi

Durante el proceso de desarrollo del feto, la primera zona del cuerpo que toma forma definida es la cabeza, que es el centro del sistema nervioso. Los primeros meses mantiene un tamaño superior al resto del cuerpo, siendo la parte de mayor peso.

Según el Ayurveda, en la cabeza se encuentra una de las puertas del prana que coincide con la fontanela mayor, a unos ocho dedos por encima de las cejas. Aunque al pasar los primeros nueve meses de vida esta parte del cráneo adquiere rigidez y dureza, desapareciendo la apertura de la fontanela, energéticamente continua siendo el centro de la conciencia, denominado *samadhi*.

Fisiológicamente se encuentra justo encima de la glándula pineal, el lóbulo olfativo, sección conocida como mesencéfalo. Por lo cual, la aplicación del masaje indio en la cabeza alivia al cerebro e incide favorablemente sobre el sistema nervioso, teniendo efectos y beneficios que se extienden por todo el organismo, tanto a nivel físico como psíquico, emocional y energético.

Esto convierte al masaje champi en una terapia holística que permite sentir la totalidad corporal durante y después de su aplicación.

El uso de aceites en la práctica del masaje champi

Tradicionalmente, las mujeres de la India han utilizado aceites en la aplicación del masaje en la cabeza como parte de sus rituales prenupciales para mantener su cabello sano y hermoso. Sin embargo, en la práctica del champi el uso de aceites es opcional, por lo que resulta recomendable conocer ciertas características y propiedades de los aceites más adecuados para el masaje.

Principales acciones y beneficios del masaje

- **Aumenta el flujo sanguíneo de la cabeza, el cuello y los hombros:** favoreciendo la nutrición de los tejidos y la oxigenación a través de la circulación arterial y contribuyendo a la eliminación de toxinas por vía venosa.
- **Libera los espasmos y las adhesiones en las fibras musculares:** calmando las molestias y mejorando la capacidad de movilidad articular.
- **Aumenta el flujo linfático de la cabeza, el cuello y los hombros:** facilitando la eliminación de toxinas acumuladas y la reducción de edemas, a la vez que estimula el sistema inmunitario.
- **Disminuye la inflamación de los tejidos:** aliviando el dolor y reduciendo la sobrecarga en huesos y articulaciones.
- **Reduce la actividad del sistema simpático:** ayudando a disminuir la presión sanguínea, el estrés y la ansiedad. Además, favorece una respiración pausada, profunda y más serena.
- **Aumenta el suministro de oxígeno al cerebro:** aliviando la fatiga mental, favoreciendo la capacidad de concentración y la lucidez.
- **Estimula el sistema parasimpático:** facilitando el descanso corporal e incentivando la relajación y el sueño.
- **Aumenta la circulación en el cuero cabelludo:** estimulando el crecimiento del cabello y la regeneración celular.
- **Relaja y suaviza la tensión ocular:** previniendo el agotamiento visual y dando briflo a los ojos.
- **Estimula la liberación de endorfinas:** ayudando a liberar el estrés emocional y los sentimientos reprimidos. Dispersando la ansiedad y la depresión, mejorando los estados de ánimo.
- **Libera los bloqueos energéticos:** restableciendo el flujo de energía en todo el organismo, recuperando el equilibrio y el bienestar natural.
- **Activa los puntos sensibles:** regulando las funciones de los órganos internos.
- **Equilibra los chakras** y armoniza la energía psicofísica del organismo.

Cuando se aplica aceite o cualquier otra sustancia en esta zona, éste es absorbido por las raíces capilares del cuero cabelludo, que a su vez están conectadas con las fibras nerviosas del cerebro.

Por tanto, en caso de utilizar aceites, es importante conocer las diferencias, calidades y propiedades que éstos poseen para aprovechar mejor todos sus beneficios. ara el masaje en la cabeza.

Aceites vegetales para el masaje en la cabeza

El uso de los aceites vegetales también está relacionado con los factores climáticos y las estaciones. Así, en invierno se recomiendan los aceites de mostaza y de oliva por sus efectos térmicos y estimulantes, mientras que en verano es más indicado utilizar aceite de coco y de sésamo.

El aceite de almendras dulces puede emplearse todo el año.

- **Aceite de sésamo.** Es uno de los aceites más populares de la India occidental y el más utilizado en la medicina ayurvédica. Las semillas de sésamo tienen un alto contenido de minerales (tales como hierro calcio y fósforo), lo que fortalece, nutre y protege el cabello y la piel.
Muy recomendado en caso de piel y cabello seco. También se utiliza como base para todos los aceites que se aplican en el masaje en la cabeza.
- **Aceite de coco.** Muy popular en las regiones del sur de la India, resulta altamente humectante y suavizante para la piel y el cabello.
También está recomendado en caso de inflamaciones y cuando el cabello ha perdido brillo y vida debido a la aplicación de productos químicos, por ejemplo tintes, o debido a un estrés físico y mental.
- **Aceite de mostaza.** Este aceite, de olor fuerte y penetrante, es muy popular en el noroeste de la India. Por sus efectos calóricos, aumenta notablemente la temperatura corporal. Se utiliza principalmente en casos de congestión e inflamación debidas a una tensión muscular, así como para aliviar el dolor.
Debido a su naturaleza estimulante puede causar irritación de la piel, por lo que es recomendable mezclarlo con aceites más ligeros.

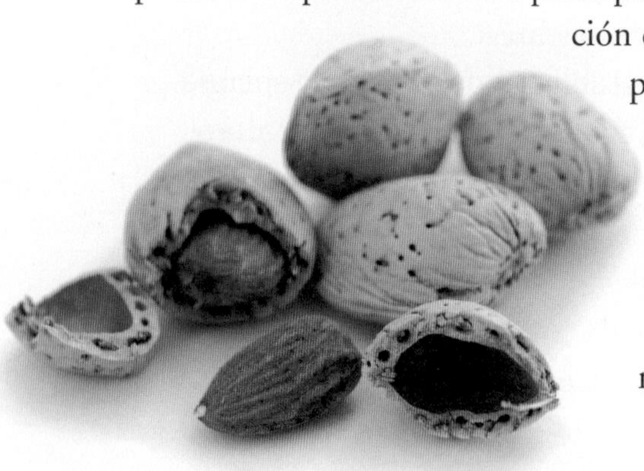

- **Aceite de almendras dulces.** Altamente nutritivo, tiene proteínas y vitaminas A, B, D y E. Es un excelente protector, acondicionador y suavizante para el cabello. Tiene efectos térmicos en el cuerpo, por lo que resulta ideal para estimular el crecimiento del cabello y para reducir la tensión y los dolores musculares.

• **Aceite de oliva.** Muy conocido en Occidente, este aceite es de consistencia viscosa y olor penetrante, por lo que se recomienda mezclarlo con otro aceite más ligero, como puede ser el de almendras dulces.

Es un aceite nutritivo con propiedades estimulantes que ayuda a hidratar y a aumentar el calor corporal. Por ello, puede ser utilizado para reducir la tensión muscular, la inflamación y el dolor.

Las mezclas con aceites para diferentes trastornos y tipos de cabello

Tradicionalmente, en la medicina ayurvédica se realizan preparados para la aplicación del masaje utilizando aceites esenciales especiales, tales como el de sándalo, jazmín y romero.

En el recuadro de la página siguiente recomendamos algunas mezclas que, dependiendo del tipo de cabello o problema en el cuero cabelludo, pueden contribuir a obtener mejores resultados en el masaje.

Recomendaciones y precauciones para obtener el máximo beneficio del masaje

Aunque no se necesita un lugar especial para aplicar el masaje champi, se debe procurar un ambiente agradable y silencioso. Además, es importante tener en cuenta ciertos detalles como la comodidad del receptor y del dador.

En la aplicación del champi, el receptor debe estar sentado, para lo cual debemos utilizar una silla apropiada que permita trabajar cómodamente las zonas de la espalda, los hombros, el cuello, la cabeza y la cara.

Para que se logren los efectos relajantes de este masaje, es recomendable que el lugar tenga una temperatura que no sea extrema, procurando que el receptor se sienta lo más cómodo posible.

Como en la zona de la espalda y los hombros se trabaja directamente sobre la ropa del receptor, es recomendable sugerirle previamente que lleve prendas cómodas y de fibras naturales, ya que las fibras sintéticas no son aconsejables para este tipo de trabajo porque interfieren en la circulación energética.

■ El **cabello normal** se caracteriza por ser brillante, fuerte y con cuerpo. Refleja buena salud y bienestar.
Aceites base: coco, almendras dulces, girasol.
Aceites esenciales: lavanda, romero, rosas.
■ El **cabello seco**, sin brillo, frágil y quebradizo, se enreda fácilmente y resulta difícil de controlar. Generalmente está causado por la sobreexposición al sol, el uso de secadores eléctricos, los tratamientos químicos y las alteraciones del equilibrio corporal.
Aceites base: coco, oliva, girasol, almendras dulces.
Aceites esenciales: sándalo, incienso, jazmín, rosas.
■ Los **cabellos grasos** tienden a ser lacios y deslucidos, pegajosos y difíciles de peinar. Con frecuencia, están relacionados con dietas, una alimentación muy grasa, cambios hormonales y estrés, lo que produce una secreción excesiva en las glándulas sebáceas. Puede ser común durante la pubertad y la menstruación.
Aceites base: sésamo, jojoba, almendras dulces.
Aceites esenciales: geranio, lavanda, romero, sándalo.
■ **Caspa.** Una afección bastante común que generalmente produce escozor y resulta embarazosa. Se produce por un exceso de células muertas, causado principalmente por el estrés, la fatiga, las temperaturas frías

Es importante cuidar la higiene personal, especialmente las manos, que deberán tener las uñas cortas. Además, no se deben utilizar anillos, reloj o pulseras que puedan entorpecer los movimientos beneficio del masaje o incluso lastimar al receptor. Del mismo modo, se le indicará que se quite las prendas que pudiesen molestar en el momento de dar el masaje. En las mujeres, es preferible que para recibir el masaje no lleven sujetador bajo la ropa.

Hay que evitar en lo posible las interrupciones y desconectar el teléfono tanto del receptor como del dador.

Antes de iniciar las sesiones es recomendable establecer una conexión con nuestra propia energía, realizando unas respiraciones profundas y serenas que nos permitan centrarnos y prepararnos adecuadamente para dar el masaje.

y una alimentación deficiente. Hay dos tipos de caspa: seca, que se caracteriza por las escamas blancas y secas; y grasosa, con escamas amarillas y pegajosas.

Aceites base: coco, almendras dulces,.

Aceites esenciales: geranio, lavanda, pachuli, romero, sándalo.

- **Pérdida del cabello.** Hasta cierto punto, la pérdida del cabello es un efecto natural. En circunstancias normales podemos perder hasta 100 cabellos al día. Sin embargo, cuando la caída es excesiva puede indicar una anomalía, como por ejemplo: desequilibrio hormonal, niveles altos de estrés, régimen de dieta extremo o tensión muscular que disminuye la circulación hacia el cuero cabelludo. En estos casos, al aplicar el masaje en la cabeza se deberá evitar los movimientos vigorosos sin tirar ni arrastrar del cabello.

Aceites base: mostaza, sésamo.

Aceites esenciales: geranio, lavanda, manzanilla romana, romero.

- **Canas.** Están asociadas a los factores hereditarios y al proceso de envejecimiento, aunque también contribuyen una alimentación deficiente y un estrés prolongado.

Aceites base: oliva, sésamo.

Aceites esenciales: manzanilla romana.

Técnicas básicas del masaje champi

Juan José Plasencia, director del centro Kinetena de terapias alternativas, es un gran experto en quiromasaje y pionero en la divulgación del masaje champi en Occidente. Nos recuerda en su libro (ver pág. 299).que para la aplicación del masaje champi es necesario conocer las 19 técnicas básicas, y muy especialmente desarrollar a través de ellas la sensibilidad y la capacidad de escuchar que todos poseemos. Y son cualidades primordiales en la práctica de cualquier masaje.

En el masaje champi la técnica facilita la manifestación de las grandes cualidades terapéuticas del tacto. Es importante poder fluir en el movimiento de cada aplicación, manteniendo en todo momento una actitud centrada y sensible.

Plasencia aconseja practicar cada una de las técnicas separadamente hasta que entendamos el ritmo, la intensidad y la dirección del movimiento que implica su aplicación. Cada técnica ofrece sus beneficios particulares, pero cuando las aplicamos en una sesión de masaje, un movimiento da paso al siguiente, ya sea para relajar o estimular. Las técnicas serán siempre en función de la zona del cuerpo que estemos trabajando, la sensibilidad de la persona que recibe el masaje y el punto de la secuencia en el que nos encontremos.

Precauciones

Aunque el champi es un masaje muy seguro, se deben tener ciertas precauciones antes de aplicarlo pues su práctica incide directamente sobre el sistema nervioso central.

No debe aplicarse en los siguientes casos:

- Cuando el receptor se encuentre muy nervioso o debilitado.
- Epilepsia.
- Síndrome del seno carotídeo.
- Hipotensión e hipertensión.
- Descompensación cardiovascular.
- Problemas de piel.
- Enfermos de cáncer.
- Historial de trombosis o embolia.
- En la fase crítica de determinadas enfermedades.
- Sensibilidad dolorosa.
- Embarazadas.
- Depresión clínica.
- Osteoporosis.
- Hemorragias recientes.
- Asma severa.
- Hipertiroidismo.
- Infecciones del cuero cabelludo.
- Glaucoma.
- Conjuntivitis.
- Desprendimiento de retina.
- Diabetes.
- Fiebre.

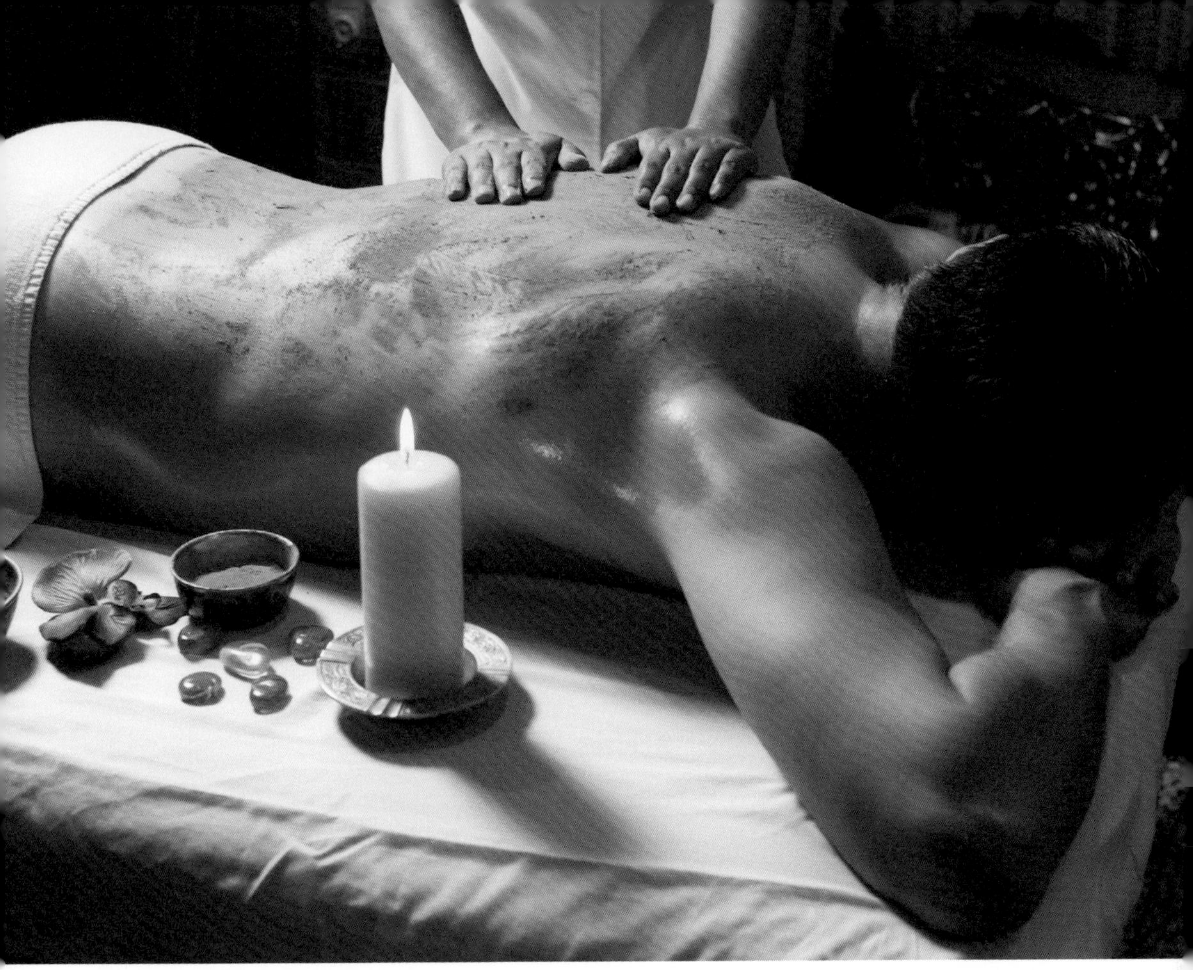

EL MASAJE ABHAYANGA

Otros aspectos del *panchakarma* incluyen *abhayanga* (verter aceite sobre el cuerpo), la limpieza de meridianos, equilbrar los marmas y también shirodhara (aceite caliente vertido sobre la cabeza). Es importante aplicar aceite en los puntos sensibles del cuerpo y cada practicante tiene su propio estilo. Aquí se tratan tanto los enfoques tradicionales como los modernos acerca de esta terapia.

Hace más de 2.000 años se descubrió en la India que los aceites no solo eran útiles para tratar enfermedades, sino también para prevenir futuros desequilibrios de los *doshas*. Estas terapias se administraban tradicionalmente vertiendo aceite encima de todo el cuerpo, un proceso llamado *abhayanga*.

Abhayanga Marma

Es es el estímulo de los puntos marma mayores y menores, es decir, otra forma de abhayanga, que se menciona en uno de nuestros cuatro principales Vedas y se trata en detalle en el texto ayurvédico clásico *Shusrut Samhita*.

Los puntos marma son semejantes a los puntos de la acupuntura china, pero este método no incluye el uso invasivo de agujas. Los puntos marma son los sitios del cuerpo en los que se produce una confluencia de carne, venas, arterias, tendones, huesos y articulaciones, donde se encuentran lo rajásico, lo sáttvico y lo tamásico; se reúnen igual que sucede con la eternidad y la relatividad.

Algunos dicen que son puntos donde además confluyen los tres aspectos de la autorrealización. Puede que sean la confluencia entre los cuerpos físico, astral y superficial. Estos puntos tienen gran importancia para el cuerpo, la mente y el espíritu de una persona.

Abhayanga facial

Dosha	Aceites
Vata	Ghee, sésamo
Pitta	Coco, girasol, cártamo
Kapha	Colza, almendra, oliva
Tridóshico	Sésamo, jojoba, almendra

Pese a que los marmas son la confluencia entre los cinco principios (carne, venas, arterias, tendones, huesos y articulaciones), en cada punto predomina sólo uno de dichos principios. Y es en los puntos mencionados donde puede funcionar de forma más eficaz el abhayanga.

Los marmas pueden reestructurarse y reequilibrarse para que el sistema funcione de manera saludable. El abhayanga marma también ayuda a una evolución en la salud y la longevidad del cuerpo y la mente, al asegurar el equilibrio apropiado, el flujo hormonal y los fluidos y factores inmunológicos.

El cuerpo tiene aproximadamente 107 puntos marma en comparación con los miles de puntos de la acupuntura china; esto hace que sea mucho más fácil recordarlos y actuar sobre ellos.

El Ayurveda ofrece detalles sobre todos los puntos marma mayores y menores. Los principales se corresponden con los principales chakras del cuerpo, mientras que los menores están situados a lo largo del torso y los miembros. El efecto de abhayanga marma se hace patente a través de los chakras.

La salud física y los doshas

El propósito del abhayangam arma es estimular los diversos órganos y sistemas del organismo. Una de las escuelas de pensamiento sugiere que los marmas son puntos circulares situados en torno a las articulaciones y las venas del cuerpo; por ejemplo, un punto marma que está situado justo debajo de la rodilla se conoce como Animarma.

Este marma está relacionado con el intestino delgado. También está situado en la parte posterior de la pierna, directamente detrás del punto que se acaba de mencionar. Si se mueven las manos desde animarma en línea recta por la espalda, este marma también será estimulado. Por tanto, cuando se actúa sobre el hueso marma, la zona frontal del punto también se ve afectada. Además, los puntos marma han de protegerse de las heridas. Si una flecha atravesase alguno de estos puntos, puede provocarse una enfermedad, un trauma o la muerte. Los lados de los brazos y las piernas son menos vulnerables a las heridas graves. A través de abhayanga marrna se restaura la salud. Los puntos marma está agrupados de acuerdo con la zona del cuerpo donde se encuentran.

Brazo	22 puntos	Músculos	10 puntos
Miembros	22 puntos (11 de las piernas)	Tendones y ligamentos	33 puntos
Abdomen	3 puntos	Artritis	10 puntos
Pecho	9 puntos	Venas	37 puntos
Espalda	14 puntos	Articulaciones	20 puntos
Cabeza y cuello	37 puntos	Huesos	8 puntos

Los puntos marma tradicionalmente se agrupan en tres categorías: los de las piernas y pies, los del tronco y los del cuello.

La linfa

Un importante beneficio de abhayanga marma es el estímulo del sistema linfático. Este sistema es predominante en el organismo, salvo en el cerebro: está en la médula ósea, los dientes, el esqueleto y los músculos. La función del sistema linfático es el transporte de nutrientes y la eliminación de las toxinas de las células.

Algunas células del cuerpo destruyen bacterias, virus y otras partículas potencialmente nocivas. La linfa está compuesta de la mitad de la concentración de proteínas del plasma, y devuelve el suero de la proteína a la sangre. Esto supone una especie de autoalimentación o sistema de preprocesado, que significa que el organismo se prepara su propio sustento y se alimenta a sí mismo.

Además, la linfa contiene muchos glóbulos blancos que ayudan a mantener la resistencia del organismo a los trastornos inmunológicos, que pueden desembocar en infección al combatir los patógenos en los ganglios linfáticos.

Este sistema contiene diversos aminoácidos. Para producir energía y equilibrar las hormonas y el sistema nervioso se necesita un aminoácido llamado triptófano. La melatonina es una hormona del cerebro, sintetizada a partir de la triptona de la glándula pineal. Se cree que está relacionada con la tiroides, las glándulas adrenales y las gónadas. Se ha hallado su utilidad para calmar la excesiva actividad mental y de las enzimas.

Se considera que la dopamina y la hidroxilasa están vinculadas con la esquizofrenia y otros trastornos mentales.

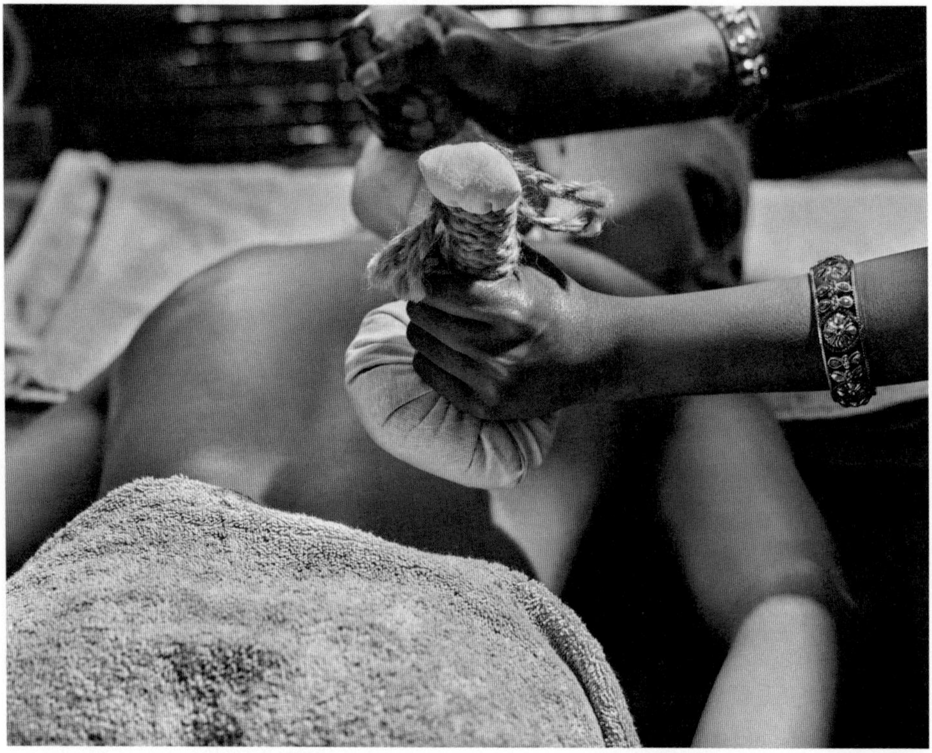

Histamina

Otra enzima que puede causar problemas es la histamina. Si la hay en exceso, puede causar acidez gástrica, aletargamiento, picores, jaquecas, dolor muscular y alergias. El abhayanga puede ayudar a que el organismo produzca sus propios antihistamínicos naturales. La linfa también tiene un papel en diversas formas de edemas.

Los beneficios del abhayanga

- Revierte y previene el envejecimiento y aumenta la longevidad.
- Elimina la fatiga y el estrés causados por el trabajo y la vida cotidiana.
- Cura y previene trastornos del sistema nervioso.
- Estimula la buena vista.
- Nutre el organismo y aumenta la resistencia.
- Remedia el insomnio.
- Crea un equilibrio electroquímico en el organismo.
- El aceite que se frota en la piel previene la deshidratación y fortalece los nervios, del mismo modo que estimula el campo electromagnético del cuerpo.
- Estimula la producción de anticuerpos que fortalecen el sistema inmunológico.

Envejecer es un proceso natural del organismo y una certeza de la vida. No obstante, las enfermedades producto del proceso de envejecimiento, como las dentales o la pérdida de capacidad auditiva y visual, la debilidad del sistema digestivo y la fragilidad ósea, pueden tratarse aplicando aceite de sésamo, de mostaza y de almendras en la columna vertebral, la cabeza y los pies. Este tratamiento minimiza los efectos de la vejez y aumenta la longevidad.

Una parte del abhayanga son los masajes para combatir la fatiga. El abhayanga es una forma pasiva de ejercicio: alivia la tensión de los músculos, elimina las toxinas de los órganos, las células, los tejidos y la sangre, al mismo tiempo que tonifica los músculos y los nervios. Antes de frotar, golpear suavemente con las palmas o presionar los músculos: agrega un poco de aceite de sándalo a la mezcla de aceite para masaje.

Por último, el abhayanga transfiere energía a los marmas. Después del abhayanga, el practicante controla los puntos importantes de los marma doshas, que son el tercer ojo (*sthapana*), el corazón (*hridaya*) y el punto que está debajo del ombligo (*basti*). Si los marma maha de alguien todavía están desequilibrados, llevará un tiempo equilibrar la transferencia de los marmas, en la garganta (*neera*) y el ombligo (*nashi*). El control de los puntos más importantes del *marma-dosha* se hace de la siguiente manera:

- El proceso comienza situando una mano encima del chakra de la corona y la otra en el dosha marma principal del paciente.
- Una palma descansa ligeramente o se mantiene suavemente encima de dos mahamarmas. La otra palma se coloca en el área de la garganta y, al cabo de un tiempo, se mueve hacia la zona del ombligo.

Cuando la mano se mantiene cerca de la garganta, el exceso de aire se transfiere a través de la nariz y se envía fuego hacia el interior, cerca del marma corazón. Cuando las manos están cerca del ombligo, ellas envían humedad desde el cercano marma basti en dirección a la cabeza.

El tamaño de los marmas se mide con la longitud de un dedo, llamada anguli o angula. La medida del marma se toma con el dedo del propio paciente. La mayoría de los marmas ocupan la misma posición en todas las personas, facilitando que ellas mismas puedan localizarlos.

En abhayanga se utilizan grandes cantidades de aceite. Además de aceites, también se utilizan emplastos medicinales para las áreas dosha y marma.

SHIRODHARA

Este tratamiento, único en el Ayurveda, se conoce como shirodhara o masaje que empapa con aceite caliente la frente (*shiro*, significa 'cabeza' y *dhara* significa 'fluir'). El aceite caliente vertido sobre la cabeza es la terapia más relajante que se puede experimentar.

Cuando se aplica este tratamiento, la piel irradia un brillo saludable, los ojos reflejan tranquilidad y los labios lucen una sonrisa de serenidad. Shirodhara ayuda en los problemas de la cabeza, el prana, el vayu, las piernas, los ojos, las úlceras y el reúma, y se utiliza para curar dolencias tan graves como la diabetes, la esquizofrenia y la epilepsia.

Hay diversos métodos de shirodhara. Generalmente, los pacientes se recuestan en la mesa de abhayanga o en una mesa especialmente construida para esta

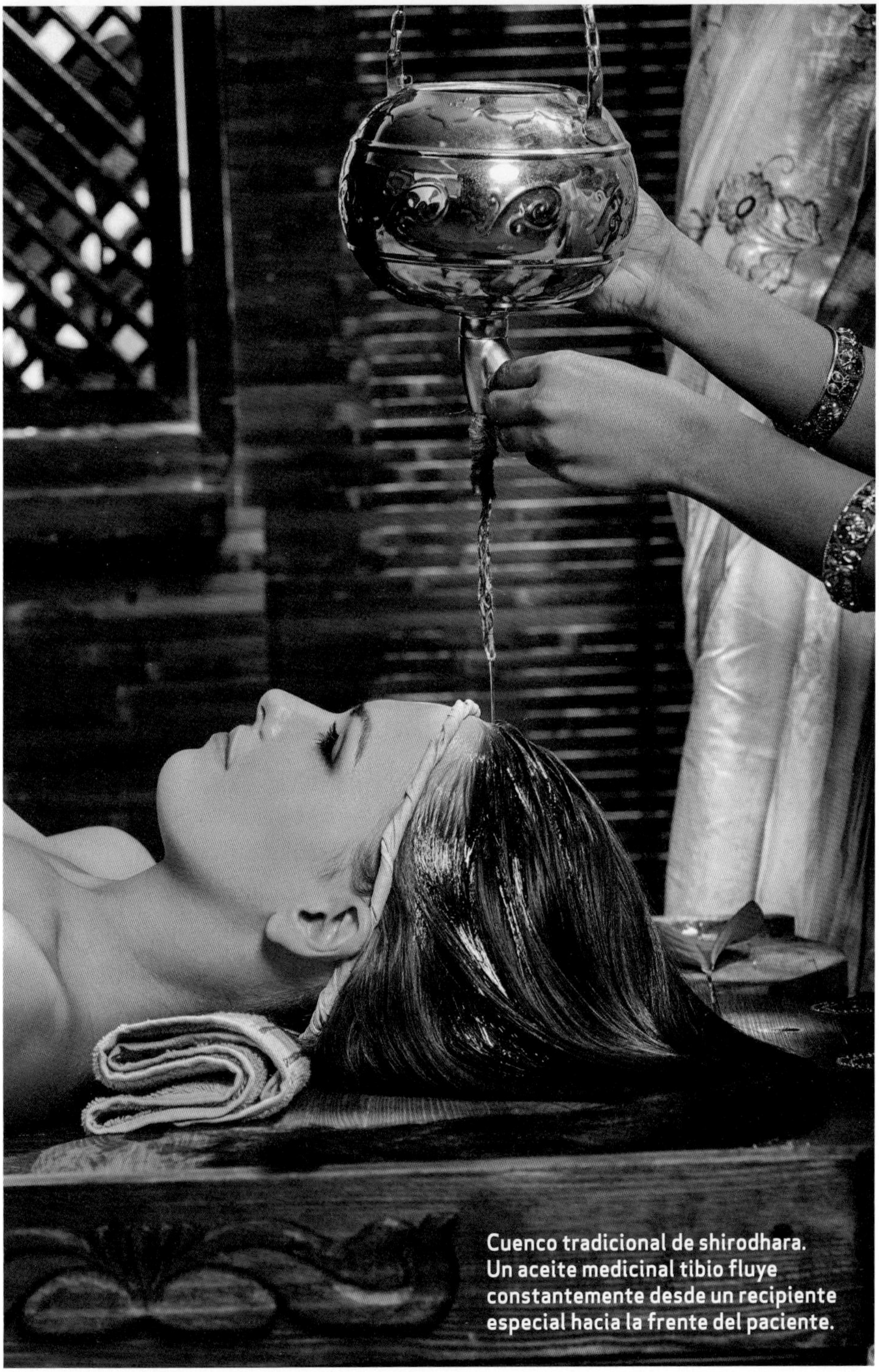

Cuenco tradicional de shirodhara. Un aceite medicinal tibio fluye constantemente desde un recipiente especial hacia la frente del paciente.

terapia, de la que sale aceite. Este aceite se encuentra en un cuenco que tiene un pequeño orificio en el centro.

El cuenco es de un material que conserva el calor, de manera que el aceite no se enfríe antes de verterse sobre la cabeza del paciente. Por lo general, el cuenco se suspende de un soporte para que el terapeuta no tenga que sostenerlo; no obstante, un cuenco tradicional se coloca de una manera ligeramente distinta.

Por lo general, shirodharase administra a intervalos de entre 14 a 21 días, pero es más práctico realizar sesiones semanales o mensuales. El mejor momento para este tratamiento es temprano por la mañana.

En la práctica

Lo ideal es que shirodhara se practique en una mañana auspiciosa. Se aconseja no comer nada por lo menos media hora antes de comenzar. La habitación debe estar limpia, tranquila y bien ventilada. Antes de la terapia, el practicante medita, para prepararse él o ella y que resulte lo más eficaz posible. Ambos, el practicante y el paciente, pueden meditar antes y durante el proceso de shirodhara para incorporar su energía espiritual a la sesión.

El cliente se reclina en la mesa de masaje con una almohada bajo el cuello para que esté cómodo. Se vierte aceite tibio del cuenco a la frente. Tradicionalmente, el aceite se echa sobre la frente y las sienes, pero muchas personas no lo resisten. Cuando el aceite que está en el cuenco se acaba, se repone.

Otra técnica para aplicar aceite en la cabeza es shirobasti. Como shirodhara, es otra aplicación de aceite en el mismo sitio; no obstante, en este método, el aceite se deja en la parte superior de la cabeza durante un período de tiempo más prolongado. Es útil para curar parálisis faciales, insomnios, cataratas, jaquecas y otras enfermedades semejantes.

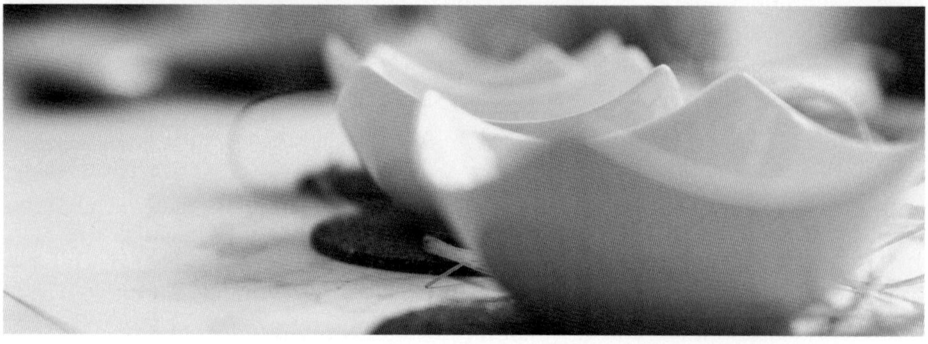

OTROS MASAJES

Masaje sáttvico

El masaje sáttvico es suave, blando, equilibrado y armonioso y se practica muy delicadamente. Nunca se presiona y se realiza cuidadosamente y con mucha sensibilidad. El momento preciso para este masaje es entre las 7:00 y las 9:00 horas o entre las 6:00 y las 8:00 horas.

- Masajea durante aproximadamente una hora u hora y media y finaliza con un suave masaje en el rostro. En el masaje sáttvico puede usarse un aceite calmante como el de sésamo.
- A este aceite se le pueden añadir unas gotas de aceites esenciales (tibios y calmantes) como los de lavanda, romero, albahaca, tulsi, canela, alcanfor, nuez, ylang o pachulí.

PITTA

Masaje rajásico

El masaje rajásico debe practicarse con una intensidad moderada, de modo que el aceite penetre en el cuerpo y produzca un efecto refrescante sobre los nervios. Los movimientos deben ser firmes: en este masaje hay que dar golpes rítmicos, frotar y tamborilear con los dedos, pero nunca usando tanta fuerza como para generar dolor. El momento apropiado para este masaje es desde las 00:00 hasta las 02:00 horas, o desde las 10:00 hasta las 12:00 horas.

- Masajea durante aproximadamente una hora y diez minutos. Debe ser relajante y refrescante y no utilizar aceite caliente o tibio.
- Usa aceite de coco en los climas tropicales y aceite de oliva y almendras en el clima mediterraneo. El aceite de almendras puede mezclarse con esencia de romero, limón, mogra, jazmín, lavanda, loto, rosa, lirio o vetiver.
- En verano utiliza aceite de menta. Aplica siempre un masaje en la cabeza con aceite de sándalo o Amia, y unta el aceite en la frente y las sienes para equilibrar y armonizar la energía.

KAPHA

Masaje tamásico

El masaje tamásico debe darse con fuerza y tiene que ser vibrante, para alcanzar lo profundo de los tejidos, dando golpes rápidos y usando el estiramiento y la presión. Abre las palmas de tus manos y golpea enérgicamente. Utiliza fuerza e intensidad, con una buena dosis de presión firme. El mejor momento para este masaje es de las 8:00 a las 10:30 horas y de las 20:00 a las 22:00 horas.

▪ Haz un largo y vibrante masaje durante una hora o una hora y media a dos horas. Acaba masajeando el rostro y la cabeza. Puede usarse aceite de oliva o, en climas tropicales, de girasol. Calienta el aceite antes de usarlo. Los aceites esenciales estimulantes para mezclar incluyen el de bergamota, alcanfor, clavo, jengibre, canela, eucalipto, menta y mirra.

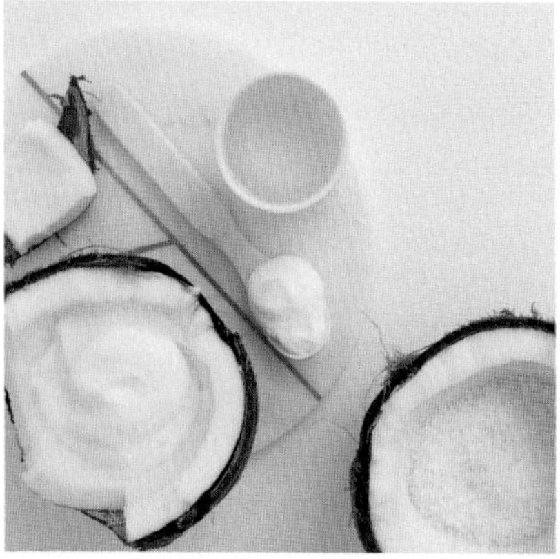

▪ Vierte aceite en el cuero cabelludo.

▪ Empieza frotando los lados del cuero cabelludo desde atrás, golpeteando la superficie desde la coronilla (como en la terapia craneosacral) y mueve tus manos rápidamente delante y detrás, hacia arriba por los lados de la cabeza y luego hacia abajo.

▪ Fricciona con las palmas en los lados y hacia atrás de la cabeza y la nuca. Usa los dedos y la palma de las manos para trazar círculos hacia arriba y hacia debajo de los lados, la parte superior y trasera del cuero cabelludo, aplicando una presión firme y suave.

▪ Frota la parte superior de la cabeza, friccionando sobre el chakra de la corona y la base del cráneo. Usando la mano entera, trabaja en zigzag con golpecitos arriba y abajo, desde la parte delantera del cuero cabelludo hacia atrás, y después desde atrás hacia la parte frontal nuevamente. Repite el procedimiento varias veces, prestando atención al movimiento del cuero cabelludo.

▪ Toca la parte superior de la cabeza y fricciona el chakra de la corona, desplazándote hacia la base del cráneo. Usa el mismo procedimiento en la nuca.

▪ Estira las orejas, aplica aceite tibio, despeja las orejas y golpetea arriba y abajo, friccionando con energía equilibrada hacia la derecha y la izquierda, como en el yin y yang.

▪ Aplica aceite en la frente. Para vata, utiliza aceite normal; para pita aceite refrescante, y para kapha, aceite tibio. Trata de equilibrar la energía del chakra ajna para que se produzca una apertura de la intuición y para relajar las sienes. Finalmente, entrelaza las manos y coloca los dedos en la frente del paciente.

▪ Relaja todo tu organismo.

OTRAS FORMAS DE MASAJE

Aceite en los oídos

(*Karna Purana*)

Este procedimiento consiste en introducir aceite en los oídos. Aunque no sean más que una o dos gotas, sentirás que toda la cavidad de los oídos está llena de aceite. Este procedimiento cura trastornos de los órganos sensoriales, como el dolor de oídos, la sordera, los acúfenos, las torceduras de cuello o de las piernas, el vértigo y las dolencias de dientes o encías. Ciertos nervios conectan los ojos y los oídos con los pies, de modo que este tratamiento alivia también los problemas en los pies. Karma purana se hace durante el día, antes de las comidas. Se vierte aceite medicinal tibio en el conducto del oído hasta llenarlo. Se deja el aceite entre 10 y 20 minutos. Para el dolor de oído debe tratarse el interior de este órgano.

Terapia del ojo

(*Ashcotana Anjanavidhi*)

El Ayurveda emplea gotas para los ojos y sales para prevenir y curar las enfermedades que los afectan, tales como sangrado, hinchazón, limpieza, ardor y ojos enrojecidos. Para las dolencias vayu, las gotas para los ojos se calientan; para las enfermedades kapha, deben estar tibias y, para los trastornos pita, frías.

La persona se acuesta en una cama situada en una habitación donde no haya corrientes de aire, con los ojos abiertos, y el líquido se vierte gota a gota en los ojos con la mano derecha. Se ponen aproximadamente entre 10 y 20 gotas en toda la zona del ojo. Luego se cubren con un paño limpio y suave durante unos minutos.

La terapia del ojo se usa después de que la persona haya pasado por panchakarma y se haya descubierto una enfermedad localizada solamente en los ojos y no cuando ésta haya evolucionado y se haya convertido en un edema o una hinchazón grave. Hay tres tipos de anjana, a saber:

- De sabor astringente, agrio, salado y picante.
- Curativa.
- Despejado de la visión usando el sabor dulce (ghee).

Netrabasti

(*lavado de ojos*)

Esta terapia consiste en lavar los ojos con aceites medicinales o ghee (mantequilla clarificada). Sus beneficios incluyen el alivio de la tensión de la órbita del ojo, que puede conducir a la pérdida de visión, dolor, cansancio, glaucoma, bizqueo, conjuntivitis, ceguera nocturna, inflamación de la córnea, ojos hundidos y otros trastornos. Nutre el sistema nervioso, el cerebro y la memoria y desarrolla las capacidades lingüísticas. Hace que los ojos estén brillantes; además, elimina las arrugas, mejora el cutis y reduce la tensión física.

■ **En la práctica.** Se prepara una masa de harina y agua. La masa se divide en dos círculos que se aplican alrededor de los ojos. Se mantiene cerca, sin que pierda calor; aproximadamente media taza de ghee caliente, se aplica el aceite y se masajea la cara. La luz debe ser tenue, para que no moleste durante la sesión.

Luego se comprueba la temperatura del ghee (debe estar tibio). Se colocan los círculos de masa alrededor de los ojos, con la base hacia la cara, para evitar que el aceite gotee; se vierte un poco de ghee en el círculo de masa mientras los ojos están cerrados.

Si la temperatura es agradable, el aceite restante se vierte en el círculo hasta cubrir las pestañas. El paciente abre los ojos cuando le resulte cómodo. Los ojos pueden moverse suavemente en el sentido de las agujas del reloj y luego en sentido contrario, o en diversas direcciones acompasadamente. Puedes mantener el ghee durante 20 minutos.

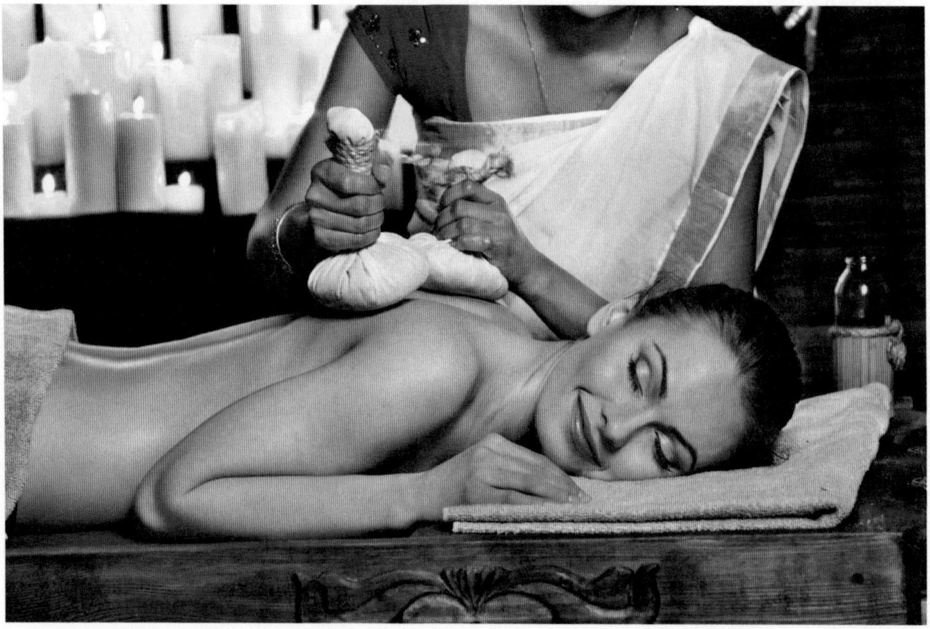

La zona lumbar

(*Katti Basti*)

Nos centraremos en el dolor muscular o la rigidez de la zona inferior de la columna vertebral, así como en el fortalecimiento de los tejidos óseos de la zona lumbar. Se prepara una masa, siguiendo el mismo procedimiento de los ojos. No obstante, los círculos de masa se colocan alrededor de la columna vertebral, cerca de la zona lumbar. Luego se sigue el mismo procedimiento que en el baño de ojos.

Baño de pecho o corazón

(*Uro basti*)

Esta terapia fortalece el corazón y reduce el dolor de pecho. El círculo de masa se prepara de la misma manera y se coloca encima del corazón.

Frotar con polvo

(*Udgharshana*)

Se pueden aplicar polvos herbales en el cuerpo para estimular la cura. Tratan la hinchazón, los trastornos vayu y ayudan al organismo a sentirse ligero y limpio. Al frotar polvo herbal sobre la piel, se elimina la suciedad, se abren las glándulas sudoríparas y se activan las enzimas de la piel. Luego, se vierte agua sobre el cuerpo y se retira el polvo.

Cuidados de belleza dosha

(*Mascarilla Abhayanga*)

Dependiendo del dosha de cada persona, pueden usarse diferentes aceites para el abhayaga facial. Es como una mascarilla, pero con aceites esenciales especiales para los doshas y marmas. Nosotros solamente utilizamos emplastos cosméticos o varnya lepa. Para mejorar el cutis y su coloración se aplican pastas de hierbas medicinales. Mejoran la coloración del cutis, eliminan el vello facial, la caspa y curan las enfermedades cutáneas. El vello facial lo provoca un exceso de hormonas pita, de modo que tratamos de equilibrar ese dosha. Aplicamos la pasta de hierbas mezcladas con aceites, leche y yogur. Normalmente, usamos todas las mezclas naturales de las hierbas ayurvédicas para los masajes, e incluso para limpiar la piel. Preparamos una pasta con esas hierbas, incluida madera de sándalo, y la aplicamos. Es un tratamiento rejuvenecedor, que elimina los signos del envejecimiento y deja la piel radiante.

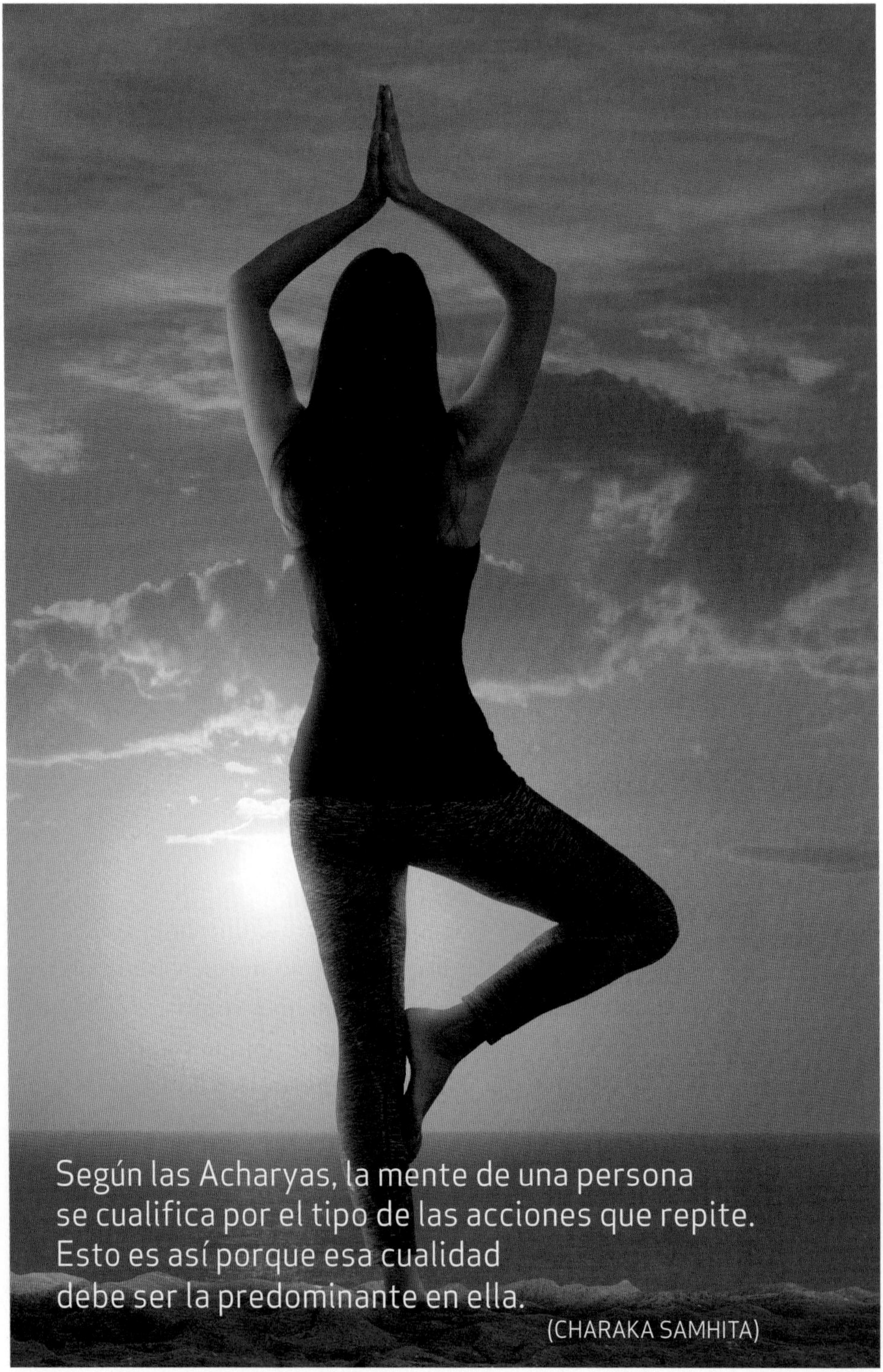
Según las Acharyas, la mente de una persona
se cualifica por el tipo de las acciones que repite.
Esto es así porque esa cualidad
debe ser la predominante en ella.
(CHARAKA SAMHITA)

Mente y emociones

Yoga y Ayurveda

El papel de los sentidos

El ser humano perfecto no experimenta trastornos en su flujo energético, puesto que todos sus niveles trabajan armónicamente. El cuerpo, los sentidos, la mente, la conciencia, y todas aquellas partes de nosotros que escapan a cualquier descripción, expresan juntos el misterio maravilloso y la belleza de la vida. Los trastornos, al nivel que sea, pueden afectar a la salud. Tu cuerpo, que es la parte más accesible de tu ser, es un reflejo de sus partes menos tangibles; expresión de todas tus experiencias y de la forma como las ha asimilado.

Tal vez te falten los cuidados correctos que tu cuerpo requiere, si tu mente anda a diario a la búsqueda de experiencias nuevas.

El Ayurveda enseña que nuestra mente normal tiene también sus cualidades, y que éstas deben ser también físicas, aunque más sutiles que las del cuerpo. Al igual que el cuerpo, pues, debe estar bien equilibrada para trabajar adecuadamente. La mente es más rápida y más exigente que el cuerpo; lo que equivale a decir que es más difícil controlarla.

Ahamkara puede identificarse tan fuertemente con el yo, que parezca perdido el vínculo con tu sabiduría interior, así como el sentimiento de unidad de formar parte, con todos los otros, de la conciencia cósmica.

Para el Ayurveda, todas las enfermedades son psicosomáticas. En ellas están implicados la mente y el cuerpo, de forma que hay que tenerlos en cuenta a la hora de devolver la salud y mantener el bienestar, porque lo que es beneficioso en un nivel se refleja en todos los otros.

La mente cotidiana y las tres doshas

Tu mente cotidiana y el entendimiento ordinario dan unidad a tus sentidos y acciones. Regulan los «interfaces», el contacto, entre tus medios externo e interno, así como los cambios interiores que te ocurren. Tu mente penetra todo el cuerpo.

Cualquier cosa que experimentamos a nivel físico nos llega por uno o más de nuestros sentidos y todas nuestras percepciones tienen cualidades referibles a VPK. Esto se demuestra facilísimamente en el gusto, pero vale lo mismo vale para los demás sentidos. Una película violenta, por ejemplo, tiene cualidades que agravan pitta; las cosquillas acentúan vata, etc.

Nadie es consciente de todas las sensaciones que recibe, pero recuerda que las cualidades de tus sensaciones actúan sobre tus doshas según el principio de que «lo semejante aumenta lo semejante». Así que limita tu exposición a esas cualidades que no deseas, y disfruta en cambio de las que contribuyen a tu bienestar.

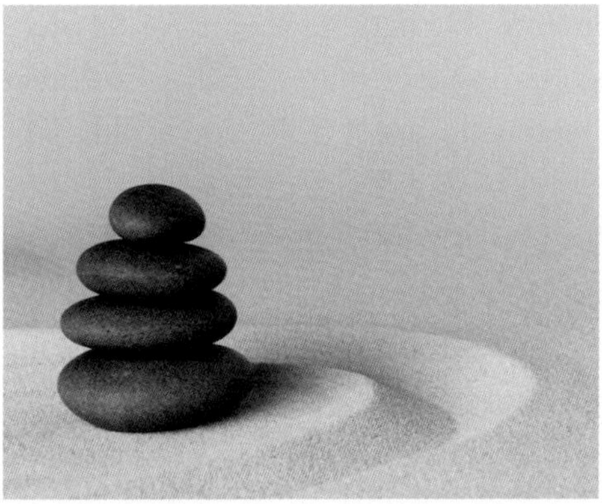

Claridad mental

La claridad de tu mente se verá afectada por tu forma de usarla. Al igual que un músculo, necesitas el nivel de uso correcto: ni excesivo ni insuficiente. Los tipos pitta tienden a tener mentes agudas, rápidas —les encantan la lectura y los acertijos mentales—, de las que abusan con facilidad. Los kapha son más lentos en sus reflexiones, y en general se beneficiarían con una mayor estimulación mental de la que experimentan. Los vata sueñan con proyectos y te explican nuevos planes cada vez que los ves; necesitarían concentrarse en una o dos de sus ideas válidas para avanzar realmente a la etapa de planificación y realización.

Cualquiera que sea tu constitución, el trabajo intelectual excesivo agrava pitta. Un exceso de estímulo sensorial (televisión, ordenador... –el exceso depende de cada persona) trastorna vata. Las tareas aburridas y repetitivas embotan la mente y aumentan kapha.

Emociones y comida

Tomamos de ordinario alimentos dulces cuando deseamos consuelo. Los alimentos «consoladores» tienen a menudo cualidades kapha en su sabor y en su textura. Cuando quieras curar tus heridas emocionales, recurre a otros sentidos que no sean el del gusto y procúrate consuelo y cuidados a través de, por ejemplo, la compañía de tus amigos, de un masaje con aromas o de una música relajante.

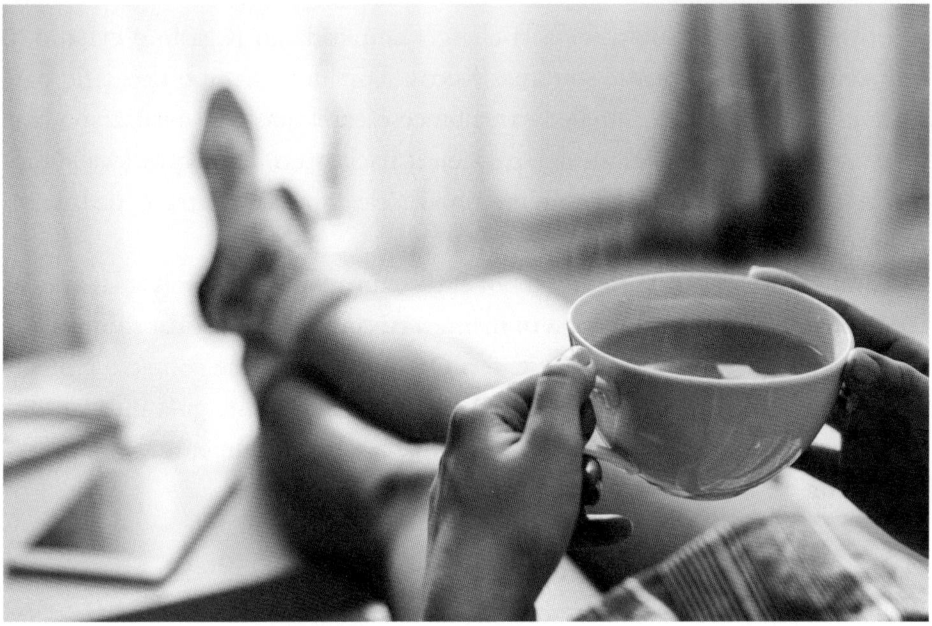

Comprender las emociones

Las personas que expresan sus emociones sienten a veces que eso es mejor que reprimirlas. El Ayurveda afirma que, más que reprimir o expresar las emociones, es preferible comprenderlas. Porque al comprenderlas las transformamos y liberamos. Si estás enfadado, mira tras los hechos que han desencadenado tu ira y luego mira lo que hay detrás de ella. Detrás de la ira o del temor, como de otras emociones negativas, suele haber una herida. Una herida profunda, que has tratado de callar.

Las emociones profundas no resueltas pueden trastornar la mente. Absorben energía hacia otras partes que aparentemente escapan a su control o se manifiestan como enfermedades en el cuerpo. Tal vez no seas capaz de resolver todos sus arrebatos emocionales cuando se te presentan, particularmente si un hecho te desborda o si esos traumas te suceden antes de haber alcanzado la madurez suficiente para digerirlos y asimilarlos.

El cuerpo y la mente tienen poderosos instintos de supervivencia, que a veces se imponen sobre los procesos conscientes. Las fobias, así como otras emociones menos precisas, pero igualmente inadecuadas, pueden ser comportamientos defensivos o mecanismos de negación. El problema de la fobia desvía la atención del daño no reparado. Y se consume mucha energía en mantener la negación o el rechazo, en vez de destinarla a crear bienestar.

La resolución del dolor libera la energía empleada en negarlo o evitarlo, o que se manifiesta mediante síntomas físicos. Tómate el tiempo necesario para resolver tus dolores emocionales: es un proceso en el que debe avanzarse a base de pequeños pasos, y algunos que parecen ir hacia atrás, hasta que llega el momento de experimentar el cambio interior. Este cambio llega a través de la comprensión, la aceptación y la liberación.

El contacto con tu sabiduría interior es de gran ayuda para resolver las heridas emocionales profundas. Observa tu mente y tu cuerpo al investigar sobre lo que sientes, y pregúntate por qué lo sientes. Deja que crezca este contacto y que te abra el camino, el tuyo, hacia la comprensión. Ábrete a esta guía interior, dispuesta siempre a revelarte oportunidades que necesitas realmente. Has de estar alerta para verlas. Y luego es importante actuar sobre ellas.

Aceptar el dolor, superar el dolor

Recordemos ante todo a los sabios del budismo tradicional: «*El dolor es inevitable, pero el sufrimiento es opcional*». Las heridas emocionales pueden ser muy dolorosas y despertar tal vez el deseo de rehuir ese dolor; sin embargo, el sobrellevarlo será la única manera de librarnos de él. Se acepta comúnmente, por ejemplo, que el único modo de resolver el dolor de una muerte es aceptarla. Si el proceso del luto se interrumpe antes de resolver el dolor, aparecen diversos problemas psicológicos y físicos que tal vez no den la impresión de estar relacionados con la pérdida. Una decisión sabia consiste precisamente en aplicar este principio de «superación del dolor» a todos los tipos de dolor que experimentes.

Comienza observando coincidencias o hechos sincrónicos en tu vida. Hazte preguntas sencillas, como si estuvieras conversando con alguien realmente sabio. No obtendrás necesariamente respuestas directas o inmediatas. Pero al volver a tu vida diaria tal vez encuentres algo que te parezca mera coincidencia: alguien que te dice una palabra o que te da un libro que toca alguna fibra escondida en ti, o un encuentro que te brinda nuevas ideas acerca de tus cuestiones íntimas.

Las circunstancias de estas coincidencias son únicas para cada persona y la mente lógica suele pasarlas por alto. Aplica, sin embargo, el sentido común y tu buen criterio, sin pasar por alto esa serenidad y silencio en que recibimos orientación. Te irá resultando cada vez más fácil con la práctica, y con el tiempo llegarás a encontrarte más y más en sintonía con su vida.

Tal vez se te oriente a buscar ayuda de otro para comprender y aceptar todo lo que has experimentado, tu reacción, la forma como te afectó. Cuando sientas esta aceptación interna, s una fuerza capaz de disolver el dolor. Y estarás listo para asimilar todo el bien que destila el dolor.

La liberación es un proceso, un medio para que crezcamos. Tómalo en pequeñas dosis, a sorbitos. Y ámate a ti mismo a través de todo ello. Tu mente y tu cuerpo luchan siempre por la salud, pero tu punto de partida es la situación real que tienen ahora. Necesitan tiempo, cuidados, rutina y una disciplina suave. Cuando experimentes un dolor, emocional o físico, o te enfrentes a un problema emocional, tómate tiempo para pararte a pensar en el dolor o problema y da algunos pasos prácticos para aliviarlo.

Observa y experimenta el dolor desapasionadamente, con espíritu inquisitivo. Refiere a tus doshas las cualidades de tus experiencias. Pregúntate sobre ellas. Y ten paciencia: normalmente hace falta un poco de práctica; confía en ti para recibir el consejo de tu sabiduría interior, que tal vez esté oculto por el bullicio de la mente cotidiana.

Puedes aplicar este ejercicio inquisitivo, de observación, a cualquier problema de tu vida. Recuerda, tu eres un observador que, de forma amorosa y paciente busca comprender y resolver con diligencia.

Vata en los sucesos de la vida y el cambio

Los traumas y sucesos de la vida, incluso los buenos, afectan a tu salud porque el cambio agrava vata. Vata es la más volátil de las doshas: según los textos antiguos, más de la mitad de las enfermedades se deben a trastornos de vata. Lo son, por ejemplo, muchos de los síntomas de estrés de la vida moderna.

Pon especial cuidado en los tiempos de cambio para prevenir el desequilibrio de vata. Y procura comprender cómo afectan el cambio y los sucesos de tu vida a tus doshas, y cómo influyen éstas en tus reacciones. Consideae las épocas de mala salud o de estrés como indicadores de los ajustes que requiere tu forma de vida.

Los principales hechos de la vida incluyen cambios en las circunstancias familiares (divorcio , matrimonio, embarazo, nacimiento de un hijo, un hijo que se va de casa...) y en la vida laboral (un nuevo empleo / jefe, despido, jubilación, traslado a otro puesto, etc.). La muerte de una persona amada nos hace sentir un vacío (vata), pero al dolor pueden sumarse otras emociones: por ejemplo, ira (pitta) por las circunstancias de la muerte, o dificultad en aceptarla (kapha).

Valorar los sucesos de la vida

Para analizar los principales sucesos de su vida puedes utilizar:

- Descripción del suceso
- Duración y estación del año en que ocurrió
- Efectos del suceso en tu cuerpo
- Pensamientos y emociones experimentados

Reflexiona sobre los efectos cualitativos del suceso en tu mente y tu cuerpo y refiérelos a las cualidades de VPK y a las emociones para valorar los efectos de tus experiencias en los doshas.

Compara el orden cronológico de los sucesos de tu vida con anteriores dolencias o enfermedades, y usa la técnica de valoración de molestias para averiguar qué exceso de dosha manifestó los síntomas. Esto ayuda a formarte una idea de las pautas dóshicas de tu vida y te muestra tendencias en tu forma de reaccionar. También puedes pedir ayuda a algún buen amigo.

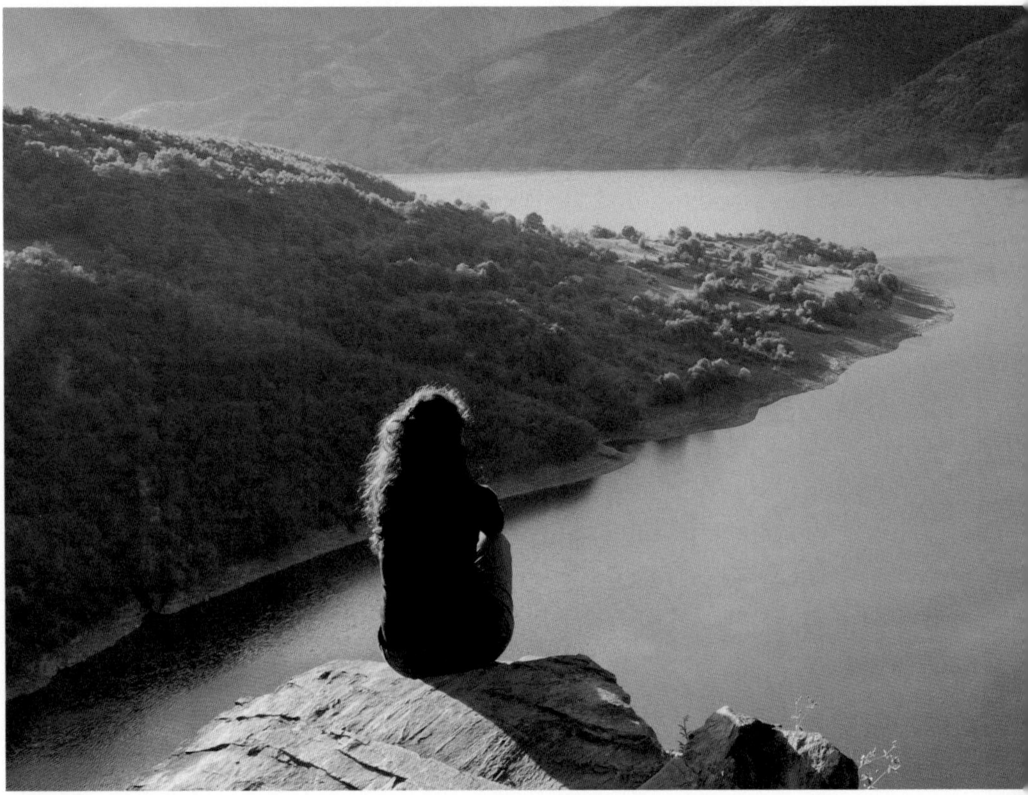

Las emociones reprimidas y el cuerpo

Hemos visto que las emociones negativas y las reprimidas agravan las doshas. Las emociones no resueltas pueden causar también puntos débiles, que no muestran ningún síntoma a menos que las doshas empeoren y se difundan a los diversos tipos de tejidos. El masaje puede llegar a los siete tipos de tejidos que, según el Ayurveda, están conectados con los niveles de la piel.

Se sabe que el masaje mejora el metabolismo y tiene otros efectos fisiológicos; también que, en las debidas condiciones, ayuda a liberar las emociones reprimidas. Esto requiere tiempo y necesita un ambiente de seguridad, física y emocional. Además, la acción y actitud del masajista debe ser atenta y sensible.

En estas condiciones, se te brinda una oportunidad de desbloquear las emociones reprimidas, pero sólo si estás preparado para liberarlas. Las lágrimas son una buena señal de que el cuerpo está limpiándose de emociones. Conviene que seas siempre cariñoso y amable contigo mismo. Confía en lo que experimentas,

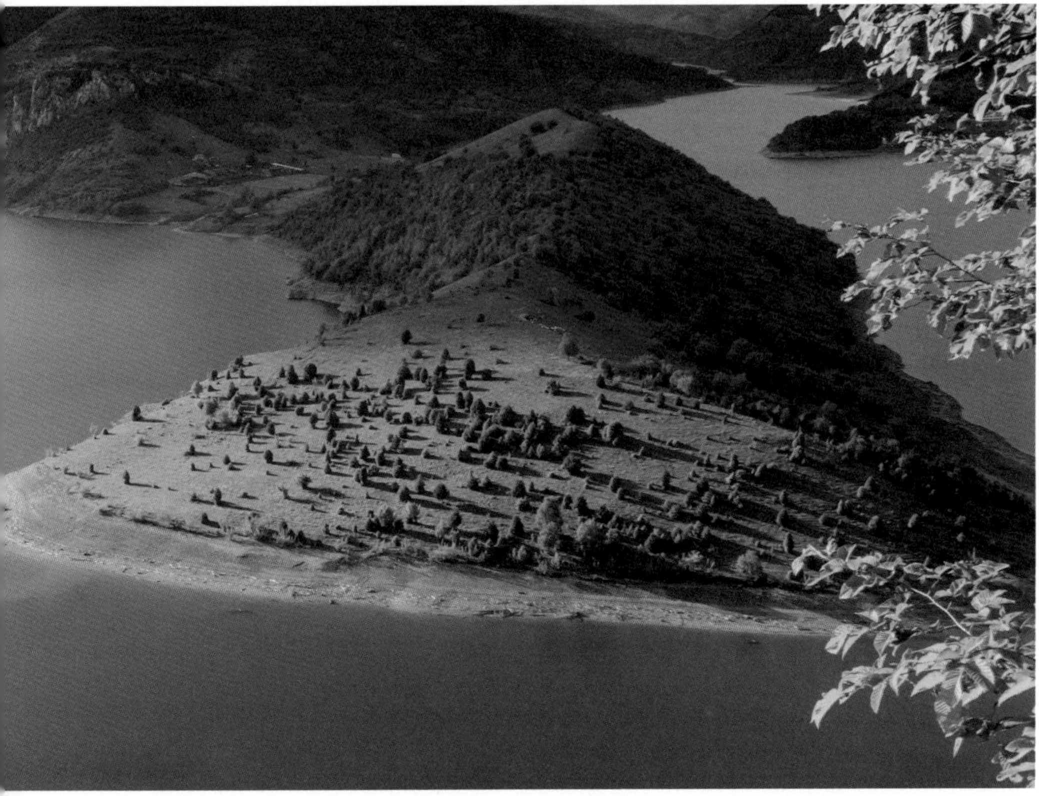

Órganos y emociones negativas

- **Glándulas adrenales.** Ansiedad, sensación de falta de apoyo
- **Vejiga.** Inseguridad
- **Colon.** Nerviosismo
- **Corazón.** Sensación de falta de amor, sentimientos de herida profunda
- **Pulmones.** Tristeza y congoja
- **Riñones.** Temor
- **Vesícula biliar.** Odio
- **Hígado.** Ira
- **Intestino delgado.** Sensación de fracaso
- **Bazo.** Codicia, apego, afán posesivo
- **Estómago.** Falta de realización, de satisfacción

no fuerces nada. Te ha llevado mucho tiempo llegar a ser como eres, y necesitarás también tiempo para cambiar.

Como vemos, ciertas emociones negativas tienen afinidad con algunos órganos. Todas las experiencias están impresas en la memoria de los tejidos musculares. Según entiende el cuerpo el Ayurveda, existen conexiones específicas entre determinadas emociones y músculos, y entre éstos y determinados órganos. Los niveles de la piel se relacionan con los siete tipos de tejido. Lo que significa que con el masaje se pueden afectar todos los tejidos.

Relaciones

Tu bienestar influye y es influido por tus relaciones contigo mismo, con tu cuerpo, tus dolores, tus pensamientos, tus emociones, tu pareja, tu familia, tus amigos, tu trabajo y tus compañeros de trabajo, tus actividades de ocio y tu ambiente.

Cuando tu relación consigo mismo va bien, el resto tiende al equilibrio. La clave es, pues, amarte a ti mismo, lo que significa aceptarte tal como eres. Amándote a ti te vuelves capaz de amar al resto de la creación. Reflexiona sobre lo que eres. La conciencia de quién eres realmente, con el conocimiento de tu singularidad individual, hace que te ames –y respetes– a sí mismo. Y podrás cuidar del bienestar de tu cuerpo, tu mente y tu espíritu.

Dentro de ti tienes los recursos que te permitirán ajustar tus actitudes y tu vida, con lo que no sólo logras tu equilibrio, sino además podrás comunicarlo a otros. Si encuentras su puesto en la danza de la creación, estarás en condiciones de ayudar a los demás a que encuentren los suyos.

Algunas situaciones de la vida no parecen poder resolverse bien, y tal vez tengas que afrontar decisiones difíciles o aceptaciones dolorosas. El hecho de no aceptar una situación, lamentar los propios actos, o no ser capaz de actuar, roba energía y puede ir en detrimento de tu salud física.

Las cualidades de las emociones en tus relaciones afectan a tus doshas. Si hay mucha ira, aumenta pitta. Si hay temor, se perturba vata. El afán posesivo altera kapha. Cuando pases por momentos difíciles cuida tu salud física y toma las medidas oportunas a través de tu dieta y tu régimen de vida para mantener compensadas tus doshas.

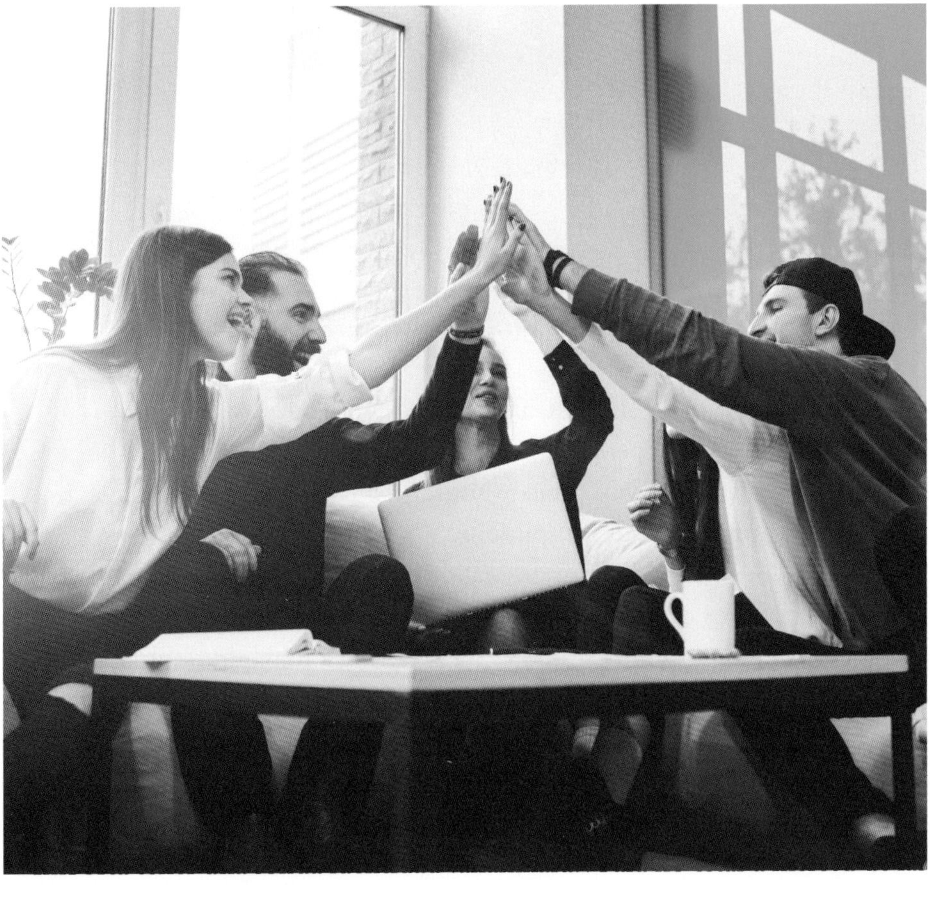

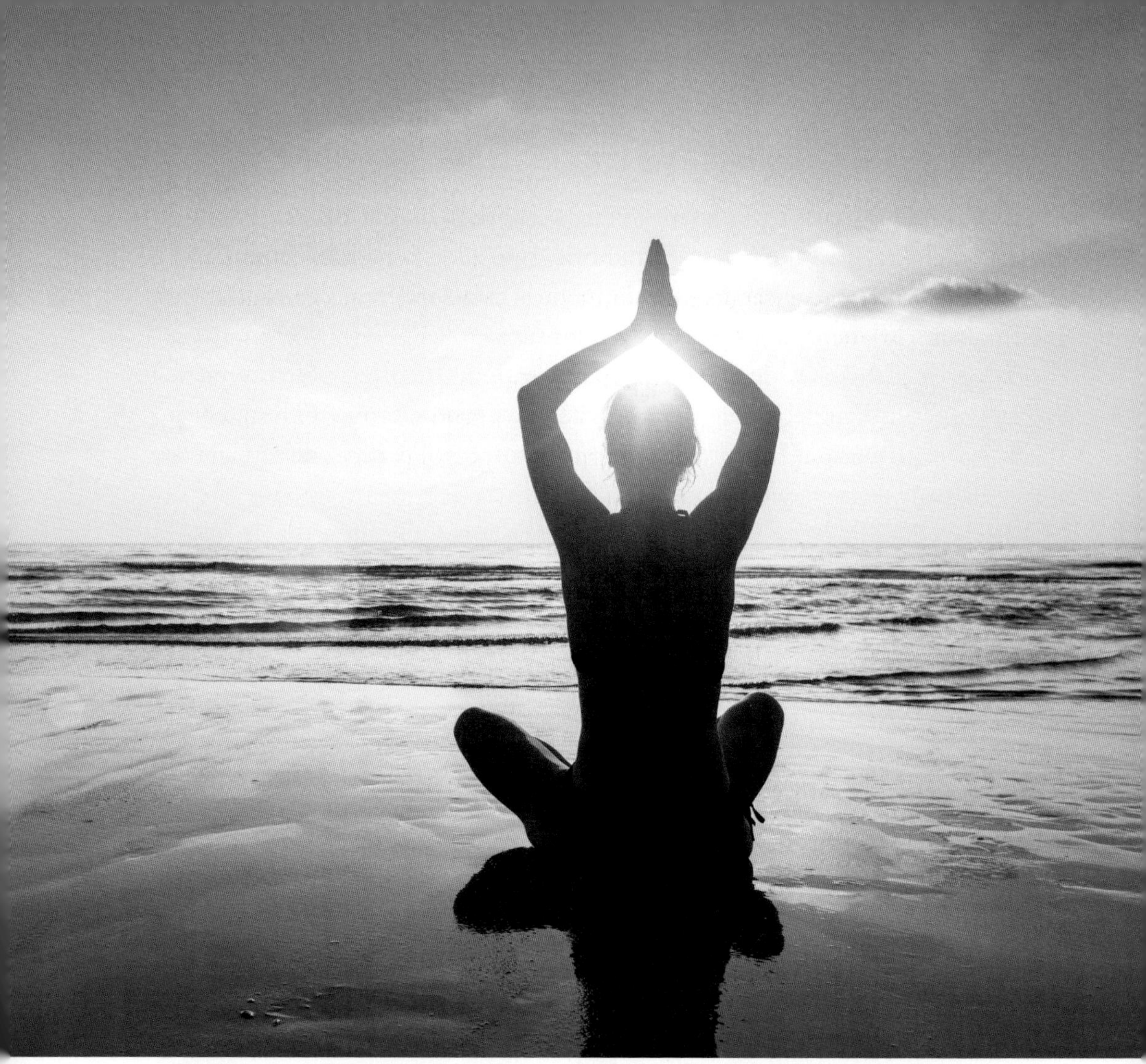

influencias indeseables. Al construir nuestra identidad, la mente tal vez quiera adquirir primacía y perpetuarse, más que ponerse al servicio de esa realidad escondida que somos. Es un proceso sutil, pero puede terminar definiéndonos por nuestras firmes actitudes y opiniones.

Si olvidamos «quiénes somos en realidad» perdemos la conciencia de cómo y por qué forjamos esas actitudes y de si siguen siendo relevantes para nuestro bienestar. Considerar todo esto no es nada fácil, y a menudo resulta penoso. A la mayoría nos desconcierta descubrir el núcleo de nuestro ser. Hace falta valor para examinarlo y, tal vez, cambiar estas estructuras mentales. A menudo son simples filtros que nos hemos forjado, que tiñen y debilitan nuestra conexión con «eso que somos realmente» y nos hacen actuar de formas que impiden que nos realicemos en la plenitud de nuestra capacidad.

Conciencia y meditación

La meditación es un asunto importante. Mantiene la salud mental y emocional permitiendo la conciencia del ser íntimo y real. Si ya meditas, sigue haciéndolo como hasta ahora; si no, el primer paso que has de dar es ejercitarse en sosegar tu mente cotidiana. Al empezar se te plantearán muchas dudas: cómo meditar correctamente, qué objetivo persigues, cómo entender lo que experimentas... Deja de lado esas preguntas, sin preocuparte en responderlas. Y concédete con regularidad un rato de silencio en el que puedas llegar a ser consciente de tu sabiduría interior, que te guiará en todos los aspectos de tu vida.

La meditación puede ser algo más que emplear diez minutos cada mañana y cada noche en serenar tu mente, aunque esto sea ya mucho. Puede hacerte vivir toda tu vida como meditación, como observador y testigo de su vida. Ser vitalidad pura, consciente de cómo afectan tus pensamientos y acciones a tu bienestar y al bienestar de cuantos te rodean.

Vivir la vida en este estado de conciencia es una habilidad que requiere práctica hasta formar parte de uno mismo. Comienza dedicando unos pocos momentos, a distintas horas del día, a la observación consciente de lo que siente su cuerpo. Se puede hacer en cualquier parte... mientras esperas el autobús, en tu mesa de la oficina, mientras conduces o preparas la comida.

Serenidad y sosiego

Si la meditación es algo nuevo para ti, he aquí una fórmula sencilla para serenar la mente. Ponte cómodo, preferiblemente sentado en el suelo o en una silla. Con la columna recta, pero relajado. Centra tu atención en tu respiración. Observa cómo entra y sale el aire. No cambies tu manera de respirar: sólo observa. Al aspirar di en silencio «SOU»; al espirar, «HUM». Cuando notes tu mente distraída, vuelve a centrarla en la respiración, suavemente, y continúa con «SOUHUM».

No te preocupes si a los pocos instantes vuelves a recuperar tu postura habitual. ¿Sientes tensiones o dolores en algún punto de tu cuerpo... en los hombros o en las piernas? Si es así, no entres en averiguaciones sobre lo que te pasa: limítate a mover los músculos tensos, a frotarte la parte dolorida... y sigue adelante con lo mismo que hacías.

Toma nota conscientemente del estado de tu mente cotidiana. ¿Parlotea esa voz interior en tu cabeza, repitiendo juicios sobre el pasado e inquietudes por el futuro? ¿Interfiere tu claridad mental, nublándote ahora otras percepciones y acciones?

Esa vocecilla es una de las cosas más difíciles de controlar. Fíjate en el tono de tu cháchara. Puede actuar como un lavado de cerebro. Y a menudo tus pensamientos repetitivos son poco amables y críticos respecto a ti mismo. Aunque no logres acallarla, sí está a tu alcance cambiar su registro para que envíe mensajes positivos y llenos de amor.

Cada vez que te pilles en pensamientos negativos, cancélalos mentalmente y sustitúyelos por otro positivo. Te bastarán diez minutos de sosiego, dedicados con regularidad, para calmar la mente.

Una vez conozcas mejor el Ayurveda y las doshas serás capaz de introducir crecientemente esa conciencia en tus actividades diarias. De emplear el pensamiento cualitativo para ver lo que está sucediendo dentro y alrededor de ti y ser consciente de tus elecciones habituales.

Meditar forma parte de la vida.

Bibliografía

Para saber más

Balch, Phyllis A. y Balch, Dr. James F. *Recetas nutritivas que curan.* Ed. Océano Ámbar.

Buchinger, Maria. *El ayuno terapéutico.* Ed. Integral.

Carper, Jean. *Remedios milagrosos.* Ed. Urano.

Chopra, Deepak. *Peso perfecto.* Deepak Chopra. Ed. Javier Vergara.

Ciarlotti, Fabian. *Ayurveda, conciencia de vida.* Lea Ediciones.

Dahlke, Rüdiger. *El mensaje curativo del alma.* Ed. Robin Book.

Franco de Sarabia, Pilar. *Equilibra tu peso, equilibra tu vida.* Ed. Espasa.

Frawley, Dr. David. *Ayurveda y la mente.* Villegas Ediciones.

Frawley, Dr. David. *Salud Ayurveda.* Ediciones Ayurveda.

Herp, Blanca. *Yoga energético.* Ed. Robin Book.

Lad, Dr. Vasant. *Curación Ayurveda.* Gaia ediciones.

Lützner, Dr. Herbert. *Renacer a través del ayuno.* Ed. Hispano Europea

Mohanambal, Dra. S., *Secretos del Ayurveda.* Ed. Obelisco.

Morrison, Judith H. *The Book of Ayurveda.* Gaia Books.

Murray, Michael y Pizzorno, Joseph (editores). *Textbook of Natural Medicine.* Ed. Churchill Livingstone.

Nan palin. Ayurveda. (documental – DVD).

Packard, Candis. *Ayurveda: guía práctica.* Ed. Obelisco.

Plasencia, Juan José. *Masaje Champi.* Ed. Océano Ámbar.

Svoboda, Robert. Ayurveda. *Descubrir la propia constitución.* Ed. Kairós.

Vogel, Dr. Alfred. *El pequeño doctor.* Ed. Ars Medica.

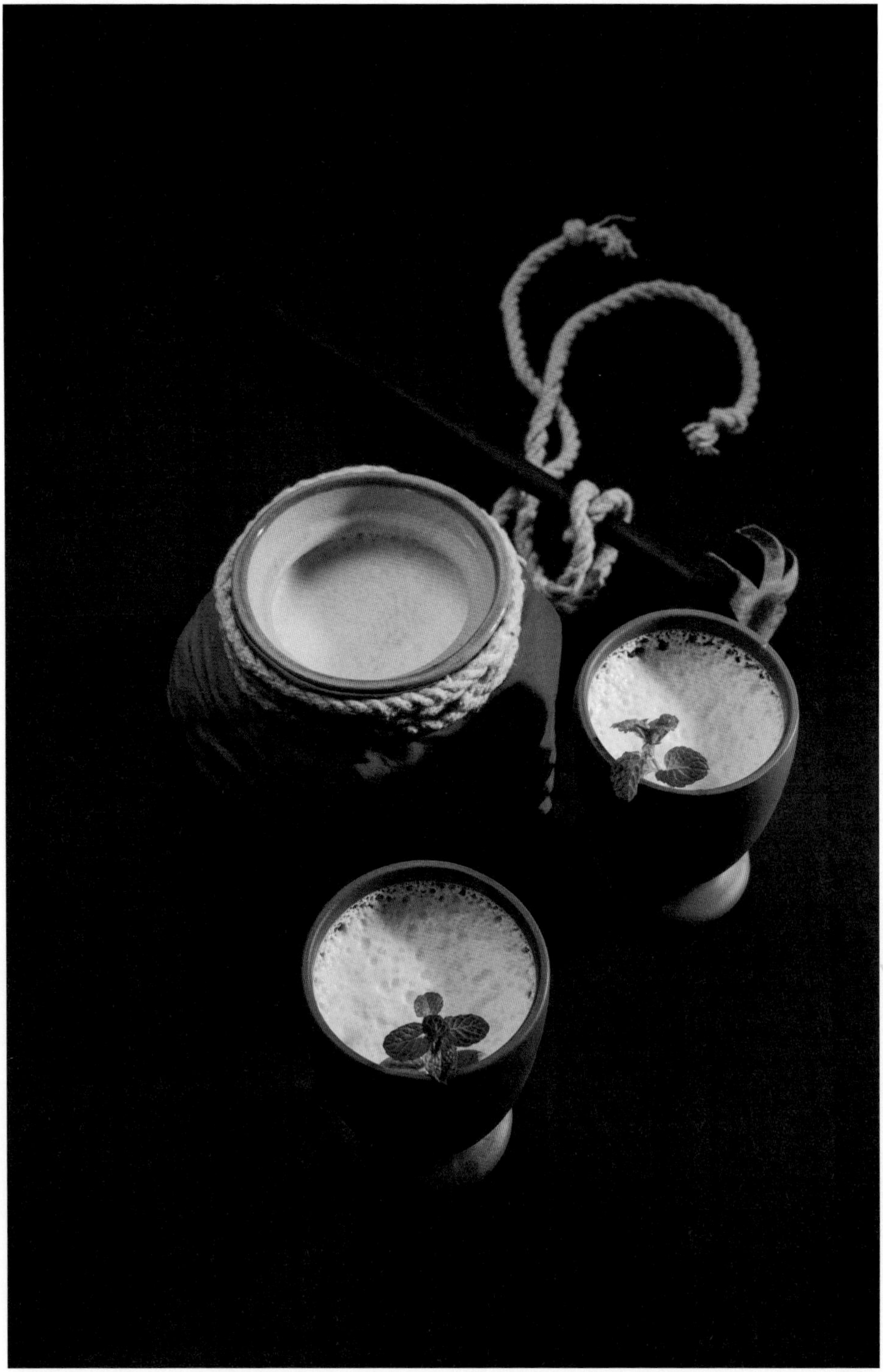

Agradecimientos

Agradecemos la información facilitada por Iona Purtí,
Laura Torres y Manuel Toral.
Gracias al médico y fitoterapeuta Josep Lluís Berdonces y las Dras. C. Méndez
y S. Mohanambal, especialistas en Medicina Ayurveda.
www.smohanambal.blogspot.com.
www.didibarcelona.com
www.ayurvedasalud.com / www.escueladeayurveda.com
www.masajeplasencia.com

Títulos publicados en la colección MASTERS/SALUD:

Aunque tenga miedo, hágalo igual – *Susan Jeffers*

Visualización curativa - *Gerald Epstein*

Venza sus obsesiones - *Edna B. Foa y Reid Wilson*

Mandalas - *Ruediger Dahlke*

Terapia con mandalas - *Ruediger Dahlke*

La enfermedad como símbolo - *Ruediger Dahlke*

El mensaje curativo del alma - *Ruediger Dahlke*

La práctica del Reiki esencial - *Diane Stein*

Reiki esencial - *Diane Stein*

Diccionario de homeopatía - *Dr. Jacques Boulet*

Curarse con la homeopatía - *Dr. Jacques Boulet*

El poder curativo de los alimentos - *Annemarie Colbin*

1001 remedios de medicina china - *Lihua Wang, L. Ac.*

El yoga terapéutico - *Pierre Jacquemart y Saïda Elkefi*

Venza sus temores - *Reneau Z. Peurifoy*

Guía práctica de Kundalini Yoga - *Siri Datta*

Guía práctica de medicina china - *Yves Réquéna y Marie Borrel*

Manual de Kundalini Yoga - *Satya Singh*

Nutrición óptima para la mente - *Patrick Holford*

Guía práctica de los Chakras - *Anodea Judith y Selene Vega*

Nuevo Manual de Reflexología - *Alicia López Blanco*

La nutrición ortomolecular - *Cala H. Cervera*

El nuevo manual de la curación por las flores de Bach - *Dr. Götz Blome*

El yoga terapéutico de las articulaciones - *Pierre Jacquemart y Saïda Elkefi*

Cómo prolongar la juventud - *Dr. Nicholas Perricone*

La gimnasia de la eterna juventud - *Yves Réquéna*

La dieta del grupo sanguíneo - *Dr. Jörg Zittlau*

Brain Gym - *Dr. Paul E. Dennison y Gail E. Dennison*

Manual práctico de plantas medicinales - *Jaume Rosselló y Janice Armitt*

Guía práctica de la curación por las flores de Bach - *Dr. Götz Blome*

El libro de la nutrición práctica - *Jaume Rosselló*

El libro práctico de los aceites esenciales y la aromaterapia - *Jaume Rosselló*